国家中等职业教育改革发展示范学校建设项目规划教材

供药物制剂技术、中药制药技术、药物分析检验、化学制药工艺、
制药机械与维修、药品经营与管理等专业使用

# 中医药基础（上）

ZHONGYIYAO JICHU

◎主编　纪再生

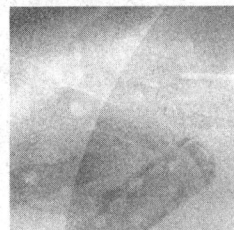

郑州大学出版社

郑　州

**图书在版编目(CIP)数据**

中医药基础. 上册/纪再生主编. —郑州:郑州大学出版社,
2015.7
ISBN 978-7-5645-2257-5

Ⅰ.①中… Ⅱ.①纪… Ⅲ.①中国医药学–中医学院–教材
Ⅳ.①R2

中国版本图书馆 CIP 数据核字 (2015) 第 077713 号

郑州大学出版社出版发行
郑州市大学路 40 号　　　　　　　邮政编码:450052
出版人:张功员　　　　　　　　　　发行部电话:0371-66966070
全国新华书店经销
河南鸿运印刷有限公司印制
开本:787 mm×1 092 mm　1/16
印张:22
字数:510 千字
版次:2015 年 7 月第 1 版　　　　　印次:2015 年 7 月第 1 次印刷

书号:ISBN 978-7-5645-2257-5　　　　定价:42.00 元

# 作者名单

主　编　纪再生
副主编　（按姓氏笔画排序）
　　　　邓　戈　王湘妍　王新杰
编　委　（以姓氏笔画为序）
　　　　邓　戈　王湘妍　王新杰
　　　　纪再生　李　东　李　松
　　　　张　亮　武步涛　夏　尧
　　　　崔　璀　程喜乐　窦纪梁

# 前 言

本教材是针对中等职业学校中药专业类的中药调剂、中药制药、中药种植与管理、药品营销等岗位以及医药企业的岗位培训而编写,其目的是让学生掌握中医药基础知识及技能,培养从事与中药相关工作的基本职业能力,达到中药相关专业应获得的职业资格证书考证的基本需求。

该教材打破以知识传授为特征的传统教学模式,转变为以任务引领为主体的现代教学模式,让学生通过完成具体项目来构建相关理论知识,发展职业能力。每个项目的学习都以工作任务为中心,整合理论与实践,实现理论与实践的一体化。本教材把中医基础知识、中药基础知识、方剂与中成药基础知识三科合而为一,以达到承上启下、循序渐进、相互参照的目的。考虑学生的认知能力及职业特点,结合工作需要,编写内容以浅显易懂、够用为度为原则。突破传统的教材编写模式,与时俱进、不拘一格、锐意创新,设置故事导入、知识讲授、案例分析、讨论探究、师生互动、知识拓展等栏目,增强学生的学习兴趣,充分调动学生的学习积极性,同时制作多媒体课件,配合教学。

本教材由纪再生担任主编并通稿,王新杰、邓戈、王湘妍担任副主编。本教材共分为上、下两册,上册第一篇为中医基本理论,第二篇为中药基础,下册为方剂与中成药基础。其中第一篇中的项目一至二由河南省医药学校窦纪梁编写;项目三、九由开封市第二中医院武步涛编写;项目四至六由河南省医药学校张亮编写;项目七至八由河南省医药学校纪再生编写。第二篇中的项目一、五、七、十二至十三、十五至十六由河南省医药学校李东编写;项目二至三由河南省医药学校王新杰编写;项目四、六、八至十一、十四、十七由河南省医药学校程喜乐编写;项目十八至二十一由河南省医药学校王湘妍编写。下册中的项目一至二由开封市第二中医院夏尧编写;项目三至七由开封市中医院李松编写;项目八至十一由河南省医药学校邓戈编写;项目十二至十九由河南省医药学校崔璀编写。在编写过程中,我们参阅了大量的文献资料,吸收、借鉴了其中的观点和思路,在此深表谢意!

限于编者的经验、水平、及时间限制,书中难免存在疏漏和不足,敬请各位专家、广大师生、读者批评指正。

编者

2015 年 2 月

# 目 录

## 第一篇 中医基本理论

# 第二篇　中药基础

# 第一篇

# 中医基本理论

## 项目一　中医学理论概说

### 项目简介

　　中医基本理论是中医学各分支学科的理论基础,因此学习此门课程,对培养中医思维,继续学习中药学、方剂学等药学相关学科和日后从事中医药工作奠定了基础。

　　本项目共设置两个任务,任务一是了解中医学及中医学理论体系的基本内容,通过介绍历代名医名著,使同学们熟悉中医学理论体系的形成和发展;任务二是使同学们掌握中医学理论体系的两大基本特点:整体观念和辨证论治,熟悉它们的主要内容,并学会适用所学知识分析一些常见的临床现象。

## 任务一　学习中医学及中医学理论体系

### 🍀 学习任务书

| 序号 | 学习任务 | 完成情况 |
| --- | --- | --- |
| 1 | 中医学的基本概念 | |
| 2 | 中医学理论体系的主要内容 | |
| 3 | 中医学理论体系形成时间和标志 | |
| 4 | 中医四大经典著作的内容 | |
| 5 | 中医学理论体系各发展阶段的代表医家及医著 | |

完成学习任务并填写学习任务书后,以小组为单位及时交送老师

# 活动一　认知中医学及中医学理论体系

中医学受到我国古代哲学思想影响,经过数千年的实践检验与积累,逐渐形成并发展为具有独特理论体系的中医医学科学,为中华民族的卫生保健事业和繁衍昌盛做出了巨大的贡献,是中国乃至世界科学史上一颗罕见的明珠。

（一）中医学的基本概念

中医学起源于古老的中国,是以中医学理论为指导,研究人体生命、健康以及疾病的科学。它具有独特的理论体系、丰富的临床经验和科学的思维方法,是以自然科学知识为主体与人文社会科学知识相交融的科学知识体系。中医学按照研究内容、对象和方法,可以分为中医基础医学、中医临床医学、中医预防医学。

（二）中医学理论体系的基本内容

中医学理论体系,是包括理、法、方、药在内的整体,是关于中医学的基本概念、基本原理和基本方法的科学知识体系。它是以整体观念为主导思想,以精气、阴阳、五行学说为哲学基础和思维方法,以脏腑经络及精气血津液为生理病理学基础,以辨证论治为诊治特点的独特的医学理论体系。

### 知识拓展

中医学的学科属性:

1.属于自然科学范围:中医学研究的对象是人,人是自然的产物,生命活动具有生物的基本特征。

2.具有社会科学特性:人生活在社会中,必然受到社会环境的影响,由此引起一系列有关健康和疾病的医学问题。

3.受到古代哲学的深刻影响:任何自然科学的发展都离不开哲学的作用,中医学起源于中国古代,在其形成和发展的过程中吸取了当时的哲学成就,如精气、阴阳、五行等思想,用来阐述生命、健康、疾病等一系列医学问题。

4.多学科交互渗透的产物:古代天文气象学知识促进了六淫病因学说的产生;军事学兵法奠基了治病原则的形成;酿酒技术及汤液发挥了治疗保健作用;先进的冶炼技术提供了治疗的针具及刀具。另外农学、生物学、矿物学、植物学、数学等,都曾对中医学的发展起到积极的促进作用。

### 课堂互动

1.说起"中医"同学们会联想到什么? 大家印象中的中医大夫和中医院是什么样子的?

2.温家宝总理在第十届全国人大五次会议上的政府工作报告中提出:"大力扶持中医药和民族医药发展,充分发挥祖国传统医药在防病治病中的重要作用。"请同学们思考,为什么国家要大力发展和扶持中医药事业?

## 活动二　认知中医学理论体系的形成

中医学理论体系形成于我国的春秋战国至秦汉时期。在这一时期,由于社会的急剧变化,政治、经济、文化显著的发展,阴阳五行学说在社会上广为流行,促进了中医学的形成和发展。当时的医家在这种朴素自发的唯物论和辩证法思想影响下,对以往医疗实践活动中所积累的经验进行了较为系统的收集、整理和总结,逐步形成了以理、法、方、药为主题的中医学理论体系。《黄帝内经》《难经》《神农本草经》《伤寒杂病论》中医四大经典著作的相继问世,为中医学理论体系奠定了较为完善的理论基础,标志着中医学理论体系的初步形成,对中医学的发展产生了深远的影响。

(一)《黄帝内经》

《黄帝内经》简称《内经》,约成书于战国至秦汉时期,具体作者不详,是我国现存最早的中医学著作。内容包括《素问》和《灵枢》两部分,共 18 卷,162 篇,该书系统论述了中医学的思维方法,对人的生理、病理、疾病的诊断、治疗和养生等方面的前人经验进行了概括总结。现在我们学习的中医学基础内容,主要源于《内经》。

(二)《难经》

《难经》成书于汉以前,相传为秦越人(扁鹊)所著,是一部可与《内经》相媲美的古典医籍。本书以问答解难的形式撰写,81 个内容包括生理、病理、病因、病机、诊断、治则、治法、方药等各个方面,尤其在脉学、经络学说、藏象学说等方面有所发展。它补充并发展了《内经》,成为后世指导临床实践的重要理论著作之一。

(三)《神农本草经》

《神农本草经》简称《本经》,约成书于汉代,托名神农所著,是我国现存最早的药物学专著。书中收载药物 365 种,根据作用、有毒无毒将药物分为上、中、下三品,提出四性(寒、热、温、凉)、五味(酸、苦、甘、辛、咸)的药性理论及“七情和合”(单行、相须、相使、相畏、相恶、相反、相杀)的药物配伍理论,对中药学理论体系的形成和发展意义重大。

(四)《伤寒杂病论》

《伤寒杂病论》为东汉末年著名医家张仲景所著,后经王叔和编纂和整理分为《伤寒论》《金匮要略》两部分。前者以六经辨伤寒,后者以脏腑论杂病,详细记载了各种疾病的病因、病机、临床表现、诊断和治疗方法,记载药方 300 余个。该书是我国第一部临床医学专著,确立了中医临床医学的辨证论治及理、法、方、药的运用原则,被称为“方书之祖”,张仲景也被后人尊称为“医圣”。

**知识拓展**

**医家趣事:张仲景与饺子**

张仲景从长沙辞官返乡恰逢寒冬,途中遇见很多忍饥受寒的贫苦百姓,一些人的耳朵甚至被冻烂。回到南阳家中后,张仲景依然挂念那些冻烂耳朵的穷人,于是研制了一个可以御寒的食疗方子,叫“祛寒娇耳汤”,其实就是把羊肉、辣椒和一些祛寒的药物放入锅里煮,待肉熟后捞出切碎,用面皮包成耳朵的样子,再下锅用原汤将其煮熟食用。冬至那天,他让徒弟支上大锅,给前来看病的人每人送一碗汤和两个“娇耳”。人们吃了“娇耳”,喝了热汤,浑身发暖,两耳生热,再也没人把耳朵冻伤了。虽然“祛寒娇耳汤”现在很少有人吃了,但冬至吃饺子的习俗却流传了下来,并且都说冬至吃了饺子,冬天耳朵就不会冻了。现在有中国人的地方就有饺子,饺子也成了阖家团圆的代表食品。

**课堂互动**

1.中医理论体系的形成时间和标志是什么?
2.中医四大经典著作指的是哪四部医学典籍? 说说它们各自的学术成就。

# 活动三　认知中医学理论体系的发展

随着社会的发展与科技的进步,中医学理论也在不断创新,治疗技术日益提高,在汉代以后进入了全面发展时期,具体可分划为四个阶段。

## 一、魏、晋、隋、唐时期

**(一)晋·王叔和编撰的《脉经》**

晋·王叔和编撰的《脉经》是我国第一部脉学专著,提倡了"寸口诊法"并描绘了24种病脉的脉象形态及其所主病症。

**(二)晋·皇甫谧编撰的《针灸甲乙经》**

晋·皇甫谧编撰的《针灸甲乙经》是我国现存最早的针灸学专著,描述了藏象、经络、九针、刺法、诊法、病证等内容,对后世针灸学的发展贡献巨大。

**(三)隋·巢元方等人编撰的《诸病源候论》**

隋·巢元方等人编撰的《诸病源候论》是我国第一部病因病机学专著,分述了内、外、妇、儿、五官、皮肤等诸科病证的病因,病机和症状,如指出寸白虫(绦虫)是由吃不熟的牛肉造成的;某些传染病是由自然界"乖戾之气"引起的,并有"转相易染"的特点。

**(四)唐·孙思邈编撰的《备急千金要方》和《千金翼方》,合称《千金方》**

唐·孙思邈编撰的《备急千金要方》和《千金翼方》,合称《千金方》是我国第一部临床医学百科全书。本书详细论述了唐以前的医学理论、方剂、诊法、治法、食养等,代表了盛唐的医学发展水平,并提出了"医德"方面的要求,开创了中国医学伦理学的先河,孙思邈也被后人尊称为"药王"。

**(五)唐·苏敬等23人编撰的《新修本草》**

唐·苏敬等23人编撰的《新修本草》记载药物844种,附有药物图谱,是我国也是世界上最早的国家药典。

## 二、宋、金、元时期

**(一)南宋·陈无择著《三因极一病证方论》**

南宋·陈无择著《三因极一病证方论》系统阐述了"三因理论",即将病因分为三大类:外因,内因,不内外因,对其后病因学的发展影响极为深远。

**(二)宋·钱乙著《小儿药证直诀》**

宋·钱乙著《小儿药证直诀》详细论述了小儿生理、病理特点,开创脏腑论治之先河,因此钱乙被后人尊称为"儿科之圣"。

### （三）宋·《太平惠民和剂局方》

宋·《太平惠民和剂局方》是我国历史上第一部由政府编制的成药药典,其中有如逍遥散、至宝丹、四物汤等名方至今仍被临床广泛应用。

### （四）"金元四大家"

"金元四大家"是对金元时期的刘完素、张从正、李杲、朱震亨四位著名医家的尊称,他们分别代表了"寒凉派"、"攻邪派"、"补土派"、"滋阴派"四个具有特色的医学流派,促进了中医学理论体系的完善和发展。

## 三、明、清时期

### （一）明·李时珍著《本草纲目》

此书为一部集16世纪以前中国本草学大成的巨著,共载药1892种,收集的资料涉及植物学、动物学、矿物学等多学科知识,至今还有很高的科学价值。本书十七世纪即流传国外,对我国和世界的科技发展做出了卓越贡献,被英国著名生物学家达尔文称赞为"中国古代的百科全书",李时珍因此成为我国历史上最著名的医药学家之一。

### （二）"温病学派"

"温病学派"以明代吴又可,清代叶天士、吴鞠通等医家为代表的"温病学派",大胆地突破了"温病不越伤寒"的传统观念,创立了以卫气营血、三焦为核心的温病辨证论治的理论和方法,使温病学说和伤寒学说相辅相成,成为中医治疗外感热病的两大学说,在治疗急性热病方面做出了巨大的贡献。

### （三）清·王清任著《医林改错》

清·王清任著《医林改错》改正了古医籍中人体解剖方面的某些错误,肯定了"灵机记性不在心在脑",并发展了瘀血理论,对中医学气血理论的发展做出了贡献。

## 四、近、现代时期

### （一）近代时期（1840年—1949年）

鸦片战争之后,中西文化的交流和碰撞,使中医学理论发展呈现新旧并存的趋势,主要表现在:一是继续收集和整理前人的学术成果,如曹炳章主编的《中国医学大成》;二是受西方文化的影响,出现了中西汇通和中医学理论科学化的思潮,以张锡纯(著《医学衷中参西录》)为代表的中西汇通学派,主张中西医优劣互补,在坚持中医学之所长的同时,汲取西医先进之处发展中医。

### （二）现代时期（1949年以后）

新中国成立后国家将"发展现代医药和传统医药","实现中医现代化"正式写入宪法,中医药事业蓬勃发展,主要表现在:一是多模式多途径培养中医药人才;二是大力倡导中西医结合,将现代医学研究成果合理采纳应用;三是提倡用现代多学科方法研究中医,与前沿学科相结合不断发展创新。

中医学文化历史悠久,博大精深,以上介绍名医名著仅为沧海一粟。中医学的发展和现代化,必须走继承与创新并行的发展之路。

### 知识拓展

#### 金元四大家

1. 刘完素:代表作《素问玄机原病式》,倡导火热论,其认为"六气皆从火化",化火化热为外感病的主要病机,内伤病中"五志过极皆为热甚"。在治疗中力主以寒凉清热,后人称其为"寒凉派"。

2. 张从正:代表作《儒门事亲》,提倡攻邪论,认为邪并非人身所有,"邪去正自安",治病以汗、吐、下三法攻邪为主,后人称其为"攻邪派"。

3. 李杲:代表作《脾胃论》,创立内伤脾胃学说,认为"百病皆由脾胃衰而生",治病善用温补脾胃之法,后人称其为"补土派"。

4. 朱震亨:代表作《格致余论》,力倡在"相火论"基础上的"阳常有余,阴常不足"学说,治疗上倡导滋阴降火,后人称其为"滋阴派"。

### 课堂互动

1. 请同学们搜集并整理中医学典籍中的各项"第一",制成一张表格帮助记忆。

2. 请同学们留意观察学校长廊上的图片和校园内的雕像,介绍了哪些著名的医药学家? 他们的历史贡献分别是什么?

3. 通过书籍、网络搜集资料,详细了解"医圣张仲景""药王孙思邈"的生平经历,著作和他们为祖国中医药的发展做出的贡献。

# 任务二 学习中医学理论体系的基本特点

### 学习任务书

| 序号 | 学习任务 | 完成情况 |
| --- | --- | --- |
| 1 | 中医学理论体系的两大基本特点 | |
| 2 | 整体观念的内容 | |
| 3 | 辨证论治的内容 | |
| 4 | 辨证与辨病概念 | |
| 5 | 同病异治与异病同治的理论依据 | |
| 6 | 运用所学知识对临床现象进行分析 | |

完成学习任务并填写学习任务书后,以小组为单位及时交送老师

# 活动一 认知中医学的基本特点

中医学理论体系形成于中国古代,受到中国古代的唯物论和辩证法思想的深刻影响,对于事物的分析观察,多以"取类比象"的整体性观察方法,通过对现象的分析,以探求其内在机理,因此中医学理论体系有两个基本特点:整体观念、辨证论治。

# 活动二 探究整体观念

中医学的整体观念,是中国古代哲学思想在中医学理论体系中的具体体现,它贯穿于中医学的生理、病理、诊法、辨证、养生、防治的各个方面,是中医学理论和临床实践的重要指导思想。

## 一、整体观念的基本含义

所谓整体,即完整性和统一性。中医学的整体观念,是关于人体自身的完整性,以及人与自然、社会环境统一性的认识。主要体现在生理、病理及诊治三个方面。

## 二、整体观念的主要内容

(一)人体是一个有机的整体

1.生理上的整体性 人体在生理上的整体性体现在结构与机能的"五脏一体观"和形体与精神的"形神一体观"两方面。

"五脏一体观":是指以五脏为中心构成的人体组成部分在结构上和功能上是相统一的。在结构上中医学认为,人体是一个以五脏为中心,以心为主导,通过经络系统把六腑、五体、官窍等有机地联系起来,构成了心、肝、脾、肺、肾五个生理系统,并通过精、气、血、津液的作用而形成的完整统一的整体。在功能上中医学认为,人体正常的生命活动是在心神的统一主导下,既依靠各脏腑组织器官正常地发挥自己的功能,又依赖于脏腑组织器官之间密切配合、相互协调来完成的。

"形神一体观":是指人的形体和精神相互结合与统一的观点。形指形体,包括构成人体的脏腑,经络,五体、官窍及精、气、血、津液等生命物质。神一般是指人的意识、情感等精神活动。"形"是"神"活动的物质基础,"神"又能驾驭"形",二者相互依存,不可分离,若无"神"则"形"无以存,无"形"则"神"无以生,只有"形神合一",生命活动才能旺盛。

2.病理上的整体性 在病理上中医学认为,局部病变能够引起整体的病理反应,某一脏腑有病可反应到相应的五体、官窍及其他脏腑。例如肝脏病变时,可表现为四肢抽搐,面赤目黄,也可出现恶心呕吐,脘腹胀满的脾胃系统症状。

生理上形神统一,病理上形与神也相互影响。当形体病变时,常会导致精神活动异常;精神活动的异常也会导致形体的病变。

3.诊治上的整体性 在诊断疾病时,通过观察分析五体、官窍、肤色、舌象、排泄物等外在的病理表现,可以推测内在脏腑的病理变化,从而做出正确诊断,为治疗提供可靠依据。例如通过观察病人的舌象和面色,可以推测体内气血津液的盛衰,预测疾病的轻重顺逆等。

在治疗疾病时,应从整体出发,在探求局部病变与整体病变内在联系的基础上,确立适当的治则与治法。例如心与小肠相表里,心开窍于舌,所以可用清心热、泄小肠火的方法治疗口舌糜烂;也可应用目病治肝、鼻病治肺、脾病从肝、肺病从肾等,抵制"头痛医头,脚痛医脚"的片面观点,充分发挥中医学整体论治的优势。

在疾病康复和养生防病方面,更应重视"调理精神情志"的重要作用,注重形神共调,使"形健而神旺,神清而形健"。

(二)人与自然环境的统一性

人类生活在自然界中,自然环境的变化可直接或间接影响人的身体和心理,只有顺应自然规律调养身心,才能健康生存。如果违背自然规律,或自然环境变化超过了人的适应范围,人就会产生各种疾病。在疾病的诊治过程中,应充分考虑到自然环境对疾病的影响,以达到预期治疗效果。

1. 自然环境对人体生理的影响

(1)季节气候对人体生理的影响    人体的生理活动随着一年中春温、夏热、秋凉、冬寒的规律性变化而出现相应的适应性调节。例如夏天气候炎热,人体气血运行流畅,阳气旺盛,所以脉象多浮大,皮肤腠理疏松,津液外出而易出汗。

(2)昼夜晨昏对人体生理的影响    人体的阴阳气血随着自然界阴阳二气的盛衰出现适应性消长变化。人体的阳气白天旺盛并趋于体表推动各种功能活动,夜晚潜在体内促使人体机能调节,与自然界阳气日盛夜衰变化相对应。

(3)地域环境对人体生理的影响    由于地域的差异,环境气候和生活习惯也有所不同,在一定程度上影响着人体的功能活动。如我国南方气候湿热,皮肤腠理疏松;北方气候干燥寒冷,皮肤腠理致密;沿海地区多食鱼而嗜咸;西北地区多食脂肥。故有"一方水土养一方人"之说。

2. 自然环境对人体病理的影响

(1)季节气候对人体病理的影响    人体受不同季节气候变化的影响,常发生一些季节性多发病或时令性流行病,一般来说,春季多风病,夏季多暑病,秋季多燥病,冬季多寒病。季节交替,气候剧变之时,还可加重一些慢性疾病如哮喘、痹病等病的病情。

(2)昼夜晨昏对人体病理的影响    病情的轻重可随昼夜晨昏人体阳气的消长而发生变化。白天人体阳气随自然界阳气渐长,病情相对较轻,夜晚人体阳气随自然界阳气渐退,故病情相对较重。

(3)地域环境对人体病理的影响    某些疾病的发生与地域环境密切相关,如南方多湿多热易患奎痹;瘿病的发生与当地水质密切相关;长居某地的人迁居新地,常感到身体不适,或发生皮疹、腹泻等,称为"水土不服"。不同地域的人因饮食习惯的差异,导致某些疾病的高发,就癌症而言,中原地区的人食管癌高发,而广西、广东地区鼻咽癌高发。

3. 自然环境与疾病防治的关系    由于自然环境的变化时刻影响着人体的生理、心理活动和病理变化,因而在疾病的预防、诊治过程中,必须重视自然环境与人体的关系,遵循人体内外环境相统一的客观规律。在养生防病方面,古人就提出"春夏养阳,秋冬养阴","虚邪贼风,避之有时"的顺应自然界气候变化的养生原则;在临床辨证时,需结合当地的气候、地理环境,个人生活习惯,性情喜好,体质状况,性别年龄,职业特点等,因时、因地、因人综合考虑,才能做出准确的诊断;在治疗疾病时,也应当根据不同地域、不同气候特点选择用药,西北地区气候偏寒凉而干燥,东南沿海地区气候偏温热而潮湿,故用药时西北地区少用寒凉之药,东南地区慎用辛热之品。

### (三)人与社会环境的统一性

1.社会环境对人体生理、病理的影响 社会的变迁及个人社会地位的高低,造就了个人的身心机能与体质的差异。一般来说,良好的社会环境,融洽的社会关系使人精神振奋,身心健康;反之,不利的社会环境,使人精神压抑,或紧张恐惧,不仅易引发身心疾病,而且常使原发疾病如冠心病、高血压、癌症等病情加重或恶化。政治、经济地位高的人,易骄傲狂妄,目空一切,因缺乏体力劳动而体质虚弱;地位低下者易产生自卑抑郁心理,又因经常劳动而体质相对强健。

2.社会环境与疾病防治的关系 在预防和治疗疾病时,必须充分考虑社会因素对人体身心机能的影响,通过创建有利的社会环境,获得有利的社会支持,自我精神调养,提高个人对社会环境的适应能力,避免不利的社会因素对人的精神刺激,保持良好的心理状态,就能一定程度的预防疾病的发生,促使疾病好转、痊愈。

### ✦ 知识拓展

人身"三宝"是指精、气、神。精是构成人体的最基本物质,也是化气生神的物质基础。气是人体内不断运动的精微物质,是推动和调节人体生命活动的根本动力。广义的神是指生命活动的总体现,狭义的神是指意识,思维,情感等精神活动。精为基础,气为动力,神为主宰,三者密不可分。

### ✦ 课堂互动

1.案例讨论:某年夏天石家庄发生瘟疫,西医诊断为"乙型脑炎",经西药治疗后死亡率仍然很高。于是中央委派著名中医蒲辅周到了疫区,当时石家庄天气酷暑难当,几个月降雨稀少,大部分病人表现为高热、脉洪大、舌质红、苔黄燥等症状,于是就辨证为暑温,用白虎汤和竹叶石膏汤加减来治疗,疫情很快得到了控制。第二年临近城市北京也发生"乙型脑炎",又派中医去治疗,仍采用去年的方药,但疗效却很差,于是又请蒲辅周前往诊治,此时当地连月阴雨,大多数病人的症状为身重肢倦、胸闷不饥、恶寒少汗、身热不扬、面色淡黄、口不渴、苔濡白,脉濡缓,辨证应为湿温,改用杏仁滑石汤和藿朴夏苓汤加减治疗,病人死亡率又下降了,疫情再次很快得到了控制。

大家思考讨论,为什么同一种病用同一种方药来治疗,效果却不一样? 中医治病为什么还要考虑气候因素?

2.整体观念包括哪几个方面的含义? 想想还有哪些运用中医整体观念的例子。

## 活动三 探究辨证论治

辨证论治包括辨证和论治两个阶段,是中医学认识疾病、治疗疾病的一种特殊方法。中医学在辨病论治、辨证论治、对症治疗三种诊疗方法中,特别重视辨证论治,临床运用最为广泛。因此,辨证论治也是中医诊疗理论体系的一大特点。

## 一、病、证、症的内容

病,即疾病,是指有特定病因、发病形式、病机、发展规律和转归的一个完整病理过程,具体表现为一些特定的症状、体征,以及某阶段的相应证候,如感冒、痢疾、消渴、中风等皆属于疾病的概念。

证,即证候,是中医学特有的概念,是对疾病过程中某一阶段或某一类型的病理概括,包含了病因(如风寒、风热)、病位(如上焦、脏、腑)、病性(如寒、热)和正邪关系(如虚、实)等信息。一般由一组相对固定的、有内在联系的、能揭示疾病某一阶段或某一类型病变本质的症状和体征构成。如风寒犯肺、肝阳上亢、心血亏虚等。

症,即症状和体征,是人体发生疾病后的各种异常现象。病人自觉的痛苦与不适称为症状,如头痛、腰酸、恶寒发热、烦躁易怒等;通过检查而发现的异常征象称为体征,如肿块、舌象、脉象等。

病、证、症是既有区别,又有联系的。三者均体现在病理变化之中,病是邪正斗争、阴阳失调的全过程;证是疾病某阶段的病理变化的本质和全面情况;症仅是疾病过程中的个别现象,是构成病和证的要素。证能揭示症与病的内在联系,将二者联系起来,有助于对疾病过程的深入认识和准确治疗。

## 二、辨证与论治的内容

### (一)辨证

辨证即辨识证候,是将四诊(望、闻、问、切)收集的有关疾病的所有资料(病史、症状和体征等),运用中医学理论进行分析、综合,辨清疾病的病因、病性、病位及邪正之间的关系,然后概括、判断为某种证候的过程。

### (二)论治

论治即论证治疗,是依据辨证结果,确立相应的治则和治法。

### (三)辨证与论治的关系

辨证与论治是中医认识疾病、治疗疾病的全过程。辨证是论治的前提和依据,论治是辨证的目的和检验,二者是中医诊疗过程中相互联系的两个方面,是理论和实践相结合的体现。

## 三、辨病与辨证的关系

在临床上,必须做到辨病与辨证相结合,贯彻“辨病为先,辨证为主”的原则。中医在诊治疾病时根据病人的病史及临床表现,既要辨明病更要辨清证,但最终必须判断出病人患的是什么病中的什么证,才能对证用药(而不是对病用药)。有时医生辨出证但不能辨别病,对证用药也可把病治好;反之,如果医生只辨出是什么病,而不知是什么证,就很难做到准确用药。因此中医诊断的目的主要是辨证。

## 四、病治异同

辨证论治作为临床诊治疾病的基本法则，是因为它能够正确地看待病和证的关系，既一种病可能有多种证，一种证也可能存在于多种疾病中，因而，在治疗疾病时就出现了"同病异治"和"异病同治"的治疗方法。

### (一)同病异治

同病异治是指同一种病，由于发病的时间、地域、病邪、疾病所处的阶段、病人的体质等各不相同，反映出的证候也不尽相同，治疗方法也各有所异。如感冒病有外感风寒、外感风热、气虚感冒等不同的证候，因而有辛温解表、辛凉解表、益气解表的不同治法。

### (二)异病同治

异病同治是指不同的疾病，在其发病过程中出现了大致相同的病机和基本相同的证，治疗方法也大致相同。如胃下垂、肾下垂、脱肛、久泻等不同的病，均可因"中气下陷"而引起，证候基本相同，因而都可应用补中益气的方法治疗。

中医学诊治疾病的着眼点是对证候的辨析和因证候而治。"证同则治同，证异则治异"是辨证论治的精神实质。

### 知识拓展

中医诊治疾病的过程可分为以下四个步骤：

第一步，四诊：运用望、闻、问、切四种中医诊断疾病的方法，全面了解病情。

第二步，辨证：把四诊所收集到的病情资料（症状、体征等），运用中医理论进行分析、综合，寻找出疾病的致病原因、病变部位、病变性质、邪正关系，最终判断为何种证。

第三步，立法：根据辨证结论，确定相应的治疗原则和治疗方法。

第四步，用药：在治疗原则和治疗方法的指导下，选择对证的方和药。

### 课堂互动

1.将下列给出的内容，分别归类于病、证、症。

胸胁胀痛　虚劳　面红目赤　痰火扰神　感冒　咳嗽
舌苔黄腻　中风　脉象滑数　肝阳上亢　瘿病　呕吐
气血亏虚　肺痨　脾肾阳虚　口苦咽干　消渴　不寐

2.分组讨论：各组写出感冒时的不适表现，结合上述知识拓展，说出望、闻、问、切分别得到了哪些病情资料，试分辨出病因、病位、病性、邪正关系。

3.思考：痢疾和黄疸是两种不同的疾病，但二者发展过程中均可表现为湿热证或寒湿证，可分别采用清利湿热或温化寒湿的方法治疗，运用辨证论治中所学知识，分析其中所运用的原理。

## 项目简介

　　阴阳和五行是我国古代认识自然、理解自然的两个哲学范畴,渗透并应用于中医学领域中,成为中医学基础理论的重要组成部分。中医的阴阳学说和五行学说,主要是用来说明人与自然界的关系,人体的组织结构、生理功能及病理变化,并指导临床诊断和治疗。因此,学习阴阳和五行学说,可以帮助我们更好地理解中医学理论知识。

　　本项目共完成两个任务,任务一为阴阳学说相关内容,主要介绍阴阳的基本概念,事物和现象的阴阳属性划分,阴阳学说的基本内容,以及阴阳学说在中医学中的应用;任务二为五行学说相关内容,主要介绍五行的概念、五行特性、事物和现象的五行归类、五行学说的基本内容及五行学说在中医学中的应用。

# 任务一　学习阴阳学说

### 学习任务书

| 序号 | 学习任务 | 完成情况 |
| --- | --- | --- |
| 1 | 阴阳的基本含义 | |
| 2 | 事物和现象阴阳属性的划分 | |
| 3 | 阴阳学说的基本内容 | |
| 4 | 阴阳学说在中医学中的应用 | |

完成学习任务并填写学习任务书后,以小组为单位及时交送老师

# 活动一　认知阴阳

阴阳学说是在我国古代哲学基础上建立起来的朴素的对立统一理论,体现了中华民族辩证思维的特殊精神。阴阳学说是中医学理论体系的基础之一,是理解和掌握中医学理论体系的一把钥匙。

## 一、阴阳的起源和基本含义

阴阳,是我国古代哲学的一对范畴,约形成于西周,春秋战国时期医学家将阴阳的概念应用于医学理论之中。阴阳是对自然界相互关联的事物或现象对立双方属性的概括,如天地、昼夜、水火、雄雌、升降等有直接联系的或可相提并论的相关事物,以及上下,内外,明暗等构成的一个事物的对立双方,皆属于阴阳的范畴。

## 二、阴阳属性的划分

### (一)阴阳属性的划分标准

阴阳最初是指阳光的向背,即向日为阳,背日为阴,后逐渐被人们不断引申。中医学以水火作为阴阳的征象,水为阴,火为阳,反映了阴阳的基本特性。如水性寒而就下,火性热而炎上。其运动状态,水比火相对的静,火较水相对的动,寒热、上下、动静,如此推演下去,即可以用来说明事物的阴阳属性(表1-2-1)。

划分事物或现象阴阳属性的标准:一般来说,凡是具有运动、外向、上升、温热、无形、明亮等特性的都属于阳;凡是具有静止、内守、下降、寒冷、有形、晦暗等特性的都属于阴。

表1-2-1　部分事物和现象阴阳属性归纳

| 属性 | 空间方位 | 时间 | 季节 | 温度 | 湿度 | 重量 | 性状 | 亮度 | 运动状态 | 人体 |
|---|---|---|---|---|---|---|---|---|---|---|
| 阳 | 天、上、外、左 | 昼 | 春夏 | 温热 | 干燥 | 轻 | 清 | 明亮 | 动、升、兴奋 | 上焦、六腑、气 |
| 阴 | 地、下、内、右 | 夜 | 秋冬 | 寒凉 | 湿润 | 重 | 浊 | 晦暗 | 静、降、抑制 | 下焦、五脏、血 |

### (二)区分阴阳属性的原则

在对事物及现象进行阴阳分类的同时,必须遵循以下四项原则:

第一,被分类的事物必须是相关联的,单独事物或不同类的两个不可相提并论的事物及不属于同一统一体的现象无法分阴阳。如火与水,是相互关联而又互相对立的两种不同事物,水性寒而下走,火性热而炎上,故两者分阴阳,火属阳而水属阴。又如人体的气和血,均是构成人体且维持人体生命活动的两种基本物质,但二者形态和作用又有所不同,气具有温煦、推动作用,故属阳;血具有营养与濡润作用,故属阴。但火与血两者并不相关,亦不是统一体的对立双方,不能用阴阳属性来区分,因此"火为阳血为阴"是不科学的,是没有意义的。

第二,各种事物或现象的阴阳属性不是一成不变的,在一定条件下可相互转化。如属阴的寒症在一定条件下可以转化为属阳的热症,属阳的热症在一定条件下也可以转化为属阴的寒症。病变的寒热性质变了,其症候的阴阳属性也随之改变。再如人体气化过程中,精属阴,气属阳,精代谢为能量(气),阴转化为阳;消耗能量而获得营养物质(精)的产生,则为阳转化为阴。

第三,事物阴阳属性往往是通过比较而划分的,分类时必须明确比较标准及对象。比如肺与大肠,按脏腑分属则肺属五脏属阴,大肠属六腑属阳;按人体解剖位置,肺在人体上部为阳,大肠在下部为阴。由此可见,划分阴阳属性的标准不同,阴阳属性的定义会发生改变。又如一年四季,春天与冬天相比较,其气温而属阳,但若与夏天相比较,则气凉而属阴。阴阳属性的定义亦会因比较的对象发生变化而随之改变。

第四,属性相反的两个事物或一事物内部相互对立的两个方面可以划分阴阳,而其中的任何一方又可以再分阴阳,即"阴阳之中复有阴阳"。例如:昼为阳,夜为阴,而上午与下午相对而言,则上午为阳中之阳,下午为阳中之阴;前半夜与后半夜相对而言,则前半夜为阴中之阴,后半夜为阴中之阳。而前半夜与后半夜又都可以根据明暗、寒温再分阴阳,正如阳中有阴,阴中有阳,阴阳之中还可继续再分阴阳这样。

事物的阴阳属性并非是绝对的而是相对的,可以随着比较的对象及标准的不同,并随其时间、地点等条件的变更而重新确定或互相转化。

### 知识链接

太极阴阳图被称为"中华第一图",在道士的道袍,算命先生的卦摊,孔庙大殿梁柱,和中医、气功、武术的书刊上都能看到太极阴阳图。另外玻尔荣誉勋章,新加坡空军机徽,韩国国旗也都由这个图案参与组成。这种被人广为人知,广泛应用的太极图,它的形状像阴阳两条鱼相互纠缠在一起,因而被习称为"阴阳鱼太极图"。

### 课堂互动

1. 请同学们应用区分阴阳属性的原则,列举生活中的实例来划分阴阳属性。

2. 昼为阳,夜为阴,思考后试着解释上午为阳中之阳,下午为阳中之阴的原因。

## 活动二　探究阴阳学说的基本内容

阴阳学说的基本内容是指阴与阳之间的相互关系,主要包括对立制约,互根互用,消长平衡,相互转化四个方面。

### (一)阴阳的对立制约

对立就是相反;制约就是抑制。凡用阴阳来代表和说明的事物或现象的两个方面,都存在着互为相反、相互排斥、相互制约的对立关系。如日月、天地、上下、升降、动静、出入、寒热等,皆可体现出阴阳对立关系。阴阳的对立导致阴阳的相互制约,例如春夏气候温热,是因为春夏阳气上升抑制了寒凉之气;秋冬气候寒冷,是因为秋冬阴气抑制了温热之气的缘故。这是自然界阴阳之气相互制约、相互消长的关系,并且阴阳对立的两方面并不是平平静静各不相关的共处于一个统一体中,而是时刻相互制约着对方,这种阴阳双方相互制约的结果,使事物取得了动态平衡。就人体的正常生理功能而言,兴奋为阳,抑制为阴,兴奋制约抑制,抑制制约兴奋,两者相互制约,从而维持人体功能的动态平衡,这就是人体的正常生理状态。如果阴阳的对立斗争激化,动态平衡被打破,出现了阴阳的胜负,就会导致疾病的发生。

(二)阴阳的互根互用

阴阳互根是指一切事物或现象中相互对立着的阴阳两个方面,具有相互依存、互为根本的关系。阴或阳任何一方都不能脱离另一方而单独存在,每一方都以相对的另一方的存在作为自己存在的前提和条件。如上为阳,下为阴,没有上也就无所谓下,没有下也就无所谓上。热为阳,寒为阴,没有热也就无所谓寒,没有寒也就无所谓热等。所以说,阳依存于阴,阴依存于阳,中医学把阴阳这种相互依存的关系称为"互根"。

阴阳的互用是指阴阳之间还存在着相互资生、相互促进和相互助长的关系。以气与血而言,气属阳,血属阴,气能生血、行血,血能载气、养气。故有"气为血之帅,血为气之母"之说。又如上述兴奋与抑制的功能,既是相互制约的,又是相互为用的,白天人体阳气随自然界阴阳而旺盛,兴奋功能占主导地位,但必须以夜晚充足睡眠为前提,反之夜晚人体阳气衰少而阴气渐盛,抑制功能占主导地位,但须以白天的充分兴奋为条件。"昼不精,夜不瞑"就是因为阴阳双方相互为用的关系失调而致。

"阴在内,阳之守也;阳在外,阴之使也。"是对阴阳互根互用关系的高度概括。如果因为某种原因,阴阳之间的互根互用关系遭到破坏,就会导致"孤阴不生,独阳不长"。就人体而言,机体物质与功能之间的互根互用关系失常,机体生生不息的功能也就遭到破坏,甚则"阴阳离决,精气乃绝"而死亡,如大失血病人,由于血的大量损失,气随血脱,最终出现血虚导致气虚的气血两虚的病理变化。

(三)阴阳的消长平衡

阴阳消长是指既对立制约,又互根互用的阴阳双方,不是处于静止不变的状态,而是处于不断地增长和消减的变化之中。对立制约导致的消长规律为"阴阳互为消长",即阳消阴长,或阴消阳长;而互根互用导致的消长规律为"阴阳皆消皆长",即此长彼亦长,或此消彼亦消。阴阳双方在彼此消长的动态过程中保持相对的平衡,人体才得以健康。如果这种"消长"关系超过了生理限度,出现阴阳某一方的偏盛或偏衰,于是人体生理动态平衡失调,疾病由此而生。在疾病过程中,同样也存在着阴阳消长的过程:一方的太过,必然导致另一方的不及;反之,一方不及,也必然导致另一方的太过。"阴阳偏盛",是属于阴阳消长中某一方"长"得太过的病变;而"阴阳偏衰",是属于阴阳某一方"消"得太过的病变。总之,自然界和人体所有复杂的发展变化,都包含着阴阳消长的过程,是阴阳双方对立制约和互根互用的必然结果。

(四)阴阳的互相转化

阴阳的互相转化是指事物对立双方的阴阳属性,在一定的条件下可以向其相反的方向转化,即阳可以转化为阴,阴也可转化为阳,如一年四季气候的变化或人体病证寒热性质的变化。阴阳转化是阴阳运动的又一基本形式,阴阳双方的消长运动发展到一定阶段,事物内部阴与阳的比例出现了颠倒,则该事物的属性即发生转化,所以转化是消长的结果。阴阳的相互转化,一般都发生于事物发展的物极阶段,即"物极必反"。如果说阴阳消长是一个量变过程,则阴阳转化是在量变基础上的质变过程。

阴阳之间的对立制约、互根互用、消长平衡、相互转化是阴阳学说的基本内容,这些内容不是孤立的,而是互相联系、互相影响、互为因果的。

**课堂互动**

1.讨论理解阴阳四种关系之间的联系。

2.用阴阳之间的关系解释一天、一年内不同时间阶段,阴阳的转化过程,帮助更好地理解阴阳的互相转化。

# 活动三　探究阴阳学说在中医学中的应用

中医学用阴阳学说阐明了生命的起源和本质,说明了人体的生理功能、病理变化,指导了疾病的诊断和防治,并贯穿于中医的理、法、方、药,长期以来一直有效的指导着临床实践。

(一)说明人体的组织结构

中医学认为人体是一个极为复杂的阴阳对立统一体,人体内部充满着阴阳对立统一现象。人的一切组织结构,既是有机联系的,又可以划分为相互对立的阴、阳两部分。

阴阳学说对人体的部位、脏腑、经络、精气血津液等的阴阳属性,都做了具体划分。

将部位分阴阳时,人体的上半身为阳,下半身为阴;体表为阳,体内为阴;体表的前侧为阳,后侧为阴;四肢外侧为阳,内侧为阴。

将脏腑分阴阳时,以功能区分,五脏为阴,六腑为阳。五脏之中,心肺居上焦为阳,肝脾肾居中下焦为阴。每一脏之中又有阴阳之分,如心有心阴与心阳;肾有肾阴与肾阳等。

将经络分阴阳时,经为阴,络为阳;经之中有阴经与阳经;络之中又有阴络与阳络。如十二正经分为手三阳经、手三阴经、足三阳经、足三阴经。

将精、气、血、津液分阴阳时,精、血、津液有形为阴,气无形为阳。在气之中,营气在内为阴,卫气在外为阳等。

总之,人体上下、内外、表里、前后各组织结构之间,以及每一组织结构自身各部分之间的复杂关系,都包含着阴阳的对立统一,但阴阳属性的划分都是相对而言,不是绝对的。

(二)说明人体的生理功能

中医认为,人的生命就是阴阳两种物质结合而产生的,人体生命的正常活动,是阴阳动态平衡状态的结果,并且依靠人体各脏腑、经络、形体、官窍各司其职,协调配合来完成。

脏腑功能是生命活动的核心,人体之气因其功能作用不同分为阳气和阴气,脏腑皆有阴阳之气,脏腑阴气有凉润、宁静、抑制、沉降的功能;阳气有温煦,推动,兴奋,升发的功能。正是人体内阴阳二气的相互作用,协调平衡,才能保证人体生理功能的正常运行。

精、气、血津液是组成人体的基本物质。精藏于脏腑主内守为阴;气由精化生,运行周身而属阳。精与气的相互滋生,调控,维持了人体机能活动的稳定有序,参与了人体生命活动全过程。

另外,人体的生命活动还与自然环境中的阴阳变化有关。天地之气的阴阳消长,使人体气血亦随之有相应的生理性改变。例如,春夏为阳,气候温热,人体表现为面色微红、汗出而排尿减少;秋冬为阴,气候寒冷,人体表现为面色微白,汗少而排尿增多;白天活动,夜晚休眠;体温随外界气温小幅度升降等,都是机体为适应外在环境变化的生理反应。

### (三)说明人体的病理变化

人体与外界环境的统一和机体内在环境的平衡协调,是人体赖以生存的基础。人体内的阴阳平衡是健康的标志;疾病的发生,就是正气与邪气之间的斗争,使阴阳平衡协调关系遭到破坏,导致了阴阳的偏盛或偏衰的结果,因此,阴阳失调是疾病发生的基础。

正气简称"正",是指人体的正常功能活动及其对邪气的抵抗能力,对外界环境的适应能力和对损伤组织的修复能力,分为阴气和阳气;邪气简称"邪",是指各种致病因素,分为阴邪和阳邪。

阳邪致病,可使阳偏盛而阴伤,出现实热证;阴邪致病,可使阴偏盛而伤阳,出现实寒证;阳虚不能制阴,出现阳虚阴盛的虚寒证;阴虚不能制阳,出现阴虚阳亢的虚热证。另外,阴阳任何一方虚到一定程度,常会导致对方的不足,即"阴损及阳"或"阳损及阴",最终导致"阴阳两虚"。

### (四)指导疾病的诊断

中医诊断疾病的过程,包括诊察疾病和辨别证候两个方面。由于疾病发生与发展的内在原因是阴阳失调,所以任何疾病,尽管在其临床表现上错综复杂,千变万化,但是都可以用阴和阳来概括辨析。

1.辨别四诊的阴阳属性

(1)望诊方面,以色泽分阴阳,则黄、赤为阳,青、白、黑为阴;鲜明者属阳,晦暗者属阴。

(2)闻诊方面,以语声、呼吸声分阴阳,则高亢、洪亮、有力者属阳;低微、无力者属阴。

(3)问诊方面,以寒热喜恶分阴阳,则喜寒恶热者属阳;喜热恶寒者属阴。

(4)切诊方面,以脉象分阴阳,则浮、数、洪、滑等属阳;沉、迟、细、涩等属阴。

一般而言,属于阳者,病情多轻、浅,预后良好;属于阴者,病情多深、重,预后不良。

2.辨别证候的阴阳属性

中医诊断疾病,重在辨证,八纲辨证是所有辨证方法的总纲,而阴阳辨证又是八纲辨证的总纲。在临床辨证时大到整个病证,小到一个脉症,只有分清阴阳,才能抓住疾病的本质。如八纲辨证中,表证、热证、实证属阳;里证、寒证、虚证属阴。

### (五)指导疾病的防治

调整人体阴阳,使之保持或恢复相对平衡,是防治疾病的基本原则。

1.养生防病方面　养生又称"摄生",即保养生命。其根本原则是遵循自然界阴阳变化的规律来调理人体之阴阳,使其与四时阴阳的变化相适应,保持人与自然界的协调统一,达到"天人合一"的境界,才能保持身体健康,益寿延年。

2.疾病的治疗方面

(1)确定治疗原则　补其不足,泻其有余,以调整阴阳,恢复阴阳的相对平衡状态是治疗疾病的基本原则。

当阴阳偏胜时,属邪气有余的实证,应采用"损其有余"的方法。如"阳胜则热"时,属实热证,宜用寒凉药以制其阳,即"热者寒之"的治法;当"阴胜则寒"时,属实寒证,宜用温热药以制其阴,即"寒者热之"的治法。因二者均为实证,所以采用"损其有余"又称"实则泻之"的治法。

当阴阳偏衰时,属正气不足的虚证,应采用"补其不足"的方法。如"阴虚则热"时,属虚热证,宜用滋阴制阳,即"壮水之主,以制阳光"的治法,又称"阳病治阴"。当"阳虚则寒"时,属虚寒证,宜用扶阳抑阴,即"益火之源,以消阴翳"的治法,又称"阴病治阳"。因两者均为虚证,所以采用"补其不足"又称"虚则补之"的治法。

当阴阳互损导致"阴阳两虚"时,应采用"阴阳双补"的方法进行治疗。

(2)归纳药物性能　药物的性能主要依据其性、味、升降沉浮来决定,均可用阴阳来归纳说明,作为指导临床用药的依据。

药性:主要指寒、热、温、凉四种,又称"四气"。其中寒凉属阴;温热属阳。能减轻或消除热证的药物,属于寒性或凉性,如黄芩、栀子等;能减轻或消除寒证的药物,属于温性或热性,如附子、干姜等。

五味:是指酸、苦、甘、辛、咸五种味。另外还有淡味、涩味,但习惯上称为五味。其中辛、甘、淡属阳;酸、苦、咸属阴。

升降浮沉:是指药物在体内发挥作用的趋向。升是上升,浮为向外浮于表,升浮之药具有上升、发散的特点,其性属阳;降是下降,沉为向内沉于里,沉降之药具有内收、泻下、重镇的特点,其性属阴。

**课堂互动**

1.说出几个你熟悉的中药和常见的症状、体征,分析一下它们的阴阳属性。

2.讨论一下,怎样应用阴阳学说的理论指导养生。

3.试说出当人体内有热时,有什么症状和体征? 确定一下治疗原则。

# 任务二 学习五行学说

### 学习任务书

| 序号 | 学习任务 | 完成情况 |
|------|----------|----------|
| 1 | 五行的基本含义 | |
| 2 | 五行的特性 | |
| 3 | 事物和现象的五行归类 | |
| 4 | 五行之间的相互关系 | |
| 5 | 五行学说在中医学中的应用 | |

完成学习任务并填写学习任务书后,以小组为单位及时交送老师

## 活动一 认知五行

五行学说是中国古代朴素的唯物主义哲学思想,认为宇宙间的一切事物,都是由木、火、土、金、水五种物质所组成,各自具有不同的特性,并用它们之间的相生和相克规律来认识世界、解释世界、探求宇宙规律的一种世界观和方法论。五行学说被引入中医学领域,成为中医学理论体系的重要组成部分,理解五行学说,能帮助我们更好地认识人体,了解世界,对疾病的诊断和治疗也有重要意义。

(一)五行的基本含义

"五"是指木、火、土、金、水构成世界的五种物质。"行"是指运动、变化。五行学说认为自然界各种事物和现象的发展变化,都是这五种物质不断运动和相互作用的结果。

中医学运用五行学说理论,用来说明人体生理、病理,并指导疾病的诊断与防治。

(二)五行的特性

五行的特性,是古人在长期的生活和生产实践中,通过对木、火、土、金、水五种物质的直观观察和朴素认识,以此类比各种事物的特点,做出演绎、分析和归纳而逐渐形成的理性概念。

1.木的特性 "曲直",是指树木的枝条具有生长、柔和,能曲、能伸的特性,引申为凡具有生长、升发、条达、舒畅等性质或作用的事物和现象,均属于木。

2.火的特性 "炎上",是指火具有炎热、上升、光明的特性。引申为凡具有温热、升腾、明亮等性质或作用的事物和现象,均属于火。

3.土的特性　"稼穑",是指土具有播种和收获的特性。引申为凡具有生化、承载、受纳等性质或作用的事物和现象,均属于土。

4.金的特性　"从革",是指金属具有刚柔相济并能变革的特性。引申为凡具有肃杀、收敛、沉降等性质和作用的事物和现象,均属于金。

5.水的特性　"润下",是指水具有润泽、向下的特性。引申为凡具有滋润、下行、寒凉、闭藏等性质或作用的物质和现象,均属于水。

(三)事物现象的五行归类

中医学中的五行学说以"天人相应"为指导思想,以五行为中心,将自然界的各种事物和现象以及人体的生理和病理现象,运用多种方法依其特性进行归纳,将人体的生命活动与自然界的事物和现象联系起来,形成了联系人体内外环境的五行结构系统,用以说明人体内及人与自然环境的统一(表1-2-2)。

表1-2-2　事物属性的五行归类

| 自然界(外环境) | | | | | | | 五行 | 人体(内环境) | | | | | | | |
|---|---|---|---|---|---|---|---|---|---|---|---|---|---|---|---|
| 五音 | 五味 | 五色 | 五化 | 五气 | 五方 | 五季 | | 五脏 | 五腑 | 五官 | 五体 | 五志 | 五声 | 五液 | 五脉 |
| 角 | 酸 | 青 | 生 | 风 | 东 | 春 | 木 | 肝 | 胆 | 目 | 筋 | 怒 | 呼 | 泪 | 弦 |
| 徵 | 苦 | 赤 | 长 | 暑 | 南 | 夏 | 火 | 心 | 小肠 | 舌 | 脉 | 喜 | 笑 | 汗 | 洪 |
| 宫 | 甘 | 黄 | 化 | 湿 | 中 | 长夏 | 土 | 脾 | 胃 | 口 | 肉 | 思 | 歌 | 涎 | 缓 |
| 商 | 辛 | 白 | 收 | 燥 | 西 | 秋 | 金 | 肺 | 大肠 | 鼻 | 皮 | 悲 | 哭 | 涕 | 浮 |
| 羽 | 咸 | 黑 | 藏 | 寒 | 北 | 冬 | 水 | 肾 | 膀胱 | 耳 | 骨 | 恐 | 呻 | 唾 | 沉 |

长夏:指夏至以后,处暑之前的一段时间,即"夏秋之交"。

由上表分析可以看出,每一个系统的事物和现象之间都有着相同或相似的特定属性,五个系统也不是孤立分离的,而是彼此密切联系的,从而形成了一种复杂的网状结构。

**课堂互动**

1.五行的特性分别是什么?

2.五行学说对事物五行属性的归类有何重要意义。

3.同学之间互问互答,给出一个自然界事物或人体的结构组织,将其归属五行。

# 活动二　探究五行之间的相互关系

五行之间的相互关系包括五行的正常调节和五行的异常关系,主要包括相生、相克、相乘、相侮四个方面。

(一)五行相生与相克

1.五行相生

（1）含义　是指木、火、土、金、水之间,存在着有序的相互滋生、相互促进、相互助长的关系。

（2）次序　木生火,火生土,土生金,金生水,水生木。它们的规律是依照木火土金水顺序,"顺次相生"。

（3）"母子"关系　在五行相生关系中,任何一行都存在着"生我"和"我生"两个方面的关系,"生我"者,为我"母";"我生"者,为我"子"。假如"我"是土,生我的火就是我的"母",我生的金就是我的"子",所以火为土的母,金为土的子,其他四行以此类推。

2.五行相克

（1）含义　是指木、火、土、金、水之间存在着有序的相互克制、相互抑制、相互制约的关系。

（2）次序　木克土,土克水,水克火,火克金,金克木。它们的规律是依照木火土金水顺序,"隔一相克"。

（3）"所不胜"、"所胜"关系　在五行相克关系中,任何一行都存在着"克我"和"我克"两个方面的关系,《内经》将其称之为"所不胜"与"所胜"关系。"克我"者,为我"所不胜";"我克"者,为我"所胜"。假如"我"是土,"克我"的是木,木为土的"所不胜";"我克"的是水,水为土的"所胜",其他四行以此类推。

在上述生克关系中,任何一行存在着"生我"和"我生","克我"和"我克"四个方面的关系,每一行都处在相互滋生,又相互制约的环境之中,如此循环往复,即能防止某一行太过或不及,又能在局部出现不平衡时进行自行调节,维持五行之间的动态平衡,在人体才能维持生理平衡,在自然界才能维持生态平衡。相生与相克属于正常调节。

（二）五行相乘与相侮

1.五行相乘

（1）含义　是指五行中的某一行对其所克的一行克制太过,超过了正常限度,又称"过克"、"重克"、"倍克"。

（2）相乘次序　五行相乘的次序与相克的次序相同,即木乘土,土乘水,水乘火,火乘金,金乘木。

（3）形成原因　分为"太过"和"不及"两种情况。"太过"所致的相乘是指五行中的某一行过度强盛,对其"所胜"的一行进行了超过正常限度的克制,引起"所胜"一行的虚弱,如"木旺乘土";"不及"所致的相乘是指五行中的某一行过于虚弱,难以抵御其"所不胜"一行正常限度的克制,使其本身更显虚弱,如"土虚木乘"。

2.五行相侮

（1）含义　是指五行中的某一行对其"所不胜"的一行反向克制,又称"反克"、"反侮"。

（2）次序　五行相侮的次序与相克的次序相反,即木侮金,金侮火,火侮水,水侮土,土侮木。

（3）形成原因　也分为"太过"和"不及"两种情况。"太过"所致的相侮是指五行中的某一行过于强盛,使原来克制它的那一行不仅不能克制它,反而受到它的反向克制,如"木亢侮金";"不及"所致的相侮是指五行中的某一行过于虚弱,不仅不能克制其"所胜"

的一行,反而受到其"所胜"一行的反向相克,如"木虚土侮"。

3. 相乘与相侮的区别与联系

(1)区别　主要在于与相克次序的不同。相乘是按五行的相克次序发生过度的克制;而相侮是与五行相克次序发生相反方向的克制现象。

(2)联系　两者都是不正常的相克现象,可以相伴发生,即在发生相乘时,也可同时发生相侮;发生相侮时,也可同时发生相乘。如木过于强盛时,既可以乘土,又可以侮金;木过于虚弱时,既可受到金乘,又可受到土的反侮。

由相乘、相侮形成的原因可见,五行中任何一行出现"太过"或"不及"时,都可能对其他某行产生异常作用,五行之间异常关系的发生,就会导致自然界平衡的破坏和人体疾病的发生。因此,认真学习五行生、克、乘、侮的关系,将能更容易,更深刻理解五行学说在中医学中的应用。

### 知识拓展

#### 母子相及

"及"就是影响的意思。母子相及是指五行之间的相生关系遭到破坏后所出现的异常现象,包括"母病及子"和"子病及母"两个方面。母病及子是指五行中的某一行异常,累及其子行,导致母子两行皆异常,如木行异常,影响到火行;子病及母是指五行中的某一行的异常,影响其母行,导致母子二行皆异常的情况,如木行异常,影响到水行。母病及子为先有母的症状后有子的症状;子病及母为先有子的症状,后有母的症状。

### 课堂互动

1. 将木、火、土、金、水依次写在五个手指上,帮助记忆五行之间的关系。
2. 分别以某一行为例,采用图表或画图等多样形式,表示出相生,相克,相乘,相侮的关系。
3. 请五位同学分别扮演五行中的某一行,帮助理解"生我"、"我生"、"克我"、"我克"。
4. 试着用生活中的实例解释相乘和相侮关系。

## 活动三　探究五行学说在中医学中的应用

五行学说渗透到中医学中用来认识人体的生理、病理以及疾病的诊断和防治,并作为中医学的主要思维方法,同阴阳学说一起,对临床实践具有重要指导意义。

(一)在生理方面的应用

1. 说明五脏的生理特点　中医学将人体的五脏分别归属于五行,并用五行的特性来说明五脏的部分生理功能。如木有生长、升发、舒畅、条达的特性,肝喜条达而恶抑郁,有疏通气血,调畅情志的功能,故肝属木;火具有温热向上的特性,心阳有温煦的功能,故心属火;土有生化万物的特性,脾有运化水谷,输送精微,营养周身的功能,故脾属土;金有清肃、收敛的特性,肺有清肃之性,肺气以肃降为顺,故肺属金;水有滋润、下行、闭藏的特性,肾有藏精、主水的功能,故肾属水。

2. 构建"天人一体"的五脏系统　根据五行的不同特性,以五脏为中心,将人体的五腑、五体、五官、五志等分别归属于五脏,构建了以五脏为中心的生理病理系统,并将自然界的五方、五气、五色、五味等与人体的五脏系统联系起来,建立了以五脏为中心的"天人一体"的五脏系统,从而使人体内外环境形成一个密切相连的整体,为脏象学说奠定了理论基础。

3. 说明五脏之间的生理联系

(1)以五行相生关系说明五脏之间的资生关系,如肝资生心,即肝藏血以济心,肝之疏泄以助心行血等,为木生火。

(2)以五行相克关系说明五脏之间的制约关系,如肾制约心,即肾水可以上济心阴,以防止心火过亢,为水克火。

(3)以五行相生、相克关系说明五脏之间自我调节、维持平衡的关系。每一脏在功能上有其他脏的资助,不至于虚损;同时又能克制别的脏,使其不致过亢。本脏之气太盛,则有他脏之气制约;本脏之气虚损,则又可由他脏之气补充。如脾虚,则有心生之;脾亢,则有肝克之。

(二)在病理方面的应用

1. 发病方面　五脏外应五时,所以六气发病的规律,一般是主时之脏易先受邪而发病。所以,春季易受风邪而发肝病;夏季暑热之邪易入心而发心病;长夏暑湿之邪易困脾而发脾病;秋季燥邪易伤肺而发肺病;冬季寒邪易入肾而发肾病,这是季节发病的一般规律。

2. 传变方面　由于人体是一个有机整体,内脏之间又是相互资生、相互制约的,因而在病理上必然相互影响。本脏之病可以传至他脏,他脏之病也可以传至本脏,这种病理上的相互影响称之为传变。用五行学说来说明五脏病变的传变,可以分为相生关系传变和相克关系传变。如肝病影响心,为母病及子;肝病影响肾,为子病及母,两者是按相生规律的传变,称为"顺传"。再如肝病传脾,为木乘土;肝病传肺,为木侮金,两者是按相乘相侮规律传变,均属于相克关系的传变,较之相生规律传变其病属深重,被称为"逆传"。一般来说,"顺传"虽然病情也在发展,但因为一直有互相滋生作用,故病情相对较轻。

(三)在疾病诊断方面的应用

主要在于分析四诊所收集的外在表现,依据五行属性归类和五行生克乘侮规律,以确定五脏病变的部位,并推断病情的轻重顺逆。

(1)从本脏所主的色、味、脉来诊断本脏病:如面见青色,喜食酸味,脉见弦象,可以诊断为肝病;面见赤色,口味苦,脉象洪,可以诊断为心病。

(2)推断脏腑相兼病变:从他脏所主之色来推测五脏病的传变。如脾虚的病人,面见青色,为木来乘土,见于肝气犯脾;心脏病人,面见黑色,为水来乘火,见于肾水上凌于心。

(3)从面部五色"主色"、"客色"的生克关系,来推断病情的轻重顺逆:"主色"是指五脏的本色,即肝心脾肺肾分别对应青赤黄白黑;"客色"是指应时之色,即春夏长夏秋冬分别对应青赤黄白黑。"主色"胜"客色"其病为"逆",病情一般较重;反之则为"顺",病情相对较轻。

(4)从色与脉之间的生克关系来判断疾病的预后:即色脉合参,结合生克规律推断疾病的预后。如肝病色青而见弦脉,色脉相符,属常见之象;如不得弦脉反见浮脉,则属相克之脉,即克色之脉(金克木),为"逆",预后不佳;如得沉脉则属相生之脉,即生色之脉(水生木),为"顺",预后较好。

(四)在疾病治疗方面的应用

1.控制疾病传变　运用五行子母相及和乘侮规律,可以判断五脏疾病的发展趋势。一脏受病,可以波及其他四脏,如肝脏有病可以影响到心、肺、脾、肾等脏;他脏有病亦可传给本脏,如心、肺、脾、肾的病变,也可以影响到肝。因此,在治疗疾病时,除对患病本脏进行治疗外,还应考虑到其他有关脏腑的传变关系,根据五行的生克乘侮规律,来调整其太过与不及,控制其传变,使其恢复正常的功能活动。如肝气太过,木旺必乘土,此时应先健脾胃以防其传变,脾胃不伤,则病不传,易于痊愈,这就是用五行生克乘侮理论阐述疾病传变规律和确定预防性治疗措施的典型实例。至于能否传变,则取决于脏腑的功能状态,一般来说,五脏虚则传,实则不传。

2.确定治则治法　五行学说不仅用以说明人体的生理活动和病理现象,而且也可以确定治疗原则和制定治疗方法。

(1)根据相生规律确定治疗原则:补母泻子。

补母:即"虚则补其母",用于母子关系的虚证,是指一脏之虚证,在补益本脏的同时,补益其"母脏",通过"相生"作用促使其恢复。如因肾阴不足,不能滋养肝木,而致肝阴不足者,称为水不生木或水不涵木,治疗时,在直接治"本脏"肝的同时,补肾"母"之虚,以利于肝的恢复,这是因为肾为肝母,肾水生肝木,所以补肾水以生肝木。

泻子:即"实者泻其子",用于母子关系的实证,是指一脏之实证,在泻除本脏亢盛之气的同时,清泻其"子脏",以促使其"母脏"亢盛之气的泻除。如肝火炽盛,有升无降,出现肝实证时,肝木是"母",心火是"子",对这种肝之实火的治疗,除泻肝火外,还可采用泻心法,泻心火有助于泻肝火。

相生治法的运用,主要是掌握母子关系,它的原则是"虚则补其母,实则泻其子"。根据相生关系确定的治疗方法常用的有:滋水涵木法(滋肾养肝),培土生金法(补脾益肺),金水相生法(补肺滋肾),益火补土法(温肾健脾)等。

(2)根据相克规律确定治疗原则:抑强扶弱。

抑强:主要用于某一行过强引起的相乘和相侮。如肝气过旺,乘脾犯胃,导致肝脾不调、肝胃不和之证,称为木旺乘土,治疗时应以疏肝、平肝法为主,抑制过强的肝气,佐以健脾和胃,则被肝所乘出现的脾胃症状很容易改善。

扶弱:主要用于某一行过弱引起的相乘和相侮。如脾气虚弱,肝气乘虚而入,导致肝脾不和,称为土虚木乘,治疗时应以健脾益气为主,扶助过弱的脾气,佐以疏肝,脾气正常则不受肝乘,肝脾不和的症状才能得到彻底的改善。

根据相克关系确定的治疗方法常用的有:抑木扶土法(疏肝健脾),培土治水法(敦土利水),佐金平木法(滋肺清肝),泻南补北法(泻火补水)等。

3.指导脏腑用药　中药以色味为基础,以归经和性能为依据,按五行学说加以归类,如青色、酸味入肝;赤色、苦味入心;黄色、甘味入脾;白色、辛味入肺;黑色、咸味入肾。这种归类是脏腑选择用药的参考依据之一。

4.指导针灸取穴 针灸学将十二经脉分布在四肢末端的井、荥、输、经、合"五输穴",分别配属于木、火、土、金、水五行,在治疗脏腑病证时,根据不同的病情以五行的生克规律进行选穴治疗。如治疗肝虚证时,根据"虚则补其母"的原则,取肾经的合穴(水穴)阴谷穴,或本经和穴(水穴)曲泉穴进行治疗;治疗肝实证时,根据"实则泻其子"的原则,可取心经荥穴(火穴)少府穴,或本经荥穴(火穴)行间穴进行治疗,以达到补虚泻实,恢复脏腑功能之效。

5.指导情志疾病的治疗 精神疗法主要用于治疗情志疾病。情志生于五脏,五脏之间有着生克关系,所以情志之间也存在这种关系。由于在生理上人的情志变化有着相互抑制的作用,在病理上和内脏有密切关系,所以在临床上可以用情志的相互制约关系来达到治疗的目的。如"怒伤肝,悲胜怒;喜伤心,恐胜喜;思伤脾,怒胜思;忧伤肺,喜胜忧;恐伤肾,思胜恐",即所谓以情胜情。

由此可见,依据五行生克规律指导临床治疗,确实有一定的实用价值,但是,并非所有的疾病都用五行生克规律来指导治疗,切忌机械的生搬硬套,在临床上既要正确地掌握五行生克的规律,又要根据具体病情进行辨证施治。

### 知识拓展

1.依据五行相生规律确定的常用治法

(1)滋水涵木法:是滋肾阴以养肝阴的治法,又称滋肾养肝法、滋补肝肾法。适用于肾阴亏损而肝阴不足,或肝阳上亢证。

(2)益火补土法:是温肾阳以补脾阳的治法,又称温肾健脾法、温补脾肾法。适用于肾阳衰微而致脾阳不振之证。需要说明的是"火不生土",多认为命门之火(肾阳)具有温煦脾阳的作用。

(3)培土生金法:是健脾益气而补益肺气的治法。适用于脾胃虚弱,生气无源,以致肺气虚弱之证。

(4)金水相生法:是滋养肺肾之阴的治法。适用于肺阴亏虚,不能滋养肾阴,或肾阴亏虚,不能滋养肺阴的肺肾阴虚证。

2.依据五行相克规律确定的常用治法

(1)抑木扶土法:是疏肝健脾或平肝和胃的治法,又称疏肝健脾法、调理肝脾法。适用于肝脾不和或肝气犯胃证。

(2)培土治水法:是健脾利水的治法,又称敦土利水法。适用于脾虚不运,水湿泛滥而致的水肿胀满之证。

(3)佐金平木法:是滋肺阴清肝火的治法,又称滋肺清肝法。适用于肺阴不足,肝火犯肺证。

(4)泻南补北法:是泻心火补肾水的治法,又称泻火补水法、滋阴降火法。适用于肾阴不足,心火偏亢的心肾不交证。

### 课堂互动

1.分别以五行的不同特性来解释五脏的生理功能特点。
2.充分发挥你的才智,制作一张以五脏为中心的"天人一体"的五脏系统表格。
3.用五行学说的理论,举例说明疾病的"顺""逆"表现。
4.怎样把五行学说的理论应用于情志疾病的治疗?

# 项目三  脏腑经络学说

## 项目简介

脏腑学说是研究脏腑、形体、官窍的形态结构、生理功能、病理变化和相互关系的学说。

经络学说是研究经络系统的生理功能、病理变化，以及其与脏腑、气血津液之间相互关系的学说。本项目共设置了两个学习任务，通过知识学习、互动交流，使学习者掌握脏腑的生理功能、脏腑间的相互关系以及经络的一般常识等。

# 任务一  学习脏腑学说

### 学习任务书

| 序号 | 学习任务 | 完成情况 |
| --- | --- | --- |
| 1 | 脏腑的概念 | |
| 2 | 五脏的生理功能 | |
| 3 | 六腑的生理功能 | |
| 4 | 五脏之间的关系 | |
| 5 | 五脏与六腑之间的关系 | |

完成学习任务并填写学习任务书后，以小组为单位及时交送老师

脏腑学说是研究脏腑、形体、官窍的形态结构、生理功能、病理变化和相互关系的学说。

脏腑是人体内脏的总称,包括五脏、六腑和奇恒之腑。五脏简称脏,是肝、心、脾、肺、肾的合称。其共同的功能特点是"藏精气",即主管化生和贮藏气血津液等精微物质。六腑简称腑,是胆、胃、大肠、小肠、膀胱、三焦的合称。其共同的功能特点是"传化物",即主管受纳和腐熟水谷,传导和排泄糟粕。奇恒之腑是脑、髓、骨、脉、胆、女子胞的合称。虽名为腑,但功能有异于腑,却有类似于五脏藏精气的功能,似脏非脏,似腑非腑,故名奇恒之腑。脏腑学说对于脏腑的生理功能和病理变化等论述较为详尽,而对脏腑的解剖形态描述却十分简略。因为中医脏腑学说中指的某一脏腑,不单是解剖学的概念,更主要的是概括了某一类生理、病理现象的概念。

# 活动一　研习五脏的生理功能

## 一、心(附心包络)

心位于胸中,两肺之间,横膈之上,有心包卫护其外。心的主要生理功能为主血脉;主藏神。由于心的生理功能起着主宰人体整个生命活动的作用,故称之为"君主之官"、"五脏六腑之大主"。心五行属火,在体合脉,其华在面,开窍于舌,在志为喜,在液为汗。手少阴心经与手太阳小肠经相互络属于心与小肠,故心与小肠互为表里。

(一)心的生理功能

1.心主血脉　心主血脉是指心具有推动血液在脉中运行的功能。

心的搏动是血液运行的动力,而心的搏动主要是靠心气的推动,同时离不开心阳的温煦,心阴的滋润和心血的营养,从而维持正常的心力、心率、心律,以保证血液在脉内正常运行。心要完成主血脉的生理功能,必须具备三个条件:心气充沛、脉管通利、血液充盈。

此外,心对血液的生成也起到一定的作用。饮食水谷经过脾胃的运化,化为营气和津液入脉,再经心阳的作用,化赤为血。

心主血脉的功能正常与否,可以从面色、舌象、脉象和胸部的感觉中体现出来。若心气充沛,血液充盈,脉道通利,则面色、舌色红润,脉象和缓有力,胸部舒畅。若心血亏虚,则面色和舌色淡白无华,脉细无力,常觉心悸怔忡;若心血瘀阻,则面色青紫,舌质紫暗有瘀点或瘀斑,脉涩或结代,心前区憋闷疼痛。

2.心主藏神　心主藏神,又称心主神明或心主神志。心主藏神,是指心具有主管精神意识、思维活动的功能。

神有广义和狭义之分。广义的神,是指人体生命活动的综合外在表现,如人的形象、面色、眼神、言语、应答、活动姿态等一举一动。狭义的神,是指人的精神意识和思维活动。脏腑学说认为,人的精神意识和思维活动虽与五脏均有关,如心藏神、肺藏魄、脾藏意、肝藏魂、肾藏志,但都由心藏神功能来统领。

心主藏神的功能正常,则表现为精神振奋、神志清楚、思维敏捷、反应灵敏。若心不藏神,则出现失眠多梦、健忘、心神不宁、谵语狂妄或精神萎靡、反应迟钝、昏迷不醒等。

心主藏神与心主血脉两者是密不可分的。血液是神志活动的物质基础,而精神活动又能调节和影响血液的运行。

(二)心与五体、官窍、五液和五志的关系

1.心在体合脉　心在体合脉,是指心与五体中的脉有密切关系,全身的血脉通属于心,故心的功能状态,可以从脉搏中反映出来。

若心的功能正常,则脉搏和缓有力、节律均匀。若心血不足或心气不足,则脉象细弱无力;若心血瘀阻,则脉象涩或结代。

2.心其华在面　心其华在面是指心的功能状态,可以从面部的色泽变化反映出来。由于心主血脉,而面部的脉络十分丰富和表浅,易于观察。

若心的功能正常,则面部红润有泽。若心气不足或心血不足,则面色淡白无华;若心血瘀阻,则面唇青紫。

3.心开窍于舌　心与舌有密切关系,心的功能状态,可以从舌的色泽上反映出来。其原理是:①心经的经筋和别络,均上系于舌,心之气血可以通过经络上输于舌。②心主血脉,而舌面上无表皮覆盖,且脉络丰富,易于观察。故舌诊是中医最具特色的诊断方法之一。

若心的功能正常,则舌体红润、语言流利。若心阳虚弱,则舌体淡白胖嫩;若心阴亏虚,则舌质红绛、瘦薄;若痰迷心窍,则舌强而语言不利;若心火上炎,则口舌生疮。

4.心在液为汗　是指五液中的汗与心的功能关系密切。汗为津液所化,血与津液又同源,津液是血液的组成部分,而血又为心所主,故有"汗为心液"之说。

人在精神紧张或受惊时,往往出汗增多、面红、脉数;心阴不足,则可出现盗汗;心气不足,则可出现自汗;心阳暴脱,则可出现大汗淋漓。

5.心在志为喜　心在志为喜,是指在五志中的喜与心的功能密切相关。因为喜以心血为物质基础。

如心的功能正常,能使人保持良好的心境和快乐的情感;适度的喜志活动,又能缓和人的紧张情绪,使人正气充沛,健康少病。但过喜则会损伤心神,神志涣散;心的功能过亢,则喜笑不休;心的功能不及,则易悲难喜。

**附**

### 心包络

心包络,简称心包,是心外面的包膜,故有保护心脏,代心受邪的作用。心为君主之官,邪不能犯,外邪侵袭于心时,首先侵犯心包。心包受邪的临床表现与心相同,如在外感热病中,温热之邪内陷,出现高热神昏、谵语妄言等心神受扰的病证称之为"热入心包"。

## 二、肺

肺位于胸中,横膈之上,左右各一。肺的主要生理功能为主气;主宣发和肃降;主通调水道;朝百脉,助心行血。肺与心同居胸中,犹如宰辅,故称之为"相傅之官"。肺在脏腑中位置最高,称为"华盖";肺叶娇嫩,不耐寒热燥湿,易被邪侵,又称"娇脏"。肺在五行属金,在体合皮,其华在毛,开窍于鼻,在志为忧,在液为涕。手太阴肺经与手阳明大肠经相互络属于肺与大肠,故肺与大肠互为表里。

(一)肺的生理功能

1.肺主气司呼吸　肺主气包括主呼吸之气和一身之气。

(1)肺主呼吸之气　指肺是体内外气体交换的场所,具有吸入自然界的清气和呼出体内浊气的功能,以保证人体新陈代谢的正常进行,维持人体的生命活动。肺主呼吸之气是通过肺的宣发与肃降功能来实现的。

肺主气司呼吸的功能正常,则气道通畅,呼吸均匀。若病邪犯肺,影响其宣发与肃降功能,则出现胸闷、咳嗽、喘促、呼吸不利;清气不入,浊气不出,人的生命活动则将终结。

(2)肺主一身之气　肺主一身之气是指肺具有主持、调节全身各脏腑之气的作用。肺主一身之气包括气的生成和气机的调节两方面。

1)气的生成方面　肺主一身之气的生成,体现在宗气的生成方面。宗气是由肺吸入的自然界清气和脾胃运化的水谷精微相结合而生成。宗气集于胸中,上走息道促进肺的呼吸,贯注心脉以助心行血,在人体生命活动中占有非常重要的地位,因此,宗气是一身之气的重要组成部分,关系着一身之气的盛衰。

2)全身气机的调节方面　气机,指气的升、降、出、入运动。肺的呼吸运动,即是气的升降出入运动的具体表现形式。肺有节律的一呼一吸,对全身之气的升降出入运动起着重要的调节作用。

肺主一身之气功能正常,则各脏腑之气旺盛协调。反之,会影响宗气的生成和全身之气的升降出入运动,出现少气不足以息,声低气怯,体倦乏力等症状。

2.肺主宣发和肃降

(1)肺主宣发　是指肺具有向上升宣和向外布散的功能。肺主宣发体现在以下三个方面:

宣发卫气:肺可宣发卫气至体表,以发挥卫气温煦、防御和调节汗孔开合的作用。

宣发水谷精微和津液:肺可将脾胃所运化的水谷精微和津液,向上和向外布散周身,外达皮毛。

宣发浊气:体内新陈代谢所产生的浊气,通过血脉运送至肺,经肺的呼吸运动排出体外。

肺主宣发功能正常,则浊气排出顺畅,呼吸调和均匀;津液和精微布散,则皮毛润泽;卫气外达肌表,可防外邪入侵。若肺气失宣,浊气排出不畅,则胸闷、咳喘;精微和津液不能布达周身,则皮毛枯槁、痰饮、水肿;卫气不能外达肌表,则自汗、易感冒。

(2)肺主肃降　是指肺具有向下、向内通降和使呼吸道保持洁净的作用。肺主肃降体现在以下三个方面:

肃降清气:肺可将自然界的清气吸入体内,并向下布散,由肾来摄纳。

肃降水谷精微和津液:肺可将脾胃所运化的水谷精微和津液,向下向内布散,并将代谢后的津液下输于肾和膀胱,成为尿液生成之源。

肃降异物洁净呼吸道:肺可清除呼吸道的异物,保持呼吸道的洁净通畅。

肺主肃降功能正常,清气下降于肾,则呼吸调和均匀并有一定深度;呼吸道洁净,则呼吸通畅。若肺失肃降,则清气不能下降于肾,出现呼吸表浅、急促;精微和水液不布,代谢后的水液不能下输化为尿液,可出现水肿、痰饮、水便不利;肺内异物不能清除,呼吸道不通畅,则咳嗽、喘息、咯痰、咯血、呼吸困难。

肺的宣发和肃降是相反相成的。在生理上,宣发和肃降相互依存,相互为用,相互制约,同时进行。宣发利于肃降,肃降利于宣发。在病理上,宣发和肃降相互影响,两者失去平衡称为"肺气失宣"或"肺失肃降",则出现咳嗽、喘息等肺气上逆的表现。

3. 肺主通调水道　水道,是指体内水液运行的通道。肺主通调水道是指肺通过宣发和肃降功能,对体内津液的输布和排泄具有疏通和调节的作用。肺主通调水道体现在以下两个方面:

(1)调节汗液的排泄　肺通过宣发作用,将卫气、水谷精微和津液向上和向外布散于周身,外达皮毛,并通过卫气的控制使一部分代谢后的水液转化为汗液,经汗孔排出体外。

(2)促进水液下行　肺通过肃降作用,将清气、水谷精微和津液向下和向内输布,还可使代谢后的水液不断向下输送成为尿液生成之源,经过肾和膀胱的气化作用生成尿液,排出体外。

由于肺居上焦,所以有"肺为水之上源"、"肺主行水"之说。

若肺的宣发和肃降功能正常,则排汗、排尿正常。若肺失宣降,则出现排汗或排尿异常,发为水肿,痰饮等病证。

4. 肺朝百脉,助心行血　"朝",是朝向、汇集的意思;"百脉"泛指全身的血脉。肺朝百脉是指全身的血液通过百脉汇集于肺,经肺的呼吸,进行体内外清浊之气的交换,将富有清气的血液通过百脉输送到全身。血液的运行主要靠心气的推动,并随气的升降出入运动而循行全身。肺主气,与宗气的生成直接相关,并调节全身气机,所以血液的正常运行离不开肺的参与。

若肺气充沛,宗气旺盛,气机调畅,则血运正常。若肺气虚弱或壅塞,则不能助心行血,使心血运行不畅,出现心悸胸闷、唇舌青紫;反之,心气虚弱或心阳不振,心血运行不畅,则影响肺的宣发和肃降,出现咳嗽、气喘。

(二)肺与五体、官窍、五液和五志的关系

1. 肺在体合皮,其华在毛　是指五体中的皮和毛的荣枯与肺有着密切关系。皮是指人体的皮肤,其上有汗孔和毫毛;毛是指皮肤上的毫毛。皮肤覆盖在身体表面,具有防止外邪入侵、排汗、调节体温和辅助肺的呼吸作用。肺与皮毛的关系体现在以下三个方面。

(1)肺输精于皮毛　肺能将水谷精微、津液、卫气布散于体表,润泽皮毛,使之具有防御外邪的作用。

(2)皮肤助肺呼吸　汗孔又称气门或玄府,汗孔的开合有辅助肺的呼吸功能。

(3)肺与皮毛相配合,调节水液代谢和体温　肺的宣发,将水液化为汗液而排出体外,通过排汗可排出无用之水液而调节水液代谢,并可散热以调节体温。

肺的功能正常,则皮毛润泽,腠理致密,抵御外邪能力强。若肺气虚弱,则皮毛枯槁,腠理疏松,出现多汗,易感冒等;若寒邪袭表,汗孔闭塞而影响肺的呼吸功能,则出现无汗、咳嗽、气喘等症状。

2.肺开窍于鼻　喉为肺之门户,鼻与喉相通而联于肺,为呼吸出入的通道,具有通气、司嗅觉和助发音的作用。若肺气和,则呼吸通利,嗅觉灵敏,发音正常。外邪袭肺,多从口鼻而入,并出现鼻塞流涕、喷嚏、嗅觉失灵、咽痒喉痛、声音嘶哑等症状。

3.肺在液为涕　涕为鼻所分泌的津液,有滋润鼻窍、防御外邪的作用。若肺功能正常,则涕不外流,鼻腔润泽。若寒邪犯肺,则涕质清稀色白;热邪犯肺,则涕质浊稠色黄;燥邪犯肺,则鼻腔干涩无涕。

4.肺在志为悲(忧)　悲指悲伤,忧指忧愁。忧和悲虽略有区别,但对人体的生理活动的影响大致相同,皆为肺志。若肺气充沛,则对外界不良情志刺激的耐受力较强,不易产生过度的悲忧。如悲忧过度,最易耗伤肺气,出现气短胸闷、意志消沉、精神萎靡、倦怠乏力。

### 三、脾

脾位于腹部,横膈之下。脾的主要生理功能为主运化;主升清;主统血。脾胃为后天摄取水谷精微的主要脏腑,故称为"仓廪之官"、"后天之本"。由于水谷精微是化生气血的主要原料,故脾胃又称"气血生化之源"。脾在五行属土,在体合肉,主四肢,其华在唇,开窍于口,在志为思,在液为涎。足太阴脾经与足阳明胃经相互络属于脾与胃,故脾与胃互为表里。

(一)脾的生理功能

1.脾主运化　脾主运化是指脾具有将水谷化为精微,并将精微转输到全身的功能。脾主运化体现在以下两个方面:

(1)运化水谷　是指脾具有消化水谷和吸收、输布精微的功能。饮食入胃后,必须依赖于脾的运化功能,才能将水谷转化为精微物质,然后转输到心肺或直接布散于全身,营养五脏六腑、四肢百骸、皮毛筋肉等。

若脾气健运,则气血旺盛,机体得养。若脾失健运,则水谷运化障碍,出现腹胀、食少、便溏、消瘦、四肢无力等。

(2)运化水湿　脾主运化水湿又称运化水液,指脾具有将水液化为津液,并转输、布散全身的功能。脾在吸收和输布水谷精微的同时,还把人体所需要的水液运送至全身,以发挥滋养濡润作用。同时脾还可将机体代谢后的水液转输到肺和肾,通过肺和肾的气化作用,化为汗液和尿液排出体外。

若脾气健运,则水液代谢平衡。若脾失健运,则水液在体内停滞,出现痰饮、水肿、泄泻等。

2.脾气主升　脾气主升是指脾气的运动特点是以上升为主。脾气主升体现在以下两个方面:

(1)升清　"清"是指水谷精微等营养物质。脾主升清是指脾气能将水谷精微等营养物质上升于心肺,通过心肺的气化作用,化生气血津液营养机体。

若脾能升清,则水谷精微能正常输布,气血津液化生有源,机体生命活动旺盛。若脾气不升,则气血化生不足,可出现神疲乏力,头晕目眩,腹胀,泄泻等。

(2)升举内脏　是指脾气具有升举内脏,维持内脏位置的相对恒定,防止内脏下垂的作用。

脾气健运,则机体内脏不致下垂。若脾虚日久,则中气下陷,升举无力,出现胃下垂、子宫脱垂、久泻脱肛等。

3.脾主统血　是指脾具有控制血液在脉中运行而不外溢的功能。脾统血功能是通过气的固摄作用来实现的。脾为气血生化之源,脾气健运,气血生化有源,则气的固摄血液功能得以正常发挥。

若脾气健运,则气血充盈,血随气行于脉中而不外溢。若脾失健运,气血化源不足,则气虚不能摄血,出现各种出血,如皮下出血、便血、尿血、崩漏等。

脾不统血的特征是:多为人体下部出血、慢性出血、血色浅淡质稀,并伴有神疲乏力、纳差、腹胀便溏等脾气虚证的表现。

(二)脾与五体、官窍、五液和五志的关系

1.脾在体合肉,主四肢,其华在唇　指全身的肌肉都要依赖脾运化的水谷精微来营养。四肢肌肉最发达,活动量大,所以脾主四肢。口唇表面为黏膜,肌肉浅显易见,口唇形态和色泽变化最能体现脾胃功能和全身营养状态,所以脾其华在唇。

若脾气健运,则四肢肌肉丰满,壮实有力,活动轻健;口唇丰满,红润有泽。若脾失健运,则四肢倦怠,肌肉消瘦或痿废不用,口唇淡白无华。

2.脾开窍于口　口腔具有进食、辨味、泌涎和磨食等功能。若脾气健运,则食欲和口味正常。若脾失健运,则可出现食欲不振、口淡乏味、口甜而黏等。

3.脾在液为涎　涎是较清稀的口中津液,有滋润口腔和帮助饮食消化作用。若脾气健运,则口涎适度,不溢口外。若脾胃不和,则口涎外流等。

4.脾在志为思　思指思考、思虑。脾在志为思是指脾与思有密切关系。思虽为脾之志,但思发于脾而成于心,亦与心主神志的功能有关。正常的思考对人体的生理活动无不良影响,但思虑过度,所思不遂,则可致脾气滞结,运化失常,出现不思饮食、脘腹胀满等。

## 四、肝

肝位于腹部,横膈之下,右胁之内。肝的主要生理功能为主疏泄;主藏血。肝主升、主动而为刚脏,其气易亢易逆,故称之为"将军之官"。肝在五行属木,在体合筋,其华在爪,开窍于目,在志为怒,在液为泪。足厥阴肝经与足少阳胆经相互络属于肝与胆,故肝与胆互为表里。

(一)肝的生理功能

1.肝主疏泄　是指肝具有疏通、宣泄和升发的功能。反应了肝主升、主动的生理特点。肝主疏泄体现在以下四个方面:

(1)调畅气机　气机,是指气的升、降、出、入运动。肝具有主升、主动的生理特点,故能使气机疏通、畅达,对气的升降出入运动的协调起着调节作用。

若肝疏泄功能正常,则全身气机调畅,脏腑功能协调平衡。若肝失疏泄,则气机不畅,出现胸胁、乳房、少腹、前阴等部位胀满疼痛;若肝疏泄太过,则肝气上逆,出现头目胀痛,面红目赤,甚至出现吐血、咯血、昏厥等。

(2)调达情志 正常的情志活动依赖于气机的调畅,所以人的精神情志活动,除由心所主外,还与肝的疏泄功能密切相关。肝通过调畅气机,和调气血,而使心情舒畅。

若肝的疏泄功能正常,气血和畅,则性情开朗,心情愉悦。若肝疏泄太过,肝气上逆,气血逆乱,则情志亢奋,急躁易怒等;若肝疏泄不及,则肝气郁结,气血郁滞,出现情志抑郁,闷闷不乐,多疑善虑等。

(3)促进血和津液的运行 血和津液的运行有赖于气的推动,肝的疏泄作用能使气机通利畅达,血和津液的运行也随之畅通无阻。

若肝疏泄功能正常,则气血津液运行通畅。若肝失疏泄,则气滞血瘀,出现局部刺痛,舌上有瘀点或瘀斑,月经不调甚至形成癥瘕包块等;肝失疏泄,也可导致水液内停,出现痰饮、水肿等。

(4)促进脾胃的运化 脾气以升为健,胃气以降为和,脾胃的运化功能以脾胃之气的升降协调为基础。肝主疏泄,调畅气机,有助于脾升和胃降,使运化功能正常。此外,肝的疏泄功能还可促进胆汁的生成和排泄,胆汁具有帮助消化的作用。

肝疏泄功能正常,则脾气能升,胃气能降,胆汁生成和排泄正常。若肝疏泄功能失职,脾气不升,可出现眩晕,泄泻等;胃气不降,则可出现呕吐,呃逆,嗳气,腹胀,便秘等;胆汁排泄受阻,则可出现胁下胀痛,口苦,黄疸等。

2.肝主藏血 肝主藏血,是指肝具有贮藏血液和调节血量的生理功能。

(1)贮藏血液 血液生成后一部分通过心肺运行全身,一部分藏于肝,以濡养肝体,制约肝气亢盛,以防血随气涌而出血。

(2)调节血量 肝可以将人体各部位的血量,按照生理需要进行调节。当人体活动剧烈或情绪激动时,外周的血液需要量增加,肝就将所藏之血输向外周;当人体安静休息或情绪稳定时,外周血液需要量减少,肝就将多余的血贮藏于肝以作贮备。

肝藏血功能正常,则肝的阴阳平衡协调,血液濡养功能正常。若肝藏血功能失职,以致血虚,则两目干涩,视物昏花或夜盲,筋脉拘急,肢体麻木,妇女可出现月经量少或经闭等;若肝阳过旺,血随气涌,则出现呕血,咳血,衄血,妇女可出现月经量多,崩漏等。

(二)肝与五体、官窍、五液和五志的关系

1.肝在体合筋,其华在爪 筋,是连接关节、肌肉,主司关节运动的组织。筋主司运动的功能有赖于肝血的滋养。若肝血充足,筋得濡养,则全身关节运动自如,灵活有力且能耐受疲劳。若肝血虚弱,筋失所养,则关节筋脉拘急,屈伸不利等。

肝其华在爪,是指肝的功能状态可以从爪的荣枯反映出来。爪又称爪甲,包括指甲和趾甲。爪乃筋之外延,故称"爪为筋之余"。爪与筋的营养来源相同,均赖于肝血的滋养。

若肝血充足,爪甲得养,则坚韧光滑,红润有泽。若肝血不足,爪甲失养,则软薄粗糙,色白无华,甚至变形,脆裂。

2.肝开窍于目 肝的经脉上连于目,肝血通过肝经上注,滋养于目。目的视觉功能主要依赖肝血的滋养。

肝血充足,则视物清晰,能辨五色。肝血不足,则两目干涩,视物不清或夜盲;肝火上炎则目赤肿痛,目睛生翳;肝阳上亢,则头晕目眩;肝经风热,则目赤痒痛;肝胆湿热则两目发黄;肝风内动则两目斜视,上视。

3.肝在液为泪　肝开窍于目,泪从目出,故泪为肝之液。肝阴充足,泪有所化,则目中濡润,视物清晰,泪不外溢。如肝阴肝血不足,两目干涩,视物不清;肝经湿热可见目眵增多,迎风流泪,目赤肿痛。

4.肝在志为怒　怒为肝之精气所化,一定限度的情绪发泄能维持机体的生理平衡。郁怒不解,肝气郁结,气机不畅,则心情抑郁,血和津液运行障碍,导致痰饮瘀血及癥瘕积聚;大怒暴怒,肝气上逆,血随气涌,则呕血或突然昏倒,不省人事。

## 五、肾

肾位于腰部脊柱两侧,左右各一,故有"腰为肾之府"之说。肾的主要生理功能为主藏精;主水;主纳气。由于肾是人体脏腑阴阳的根本,生命的源泉,故称之为"先天之本"、"作强之官"。肾在五行属水,肾生髓,在体合骨,其华在发,开窍于耳及前后二阴,在志为恐,在液为唾。足少阴肾经与足太阳膀胱经相互络属于肾与膀胱,故肾与膀胱互为表里。

### (一)肾的生理功能

1.肾主藏精　是指肾具有贮存、封藏人体精气的作用。

精,又称精气,是构成人体和维持人体生命活动的基本物质,是生命之源。精可按来源分为先天之精和后天之精。先天之精来源于父母的生殖之精,是禀受于父母的生命遗传物质,与生俱来,藏于肾中。出生之前,是构成胚胎的原始物质;出生之后,是人体生长发育和生殖的物质基础。后天之精来源于脾胃运化的水谷精微。人出生后,依靠脾胃等脏腑的生理活动摄取饮食中的营养物质,化生气血津液,维持生命活动,其剩余部分,则输送到肾,充养先天之精。先天之精与后天之精密切结合,共同组成肾中精气,简称肾精或肾气(元气),肾精和肾气是同一物质的两种存在形式。肾中精气的生理作用,主要体现在以下两个方面。

(1)促进机体的生长发育和生殖　人体的生、长、壮、老、已的生命过程,可分为幼年期、青年期、壮年期和老年期,每一阶段的盛衰情况均取决于肾中精气的盛衰。幼年期,肾中精气逐渐充盛,头发生长较快而稠密,更换乳齿,骨骼生长迅速;青年期,肾中精气更加充盛,长出智齿,骨骼长成,并产生"天癸",使女子按期排卵,男子出现排精,此时生殖器官发育成熟,具有生殖能力;壮年期,肾中精气充盛至极,筋骨强健,身体壮实,精力充沛;老年期,肾中精气逐渐衰退,面容憔悴,头发花白脱落,筋骨脆弱,牙齿动摇,生殖能力减退丧失。因此,肾中精气是决定人体生长发育和生殖的根本,齿、骨、发和生殖能力是判断肾中精气盛衰的客观标志。

当肾中精气不足时,小儿则生长发育迟缓;青年人则性成熟推迟;中年人则性机能减退或早衰;老年人则衰老加快。所以,补肾填精,是治疗生长发育障碍、性机能低下和延缓衰老的主要方法。

(2)调节人体的阴阳平衡　肾气涵盖有肾阴和肾阳两种成分,肾阴又称真阴、元阴、肾水、命门之水,对人体具有滋养、濡润作用;肾阳又称真阳、元阳、肾火、命门之火,对人体具有推动、温煦作用。肾阴和肾阳是人体阴阳的根本,二者互根互用和对立制约,共同维持着人体的阴阳平衡。所以肾阴或肾阳的亏损,还会导致到其他脏腑的阴阳虚衰;反之,某一脏腑的阴阳虚衰,日久必然引起肾阴或肾阳的亏损。

2. 肾主水 是指肾具有主持和调节人体水液代谢的作用。肾主水体现在以下两个方面:

(1)肾气对参与水液代谢脏腑的促进作用 人体水液的输布与排泄,是在肺、脾、肾、胃、大肠、小肠、三焦、膀胱等脏腑功能的共同作用下完成的。各脏腑必须在其阴阳协调平衡的状态下,才能正常发挥各自的生理功能,相互配合,共同完成水液代谢。肾阴和肾阳是各脏腑阴阳的根本,通过对各脏腑阴阳的资助和促进作用,主管和调节着机体水液代谢的各个环节。

(2)肾气的生尿和排尿作用 人体在代谢过程中所产生的浊液(废水),通过三焦下输于肾或膀胱,在肾气的蒸化作用下,分为清浊两部分:清者经脾的运化作用,通过三焦上腾于肺,重新参与水液代谢;浊者化为尿液,在肾与膀胱之气的推动下排出体外,肾气的推动和固摄作用直接影响膀胱的开合。

肾主水液功能正常,则水液代谢平衡,小便正常,无水肿。肾主水功能失调,开合失常,可出现尿多、尿频,或尿少、水肿等。

3. 肾主纳气 是指肾有摄纳肺吸入的自然界清气,保持吸气的深度,防止呼吸表浅的作用。

人体的呼吸,由肺所主,呼气靠宣发,吸气靠肃降,但吸入之气,必须肃降于肾,由肾来摄纳,呼吸才具有一定的深度,以利于气体的交换。所以正常的呼吸是肺肾两脏相互协调的结果,故有"肺为气之主,肾为气之根","肺主出气,肾主纳气"之说。

若肾中精气充足,摄纳正常,则呼吸均匀,有一定的深度。若肾气亏虚,摄纳无权,吸入之气不能归纳于肾,就会出现呼吸表浅或呼多吸少,动则气喘等。

(二)肾与五体、官窍、五液和五志的关系

1. 肾生髓,在体合骨 肾藏精,精生髓,髓居骨中,骨的生长发育,离不开骨髓的充盛和营养,所以,肾精具有促进骨骼的生长发育和修复的作用。

肾精充足,则骨髓充盈,骨得滋养,坚固有力。如果肾精虚少,骨髓生化无源,骨失所养,小儿则囟门迟闭,骨软无力;成人则腰膝酸痛,骨质脆弱,易于骨折,不易愈合等。

齿与骨的营养同出一源,是骨之外延,均由肾精充养,故有"齿为骨之余"之说。肾精充足,则牙齿坚固不易脱落;肾精不足,则牙齿易于松动,甚至脱落。

2. 肾其华在发 是指肾的功能强弱,可以从头发的生长、疏密、色泽和荣枯反映出来。发的生长全靠血的濡养,故称"发为血之余",肾藏精,精血互化,精旺则血旺,所以说"肾其华在发"。

青壮年,精血充沛,则毛发致密,黑润光泽;老年人精血不足,毛发花白枯槁而易脱落;久病精血不足,则头发稀疏枯槁或早脱早白。

3. 肾开窍于耳及二阴 肾中精气的盈亏决定耳的听觉灵敏与否,故肾开窍于耳。肾中精气充足,上濡于耳,则听觉敏锐;肾中精气亏虚,上濡力减退,或见耳鸣,甚则耳聋。

二阴是前阴和后阴的合称。前阴是排尿和生殖的器官,肾与前阴的关系,主要体现在排尿和生殖两方面。尿液的贮存和排泄依靠膀胱,但必须在肾的蒸腾汽化作用下才能完成。前阴的生殖功能也与肾中精气密切相关。肾中精气催生的"天癸",能促进前阴器官的发育和发挥生殖功能。肾中精气充足,则排尿和生殖功能正常。若肾中精气虚衰,膀胱气化失职,则小便不利,尿少和水肿等;或生殖功能异常,则阳痿,早泄,月经不调,不孕不育等。

后阴是指肛门,是排出粪便的通道。肾与后阴的关系,体现在大便排泄方面。大便的排泄,有赖于肾阳的推动、温煦和肾阴的濡润作用。肾中精气充盈,则大便通利。若肾阴不足,肠道干燥,则便秘;若肾阳不足,气化无权,则泄泻、五更泻、久泻滑脱等。

4.肾在液为唾　唾是口腔津液中较稠厚的部分,有滋润口腔和湿润食物以助消化的作用。唾为肾中精气所化生,故说肾在液为唾。咽而不吐,有润泽口腔,帮助消化,滋养肾精的作用。若多唾或久唾,则耗损肾中精气;肾阴不足,则唾液分泌减少,口干舌燥;肾水泛滥,则多唾,欲吐。

5.肾在志为恐　惊与恐相似,都是惧怕的心理状态,但二者有别,恐为自知属内生,惊为不自知属外来。惊和恐主要引起肾气不固的病理变化,出现大小便失禁。

**课堂互动**

1.心主血脉功能异常时,可出现哪些病理表现? 为什么?

2.当患者表现为胸闷、咳嗽、咯痰、喘息时,与哪个脏腑的功能异常有关? 为什么?

3.脾的运化功能减弱时,会有哪些异常表现? 为什么?

4.肝的疏泄功能对人体的生理活动起到怎样的作用?

5.请问腰酸腿软、头发花白、筋骨脆弱、小便频数与哪个脏腑的功能有关? 为什么?

## 活动二　研习六腑的生理功能

### (一)胃

胃位于膈下,腹部上部,又称胃脘和脘,上接食道,下连小肠。胃的生理功能是主受纳和腐熟水谷;主通降。

1.胃主受纳和腐熟水谷　胃主受纳和腐熟水谷是指胃具有接受和容纳饮食物,并将其腐熟(消化)形成食糜(粥状物)的作用。饮食物在口内咀嚼后,经食道而入胃,由胃接受和容纳,故胃有"太仓"、"水谷之海"、"仓廪之官"之称。饮食入胃后,经胃气和胃津的腐熟之后,形成食糜。

胃受纳和腐熟功能正常,则消化吸收功能正常。若胃气虚弱,则受纳和腐熟功能异常,出现脘腹胀痛,厌食纳呆,大便稀溏等;若胃火亢盛,则腐熟功能亢进,出现消谷善饥,胃中嘈杂等。

2.胃主通降　胃主通降是指胃具有将食糜下传小肠,并促进糟粕下传大肠的作用。饮食物入胃,经胃的腐熟后,必须将食糜下传小肠,作进一步消化。食糜向小肠的通降,还促进了糟粕下传大肠和粪便的排出。胃的通降功能又称为"胃降浊",它是相对于脾主升清的功能而言的,只有二者平衡协调,才能摄其所需,排其所弃。所以中医有"胃以降为顺"之说。

胃通降功能正常,则食欲正常,大便顺畅。胃失和降,则脘腹胀满,恶心、呕吐、嗳气、呃逆,食欲减退,大便不通等。

（二）小肠

小肠位于腹部,上接胃,下连大肠。小肠的生理功能是主受盛和化物;主分清别浊。

1. 小肠主受盛和化物　小肠主受盛和化物是指小肠具有接受胃传下来的食糜并贮存一定的时间,做进一步消化的作用,故有"受盛之官"之称。小肠受盛和化物功能正常,则消化功能正常,大便通畅。小肠受盛和化物功能失职,可出现腹部胀痛,腹泻等症状。

2. 小肠主分别清浊　小肠主分别清浊是指小肠能将消化后的饮食分成清、浊两部分,也称分清别浊。"清",是指水谷精微,通过脾的升清作用上输心肺,化生气血津液;"浊"是指食物糟粕,液体糟粕入膀胱而成尿,固体糟粕传大肠形成粪便,从前后二阴排出体外。

小肠分清别浊功能正常,则水液和糟粕各走其道而二便正常。小肠分清别浊功能失常,清浊不分,不仅影响脾的运化,还可出现大便稀薄,小便短少等症状。中医根据小肠分别清浊的理论,常用"利小便以实大便"的方法治疗泄泻。

（三）大肠

大肠位于腹部,上与小肠相连,末端为后阴(肛门)。大肠的生理功能是传导糟粕。大肠接受小肠传下的食物残渣,并吸收其中部分水分使之成形变成粪便排出体外,故称之为"传导之官"。

若大肠传导功能正常,则大便通利,干湿适中。若大肠虚寒,无力吸收水分,则肠鸣,腹痛,泄泻等;若大肠实热,肠道失润,则大便秘结不通等;若湿热蕴结大肠,则腹痛,里急后重,下痢脓血。

（四）胆

胆附于肝,内贮胆汁。胆的生理功能是主贮排胆汁以助运化;主决断。

1. 胆主贮排担汁以助运化　胆主贮排担汁以助运化是指胆能汇集由肝产生的胆汁,必要时泄于小肠以助消化。胆汁由肝之余气所化生,贮藏于胆,在肝气的疏泄作用下排泄而注入小肠,以促进饮食水谷的消化和吸收。胆汁贮排正常,则饮食可正常运化。若胆汁排泄不畅,饮食运化失常,则胁下胀痛,食欲减退,厌食,腹胀便溏,呕吐黄绿水等;若肝胆湿热,胆汁外溢则胁痛,口苦,黄疸等。

2. 胆主决断　胆主决断是指胆与人的判断能力、决策魄力密切相关,故称之为"中正之官"。胆主决断的功能关系到人的勇怯个性特征和助正抗邪的能力。若胆气充盛,不但能协助心准确判断事物和做出决定,还能抵御和消除惊恐等精神刺激的不良影响。若胆气虚弱,则表现为言行失准,遇事优柔寡断;若胆热痰扰,则心悸失眠,遇事易惊,多梦等。

（五）膀胱

膀胱又称"脬",位于小腹中央,上端经输尿管与肾脏相通,其下有尿道,开口于前阴。膀胱的生理功能是贮尿和排尿,故称之为"州都之官"。

体内的津液经过肺、脾、肾等脏腑的作用布散全身,发挥濡养作用,代谢后的浊液下归于肾,经肾气的蒸化作用变成尿液由膀胱贮存,在肾与膀胱之气的共同作用下排出体外。若肾的气化功能正常,则膀胱开合有度,排尿和贮尿自如。若肾气不固,则膀胱失约,出现尿频、遗尿、尿失禁;肾气不足,推动无力,则膀胱开合不利,可出现尿痛,尿涩,甚至癃闭。

（六）三焦

三焦是上焦、中焦、下焦的合称。中医学的"三焦"概念有两方面的含义。

1. 三焦是六腑之一　三焦的主要生理功能是通行诸气;运行水液。故称之为"决渎之官"。

（1）通行诸气　是指三焦是气的上下运行的通道。

元气根于肾,通过三焦而运行全身;宗气集于胸中,上走息道以行呼吸,下注心脉以行气血,均以三焦为通道。

（2）运行水液　是指三焦是水液上下输布的通道。

体内水液的升降出入,是在肺、脾、肾等脏腑协同作用下完成的,但必须以三焦为通道。如果三焦气化不利,则肺、脾、肾等脏腑输布和调节水液代谢的功能也就难以实现。

2. 三焦是对人体部位和脏腑功能的划分　上焦指膈以上的部位,包括心、肺、头面和上肢;中焦指膈以下至脐以上的部位包括脾、胃、肝、胆;下焦指脐以下的部位,包括肾、大肠、小肠、膀胱、女子胞和下肢。中医常把心、肺的病称为上焦病,把肝、胆、脾、胃的病称为中焦病,把肾、膀胱等脏腑的病称为下焦病。

**课堂互动**

1. 胃腐熟不及或太过分别有哪些异常表现?
2. 恶心、呕吐、嗳气、呃逆、厌食、大便不通是哪个脏腑功能失调的表现? 为什么?
3. 请你解释什么是小肠的分清与别浊。

# 活动三　研习部分奇恒之腑的生理功能

（一）脑

脑位于颅内,由髓汇聚而成,故称之为"髓海"。脑有以下两个生理功能。

1. 脑藏元神　元神由先天之精化生,藏于脑中,出生之前,随形而生,受元气的充养,为生命之主宰,元神存则生命在,元神败则生命逝。脑被称为"元神之府"。

脑藏元神的功能正常,则精神饱满,意识清楚,思维敏捷,记忆力强,语言清晰,情志正常。若脑藏元神功能失职,则可出现精神错乱,躁动不安,举止失常,妄语妄动等表现。

2. 脑主感觉运动　目、舌、口、鼻、耳为五脏之外窍,皆位于头面,与脑相通,故脑与视、味、言、嗅、听功能有密切关系。所视之物、所觉之味、所闻之香、所听之声均归于脑。脑藏元神,神能驭气,脑主感觉运动功能正常,则耳聪目明,言语清晰,嗅觉灵敏,感觉正常;若脑主感觉运动功能失常,可出现听觉失聪,视物不明,嗅觉不灵,感觉迟钝等。

（二）女子胞

女子胞又称子宫、胞宫等,具有女子发生月经和孕育胎儿的作用。女子胞位于下腹部,有以下两个生理功能。

1. 主持月经　月经,又称为月信、月事、月水,是女子周期性的胞宫出血现象。女子14岁左右,随着肾中精气的充盛,子宫发育成熟,在天癸的作用下,任脉通畅,冲脉充盛,月经按时来潮。到50岁左右,肾中精气虚衰,天癸枯竭,冲任不充,则出现月经紊或月经闭止(绝经)。

2. 孕育胎儿　月经来潮后,就具备了受孕生殖能力,此时若男女媾精,就可形成胚胎,胞宫则是孕育胎儿的场所。受孕之后,气血下注于冲任二脉,达于女子胞以养胎,则月经停止来潮。胚胎在胞宫中接受母体气血的滋养得以生长发育,直到成熟后离开母体。

**课堂互动**

1. 脑的功能失常有哪些表现?
2. 女子胞有什么生理功能?

# 活动四　研习脏腑之间的相互关系

## 一、五脏之间的关系

五脏各有其不同的生理功能和特定的病理变化,在生理上相互配合,在病理上相互影响。五脏之间的关系前人多用五行的生克乘侮来说明,目前多以五脏的生理功能为基础来分析。

(一)心与肺

心主血脉;肺主气司呼吸。心与肺的关系,主要体现在气与血相互依存、相互为用的关系。

1. 肺气助心血运行　气为血之帅,肺通过主气、生成宗气和主宣降、朝百脉功能来助心行血。无论是肺气虚弱还是肺失宣降,均可导致心血运行失常,出现胸闷、心律异常,甚至唇青舌紫等血瘀表现。

2. 心血载肺气布散　血为气之母,肺吸入之清气必须由心血运载才能布散全身。因此,心阳不足、心气虚弱、心脉瘀阻等导致血运失常时,也会影响肺气的宣降,出现咳嗽、气喘等。

(二)心与脾的关系

心主血脉;脾统血,又为气血生化之源。心与脾的关系,主要体现在血的生成和血的运行两方面。

1. 血的生成方面　脾主运化水谷精微,为气血生化之源,脾气健运,则血液充足,心有所主。而脾气健运又赖于心阳的温煦,在神志昏迷或心阳不振时,脾的运化功能就会受到影响。

2. 血液运行方面　心主血脉,推动血行;脾主统血,固摄血液,二者共同维持血液的正常运行。病理上则相互影响,如思虑伤脾,暗耗心血或脾不统血而血液流失,均可形成心脾两虚证,出现心悸、失眠、多梦、眩晕、面色无华、腹胀、泄泻、体倦乏力等。

（三）心与肝的关系

心主血脉,心主藏神;肝主藏血,肝主疏泄。心与肝的关系,主要体现在血液运行和情志活动方面。

1. 血液运行方面　心主血,推动血液在脉中运行;肝藏血,贮藏血液和调节血量,肝又主疏泄而促进血行。所以,血液的运行离不开心、肝两脏功能的协调。临床上心血虚证与肝血虚证常同时出现称为心肝血虚证,出现心悸、失眠、眩晕、肢体麻木、月经量少或闭经等。

2. 情志活动方面　心主藏神而主精神意识和思维活动;肝主疏泄、畅达气机而调节情志。心肝两脏病变,可见心烦失眠、急躁易怒等精神情志方面的异常表现。

（四）心与肾的关系

心属火,肾属水;心主藏神,肾主藏精。心与肾的关系,主要体现在心肾相交和精神互用两方面。

1. 心肾相交　心属上焦,五行中属火;肾属下焦,五行中属水。心火必须下降于肾,与肾阳共同温煦肾阴,使肾水不寒;肾水必须上济于心,与心阴共同滋养心阳,使心火不亢,这种心肾之间生理上的阴阳互济互制的平衡关系,称为"心肾相交"或"水火既济"。如肾水不足,不能上济于心;或心火妄动,下伤于肾阴,心肾的这种平衡被破坏,则出现心悸怔忡、心烦失眠、腰膝酸软、遗精等,称为"心肾不交"或"水火不济"。

2. 精神互用　心藏神,肾藏精。精能化血,为神的物质基础;神是精的外在表现。精充则神旺;精少则神疲。若肾精不足,则心神疲惫,精神萎靡,嗜睡健忘等。

（五）肺与脾的关系

肺主气,司呼吸,主宣发肃降,通调水道;脾主运化。肺与脾的关系,主要体现在气的生成和津液的代谢两方面。

1. 气的生成方面　肺主气司呼吸,吸入自然界的清气;脾主运化水谷,化生水谷精微。自然界的清气和水谷精微是生成气的两个主要来源,所以肺与脾功能的强弱,关系到人体之气的盛衰。若脾气虚损,常导致肺气不足(土不生金),形成肺脾气虚证,出现纳少、腹胀、泄泻、咳嗽痰多、气短乏力等症状。

2. 津液的代谢方面　肺主宣发和肃降,通调水道;脾主运化,吸收和布散水液。若脾失健运,水液内停,则会聚湿生痰成饮,痰饮壅肺,肺失宣降,可出现喘咳、痰多等症状,所以说"脾为生痰之源,肺为贮痰之器"。反之,肺病日久,也可使水湿内停而困脾,导致脾失健运,出现腹胀便溏、饮食不化、水肿等。

（六）肺与肝的关系

肺主气;肝主疏泄、调畅气机。肺与肝的关系,主要体现在气机调节方面。

肺属上焦,肺气以下降为主;肝属下焦,肝气以升发为主。肝升与肺降在人体气机升降平衡协调中起重要作用。若肝升太过,使肺降不及,可导致气火上逆,出现呛咳,甚至咳血等,称为"肝火犯肺"或"木火刑金";反之,肺失清肃,也可引起肝阳亢逆,肝失疏泄,出现咳嗽、胸胁胀痛、头晕头痛、面红目赤等。

### (七)肺与肾的关系

肺主气,主宣发肃降,通调水道;肾主纳气,主水。肺与肾的关系,主要体现在水液代谢和呼吸运动两方面。

1.水液代谢方面　肺主宣发和肃降,通调水道,有赖于肾的蒸腾汽化功能;肾主水液,主持和调节全身水液代谢,也有赖于肺的宣降将水液不断下输膀胱。肺失宣降,常累及于肾,出现尿少、水肿等症状;肾气化不利,则水上泛于肺,出现咳喘、痰多等症状。

2.呼吸运动方面　肺主气司呼吸,肾主纳气。肺吸入之自然界清气,必须下降至肾,由肾来摄纳。若肾中精气不足,则摄纳无权,可见呼多吸少,呼吸表浅等;肺气久虚,累及于肾,导致肾不纳气,可出现动则气喘等。

### (八)肝与脾的关系

脾主运化,主统血;肝主疏泄,主藏血。肝与脾的关系,主要表现为运化和血液的生成运行两个方面。

1.运化方面　肝主疏泄,调畅气机,调节胆汁的排泄和分泌,促进脾的运化功能;脾胃的运化失职也可影响肝的疏泄功能。若肝失疏泄导致脾失健运,则可出现精神抑郁,胸胁胀满,纳少便溏等;脾胃湿热可阻碍肝的疏泄和胆汁的排泄,出现纳呆,厌油,黄疸等症状。

2.血液生成运行方面　血液的运行,主要由心主血脉的功能来实现,但与肝和脾的功能密切相关。肝主藏血,能贮藏血液和调节血量;脾主运化和主统血,能化生血液和固摄血液。脾之运化生血,又赖肝之疏泄;肝所藏之血,有赖脾之生血统血。此外,肝主藏血和脾主统血均有防止出血的作用。

### (九)脾与肾的关系

脾主运化,为后天之本;肾主藏精,为先天之本,又主水。脾与肾的关系,主要体现在先后天相互促进和津液代谢两方面。

1.先后天相互促进　肾为先天之本,脾为后天之本。肾阳温煦脾阳使其健运,此为先天促进后天;脾气运化补充肾精,此为后天促进先天。脾肾有病,常相互影响,如肾阳不足不能温煦脾阳,则脾阳必虚;脾阳不足,久之必损肾阳,最终导致脾肾两虚,出现腰腹冷痛,下利清谷,五更泄泻,水肿等。

2.津液代谢　肾气的蒸化及肾阳的温煦,能促进脾的运化水湿;脾的运化水湿,能协助肾调节水液代谢。若脾肾阳虚,则水液代谢失调,出现形寒肢冷,腰膝酸软,水肿,水便不利,五更泄泻等。

### (十)肝与肾的关系

肝主藏血,主疏泄;肾主藏精。肝与肾的关系,主要体现在肝肾同源和藏泄互用两方面。

1.肝肾同源

(1)精血同源　肾藏精,肝藏血,精和血同源于水谷精微,且能相互滋生。肝血旺盛,则化精藏肾;肾精充足,则化血藏肝。肝血与肾精的这种同生互化的关系,称为"精血同源""精血互化"。若肾精亏损,可导致肝血不足;肝血不足,也可导致肾精亏损,出现头晕目眩,耳聋耳鸣,腰膝酸软等肝肾精血两亏证。因此,肾精肝血,一荣俱荣,一损俱损。

(2)阴液互补    由于精血同源,肝肾之阴也息息相通,在生理上可互补互用,病理上可相互影响。肾阴不足,肝阴必虚;肝阴不足日久,则导致肾阴不足,最终导致肝肾阴虚。

2.藏泄互用    肝主疏泄,肾主封藏,二者相反相成。肾主藏精,可使生殖之精不致妄泄;肝主疏泄,使男子精满溢泻,女子月经按时而下。若二者失调,可出现女子月经过多或经少经闭,男子遗精滑精或阳强不泄等。

### 二、五脏与六腑的关系

五脏和六腑之间,通过经脉互相络属形成表里关系。脏属阴,为里,其经脉属脏络腑;腑属阳,为表,其经脉属腑络脏,从而构成了脏与腑之间的密切联系,两者在生理上相互促进,病理上相互影响。

#### (一)心与小肠的关系

手少阴心经属心络小肠,手太阳小肠经属小肠络心。心与小肠通过经脉互相络属形成表里关系。

在生理上,心阳循经下降小肠,促进小肠的受盛化物和分别清浊;小肠和脾吸收精微,上奉于心,化赤为血,使心血充盈,心有所主,神得所养。

在病理上,心火循经下移小肠,导致小肠实热,影响泌别清浊,则小便短赤,灼热疼痛等;小肠实热,循经上薰于心,导致心火上炎,出现心烦,面赤,舌尖红或口舌糜烂等。

#### (二)肺与大肠的关系

手太阴肺经属肺络大肠,手阳明大肠经属大肠络肺。肺与大肠通过经脉互相络属形成表里关系。

在生理上,肺气的肃降,使津液下行滋润大肠,有利于促进大便的排泄;大肠的通降,有利于肺气的肃降,使呼吸均匀。

在病理上,肺气虚或肺热伤津,则津液不能下行,大肠失润,则大便不通等;大肠实热,腑气不通,肺失肃降,则胸闷、咳喘等。

#### (三)脾与胃的关系

足太阴脾经属脾络胃,足阳明胃经属胃络脾。脾与胃通过经脉互相络属形成表里关系。

1.脾化胃纳,相辅相成    胃主受纳和腐熟水谷,是脾主运化的前提;脾主运化水谷,又为胃的受纳创造了条件,两者密切配合,共同完成水谷的摄取、消化、吸收和转输。若脾不运化则胃不受纳,出现食欲减退;胃不腐熟则脾不能运化,出现腹胀、腹痛、便溏等。

2.脾升胃降,相反相成    脾主升清,精微得以上升输布全身,有助于胃气的通降;胃主通降,食糜得以通降下行,有助于脾气的升清。若脾气不升,可导致胃气不降,最终出现眩晕,泄泻,呕吐呃逆,脘腹胀满等。

3.燥湿相济,相反相成    胃为腑属阳,喜润而恶燥,赖阴液的滋润,胃阴足则纳;脾为脏属阴,喜燥而恶湿,赖阳气的温煦,脾阳足则运。燥湿相济,阴阳调和,共同完成水谷的受纳和运化。

（四）肝与胆的关系

足厥阴肝经属肝络胆,足少阳胆经属胆络肝。肝与胆通过经脉互相络属形成表里关系。

在生理上,肝气疏泄正常,能促进胆汁的生成与排泄;胆汁的排泄畅通,有利于肝的正常疏泄。

在病理上,肝失疏泄,则胆汁的生成与排泄不利;胆汁的排泄异常,也可影响肝的疏泄,最终导致肝胆气滞、肝胆湿热、肝胆火旺等。

（五）肾与膀胱的关系

足少阴肾经属肾络膀胱,足太阳膀胱经属膀胱络肾。肾与膀胱通过经脉互相络属形成表里关系。

在生理上,尿的生成以及膀胱的贮尿和排尿,有赖于肾中精气的蒸腾汽化和固摄作用。肾中精气充足,蒸化及固摄功能正常,则尿液正常生成贮于膀胱,膀胱开合有度,尿液排贮自如。

在病理上,肾中精气不足,固摄无权,则膀胱失约,出现尿频、遗尿、尿失禁等;蒸化无权则水液不化,出现水肿,小便不利,尿少,癃闭等。

## 三、六腑之间的关系

六腑之间的关系,主要体现在饮食物的消化、精微的吸收和糟粕的排泄过程中的相互联系和密切配合。

饮食物经过胃的受纳和腐熟后,初步消化变成食糜下传至小肠,胆汁泄于小肠以助消化,通过小肠的化物和分别清浊功能,进一步的消化并分成清（精微物质）和浊（糟粕）两部分。清者经脾的运化布散营养全身;浊者下达大肠和膀胱成为粪便和尿液排出体外。三焦是水谷运行之通道。因此,水谷的消化、精微的吸收和糟粕的排泄,是由六腑分工合作,共同完成的。六腑的传化水谷过程,需要不断地虚实更替,宜通不宜滞,故有"六腑以通为顺"和"六腑以通为用"之说。

### ✦ 课堂互动

1. 请解释心肾相交。
2. 肺与肾的关系体现在哪两个方面?
3. 脾与肾的关系体现在哪两个方面?
4. 脾和胃之间有什么关系?

# 任务二　学习经络学说

**学习任务书**

| 序号 | 学习任务 | 完成情况 |
| --- | --- | --- |
| 1 | 经络的概念和组成 | |
| 2 | 十二经脉的命名 | |
| 3 | 十二经脉的走向和交接规律 | |
| 4 | 督脉、任脉、冲脉、带脉的生理功能 | |

完成学习任务并填写学习任务书后,以小组为单位及时交送老师

## 活动一　研习经络系统的概念和组成

### 一、经络的概念

经络是运行全身气血,联系脏腑形体官窍,沟通上下内外,感应传导信息的通路。

经络是经脉和络脉及其连属部分的总称。经脉,简称经,它是经络的主干,大多纵行于人体的深部,有固定的循行部位。络脉,简称络,它是经络的分支,纵横交错,网络全身,无处不至。经脉和络脉将人体的脏腑、形体、官窍相互联系沟通,形成一个有机的整体。

经络学说是研究人体经络的生理功能、病理变化及其与脏腑相互关系的学说。经络学说同阴阳五行学说、脏腑学说、气血津液学说等结合起来,完整的阐明了人体的生理功能和病理变化。

### 二、经络系统的组成

经络系统是由经脉、络脉、经筋、皮部和脏腑等五个部分组成(图1-3-1)。其中以经脉和络脉为主体,其在内连属于五脏六腑,在外连属于筋肉、皮肤。

```
                    ┌十二经脉
              ┌经脉 ┤奇经八脉
              │    └十二经别
              │    ┌别络
    经络系统 ┤络脉 ┤浮络
              │    └孙络
              │           ┌外连┌十二经筋
              └连属部分 ┤    └十二皮部
                          └内属 ── 五脏六腑
```

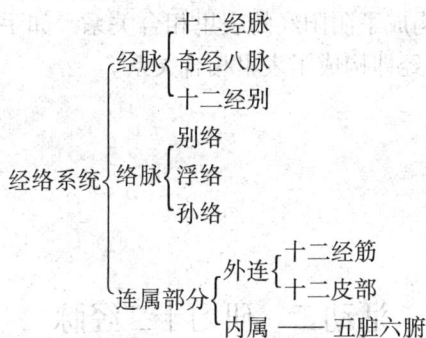

图 1-3-1 经络系统

（一）经脉

经脉分为正经、奇经、经别三大类。

1. 正经 正经有十二对，对称分布于人体的左右两侧，即手三阴经、足三阴经、手三阳经和足三阳经，合称"十二经脉"或"十二正经"。正经有一定的起止点、一定的循行部位和交接顺序，在肢体的分布及走向有一定的规律，并与五脏六腑（加上心包）有直接的络属关系，是人体气血运行的主要通道。

2. 奇经 奇经有八条，合称"奇经八脉"，即督脉、任脉、冲脉、带脉、阴跷脉、阳跷脉、阴维脉、阳维脉。奇经具有统率、联络和调节十二经脉的作用。

3. 十二经别 是十二经脉分出的较大分支。具有加强十二经脉中相为表里的两经之间的联系和补充十二正经的作用。

（二）络脉

络脉有别络、孙络和浮络之分。

1. 别络 别络是主要和较大的络脉。十二经脉和任、督二脉各有一支别络，加上脾之大络，合称"十五别络"。十五别络具有加强十二经脉相为表里的两经之间在体表的联系，并能通达某些正经所没有到达的部位，以补正经的不足。

2. 孙络 孙络是最细小的络脉，属络脉的再分支，分布全身，难以计数。

3. 浮络 浮络是浮行于浅表部位的络脉，分布广泛，没有定位。

（三）经筋

经筋是指十二经脉连属于筋肉的体系。是十二经脉的连属部分，故又称"十二经筋"。十二经筋具有连缀四肢百骸、主司关节运动的作用。

（四）皮部

皮部即十二皮部，是十二经脉功能活动反映于体表的部位。十二皮部将全身皮肤划分为十二个部分，分属于十二经脉，

（五）脏腑络属

经络深入体内并与脏腑相联系，其中以十二经脉与脏腑的联系最为密切。十二经脉与其同名脏腑直接相连，称为"属"；十二经脉与其相表里的脏腑相连，称为"络"。阳经

属腑络脏,阴经属脏络腑,构成了阴阳经的表里相合关系。如手太阴肺经属肺络大肠;手阳明大肠经属大肠络肺,两经即构成了表里相合关系。

**课堂互动**

1. 什么是经络?
2. 经络由哪些部分组成?

# 活动二 研习十二经脉

## 一、十二经脉的命名

十二经脉的命名,依据以下三个原则。

**(一)脏为阴,腑为阳**

属于五脏的为阴经;属于六腑的为阳经。各经都以所属脏腑的名称来命名。

**(二)上为手,下为足**

分布于上肢的为手经;分布于下肢的为足经。

**(三)内为阴,外为阳**

分布于四肢内侧面的为阴经,分布于四肢外侧面的为阳经。

综上所述,十二经脉的命名,是依据经脉所属的脏腑和循行部位的上下及内外,三者结合而命名的。例如:属于六脏、循行于上肢内侧的经脉,依次命名为手太阴肺经、手厥阴心包经、手少阴心经;属于六腑、循行于上肢外侧的经脉,依次命名为手阳明大肠经、手少阳三焦经、手太阳小肠经;属于六脏、循行于下肢内侧的经脉,依次命名为足太阴脾经、足厥阴肝经、足少阴肾经;属于六腑、循行于下肢外侧的经脉,依次命名为足阳明胃经、足少阳胆经、足太阳膀胱经。

## 二、十二经脉的走向和交接规律

**(一)走向规律**

手之三阴,从胸走手;手之三阳,从手走头;足之三阳,从头走足;足之三阴从足走腹(胸)。

**(二)交接规律**

阴经与其相表里的阳经在四肢末端(手、足)交接;手足同名经在头面部交接;手足阴经在腹部交接。如此构成一个阴阳相贯,如环无端的循环通路。

## 三、十二经脉的分布规律(循行部位)

**(一)在四肢部的分布规律**

阴经分布于四肢的内侧,阳经分布于四肢的外侧;手经分布于上肢,足经分布于下肢。

1.在上肢内侧的分布规律:手太阴经在前缘,手厥阴经在中线,手少阴经在后缘。

2.在上肢外侧的分布规律:手阳明经在前缘,手少阳经在中线,手太阳经在后缘。

3.在下肢内侧的分布规律:内踝上八寸以上,足太阴经在前缘,足厥阴经在中线,足少阴经在后缘;内踝上八寸以下,足厥阴经在前缘,足太阴经在中线,足少阴经在后缘。

4.在下肢外侧的分布规律:足阳明经在前缘,足少阳经在中线,足太阳经在后缘。

（二）在头面部的分布规律

手足阳经皆会于头,阳明经行于面部和额部;太阳经行于面颊、头顶和后头部;少阳经行于头侧部。

（三）在躯干部的分布规律

手三阴经从胸部行于腋下;手三阳经行于肩胛部。足三阴经行于胸腹面;足三阳经中的阳明经行于胸腹面,少阳经行于侧面,太阳经行于背面;足三阴经均行于胸腹部。

行于胸腹面的经脉自内向外依次是:足少阴经、足阳明经、足太阴经和足厥阴经。

### 四、十二经脉的表里关系

十二经脉通过各自的经别和别络互相沟通,组成六对"表里相合"关系。十二经脉中互为表里的两条经脉,都分别循行于四肢内外两侧的相对应位置(如太阴经与阳明经分别行于四肢内外两侧的前线),并在四肢末端交接(表1-3-1)。

表 1-3-1　十二经脉的表里关系

| 分类 | 阴经(属脏络腑) | 阳经(属腑络脏) | 循行部位(阴经行于内侧,阳经行于外侧) | |
|---|---|---|---|---|
| 手经 | 手太阴肺经 | 手阳明大肠经 | | 前线 |
| | 手厥阴心包经 | 手少阳三焦经 | 上肢 | 中线 |
| | 手少阴心经 | 手太阳小肠经 | | 后线 |
| 足经 | 足太阴脾经 | 足阳明胃经 | | 前线 |
| | 足厥阴肝经 | 足少阳胆经 | 下肢 | 中线 |
| | 足少阴肾经 | 足太阳膀胱经 | | 后线 |

注:在足背部和小腿下部,肝经在前线,脾经在中线,至内踝上八寸处交叉后,脾经在前线,肝经在中线。

### 五、十二经脉的流注次序

十二经脉是运行气血的主要通道,它们首尾相贯,依次衔接,使气血循经依次传注。全身气血由脾胃运化的水谷之精气所化生,经脉在中焦受气后,上布于肺,气血的运行从手太阴肺经开始,依次流注各经,最后传至足厥阴肝经,再回到手太阴肺经,首尾相贯,如环无端,形成十二经脉的循环(图1-3-2)。

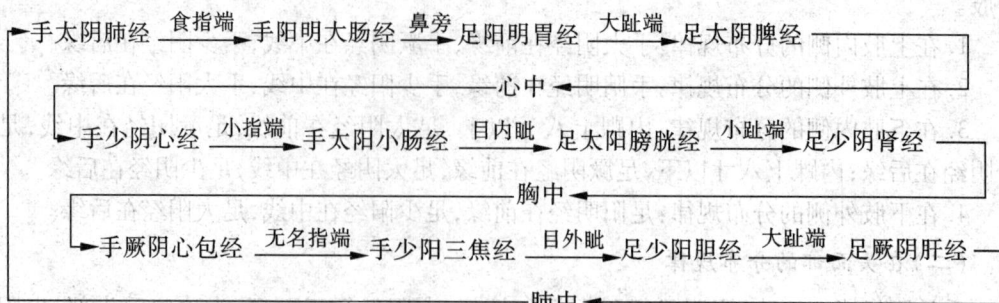

图 1-3-2 十二经脉的流注次序

**课堂互动**

1. 十二经脉的命名原则是什么？
2. 说出十二经脉的走向和交接规律？
3. 十二经脉在四肢部有怎样的分布规律？

# 活动三　研习奇经八脉

## 一、奇经八脉的概念和生理功能

（一）奇经八脉的概念

奇经八脉是督脉、任脉、冲脉、带脉、阴跷脉、阳跷脉、阴维脉、阳维脉的总称。奇经八脉的循行分布不像十二经脉那样规律，在上肢没有奇经的分布，与脏腑没有直接的络属联系，相互之间也没有表里关系。

（二）奇经八脉的功能

奇经八脉有统率和调节十二经脉气血的作用，具体表现在以下三方面。

1. 密切十二经脉之间的联系　奇经八脉将部位相近和功能相似的经脉联系起来，达到统摄经脉气血和协调阴阳的作用。

2. 调节十二经脉的气血　当十二经脉及脏腑的气血旺盛时，则注入奇经八脉以供备用；当十二经脉气血不足时，则流出奇经八脉以应所需。

3. 与某些脏腑关系密切　奇经八脉与肝、肾、女子胞、脑和髓等的关系较为密切。

## 二、督脉、任脉、冲脉和带脉的生理功能

（一）督脉

1. 调节阳经气血　督脉行于腰背部正中线，多次与手足三阳经及阳维脉交会，对全身阳经气血起调节作用，故称"阳脉之海"。

2. 与脑、髓和肾的功能有关　督脉行于脊里,上行入脑,并有分支从脊里分出络肾。肾藏精,精生髓,脑为髓海。

（二）任脉

1. 调节阴经气血　任脉行于胸腹部正中线,多次与手足三阴经及阴维脉交会,对全身阴经气血起调节作用,故称"阴脉之海"。

2. 主胞胎　任脉起于胞中,能调节月经,促进女子生殖功能,与妊娠有关,故称"任主胞胎"

（三）冲脉

1. 调节十二经气血　冲脉上行于头,下至于足,贯穿全身,通受十二经之气血,为一身气血之要冲,故称"十二经脉之海"。

2. 冲为血海　冲脉起于胞中,有促进女子生殖的功能,与月经有密切的联系,故称"血海"。

（四）带脉

1. 约束纵行诸脉　带脉是人体内唯一横行的经脉,环腰一周,犹如束带,能约束纵行诸脉,以调节脉气,使之通畅。

2. 主司妇女带下　带脉有控制带下的作用,因带脉亏虚,不能约束经脉,多见妇女带下量多,腰酸无力等症。

**课堂互动**

1. 奇经八脉的组成是什么?
2. 说出督脉、任脉、冲脉的别称。
3. 督脉和任脉主要循行于哪个部位?
4. 与妇女密切相关的奇经八脉有几条?

# 活动四　研习经络的生理功能

（一）沟通上下内外

十二经脉及其分支纵横交错,入里出表,通上达下,相互络属脏腑;奇经八脉联系沟通于十二经脉;十二经筋和十二皮部联络筋脉皮肉,从而使人体各脏腑、形体和官窍有机地联系起来,形成一个协调统一的整体。

（二）通行气血

气血是维持人体生命活动的物质基础,通过经络环流贯注到脏腑、形体和官窍,以发挥其营养机体、防御外邪等作用。

（三）感应传导

经络既可将体表的五体官窍感受到的信息传递到内在脏腑,又能将内在脏腑的信息传递到体表的五体官窍。依据这一原理,即可从体表五体官窍的异常变化测知内在脏腑的病变,又可通过对体表的刺激(如针灸和按摩等)来治疗脏腑的病变。

### (四)调节机体平衡

经络通过感应传导和运行气血等作用,能协调脏腑的功能活动和调节阴阳平衡。实践证明,针刺某些穴位,对脏腑有调节作用,原来亢进的可使之抑制,原来抑制的可使之兴奋。通过补泻手法针刺某些穴位,可达到调节阴阳平衡的效果。

**课堂互动**

1.经络在人体中有什么作用?
2.经络的感应传导功能对人体有什么意义?

**知识拓展**

针灸是运用针刺和艾灸等手段刺激人体的腧穴,以防治疾病的方法。

腧穴俗称穴位,是人体脏腑经络之气输注于体表的部位,也是接受针灸刺激的部位。穴位可分为十四经穴、经外奇穴、阿是穴三大类。

凡位于十二经脉及督、任二脉上的穴位,称为十四经穴,简称经穴,共有361穴。其中位于十二经脉的穴位均为左右对称的双穴;位于督脉和任脉的穴位均为分布于人体前后正中线的单穴。属于同一经的穴位,大多都能主治所属经脉及其相应脏腑的病证。十四经穴是穴位的主体部分,为临床所常用。

经外奇穴简称奇穴,是指既有一定的穴名,又有明确的位置,但未列入十四经穴系统,为陆续发现的经验有效穴位,可弥补经穴的不足。

阿是穴又称不定穴、压痛点,既无具体的名称,又无固定的位置,而是根据疼痛或敏感的反应部位来定穴。

## 项目简介

人体生命除脏腑、经络等组织器官及其功能活动正常之外,还需要气、血、津液,这些构成人体的基本物质。它们是各脏腑组织器官生理活动的主要物质基础。所以,本项目主要围绕气、血、津液的概念、功能及相互关系三方面任务展开,通过知识学习、案例解析、互动交流,使学习者掌握气血津液学说的内容。

# 任务一 学习气的知识

### 学习任务书

| 序号 | 学习任务 | 完成情况 |
| --- | --- | --- |
| 1 | 气的概念、生成过程 | |
| 2 | 元气、宗气、营气、卫气的生成、分布、功能 | |
| 3 | 气的运行 | |
| 4 | 气的五大功能 | |

完成学习任务并填写学习任务书后,以小组为单位及时交送老师

气是构成人体、维持人体生命活动的最基本物质之一,是一种不断运动着的具有很强活力的精微物质。

人体的气,由禀受于父母的先天之精气、脾胃所化生的水谷之精气及肺吸入的自然界之清气三者结合而成,故气的生成与肾、脾胃及肺关系密切,其中尤以脾胃的消化吸收功能最为重要。

# 活动一 探究几种重要的气

人体的气,由于所在的部位不同,功能不同,主要来源也不尽相同,故又可以分为以下几类。

(一)元气

元气是人体的本原之气,是人体生命活动的原动力,又称"原气"。是人体最基本、最重要的一种气。

1.生成 元气禀受于父母,以先天之精为基础,并靠后天水谷精气的培育。元气根于肾,从胚胎时开始,禀受于父母的先天之精气,不断化生元气,布散全身。化生元气的过程中,肾精不断被消耗,必须赖脾胃运化的水谷精微的不断滋养和补充。所以,元气的盛衰与先天禀赋有关。但后天的饮食、锻炼、精神、劳作和疾病因素等也可改变其强弱。

2.分布 元气借三焦为通道布散全身。内至五脏六腑,外达肌肤腠理,无处不到。

3.功能 元气的功能有两方面:

(1)推动人体的生长发育 元气充沛则机体强盛,健康少病。

(2)激发各脏腑组织器官的生理活动 元气不足,则各脏腑经络、五体和五官九窍的功能就低下。

(二)宗气

宗气是指聚集于胸中的一种气,由肺吸入的清气与脾胃运化的水谷精气相结合。宗气积聚之处称为"膻中",又称"上气海"。用手轻触位于左乳下的"虚里穴"(相当于心尖搏动处),根据虚里搏动的力度,可以诊察宗气的盛衰。

1.生成 宗气是由肺吸入的自然界的清气和脾胃运化的水谷精微相互结合而成。脾胃运化的水谷精微,经脾的升清作用上输于肺,与肺吸入的自然界的清气相结合化生为宗气。

2.分布 宗气聚于胸中,向上出咽喉,贯注心脉;向下注于丹田(下气海),并注入足阳明胃经之气街(相当于腹股沟处)而下行于足。

3.功能 宗气的功能有两方面:

(1)走息道以行呼吸 故语言、声音、呼吸的强弱都与宗气有关。

(2)贯心脉以行气血 故气血的运行、肢体的寒温、活动能力、心跳的节律等,都与宗气有关。

(三)营气

营气是指运行于脉中,具有营养作用的一种气,又称"荣气"、"营阴"。营气与血关系密切,是血液的重要组成部分,故常"营血"并称。

1.生成 营气是由水谷精微所化生。在脾的受纳、腐熟和运化作用下,饮食水谷化生为精微,并由脾升清输至上焦,进入脉中,成为营气。

2.分布 营气行于脉中。营气出于中焦,经肺进入脉中,在心气推动下,流行全身,上下内外,无处不到。

3.功能 营气的功能有两方面:

（1）营养全身　营气流于体内滋养五脏六腑,布于体表灌溉五体官窍。

（2）化生血液　营气与津液相合,注入脉中,化为血液。

**（四）卫气**

卫气是指运行于脉外,具有保卫功能的一种气,卫气与营气相对而言属阳,故称"卫阳"。

1.生成　卫气也是由水谷精微所化生。脾胃运化的水谷精微输至上焦,布散到经脉之外,成为卫气。

2.分布　卫气行于脉外,不受脉道的约束,外至皮肤腠理,内至胸腹脏腑,布散全身。

3.功能　卫气的功能有三方面:护卫肌表,抵御外邪;控制汗孔开合,调节体温;温煦脏腑、肌肉,润泽皮毛。

人体的气,除了上述最重要的四种气之外,还有"脏腑之气"、"经络之气"等。所谓"脏腑之气"和"经络之气",实际上都是元气派生的,是元气分布于某一脏腑或某一经络,即成为某一脏腑或某一经络之气,它属于元气的一部分,是构成各脏腑、经络的最基本物质,又是推动和维持各脏腑、经络进行生理活动的物质基础。

在中医学里,气的名称还有很多。例如把机体从饮食物中吸取的营养物质,称作"水谷之气"、"谷气";把致病的物质,称作"邪气";把体内不正常的水液,称作"水气";把整个机体的生理功能和抗病能力,称作"正气";把中药的寒、热、温、凉四种性质和作用,称作"四气"等。由此可见,"气"在中医学里是一字多义,有作为"性质",有作为"功能",也有作为"气候"等。这些概念,与本章所论述的构成人体基础物质的"气",是有区别的。

## 活动二　探究气的运行

气的运动叫气机,气的运动变化形式有四种:升、降、出、入。气的升降出入运动,具体体现在各脏腑、经络等组织器官的生理活动中。如脾气将水谷精微向上输入心肺为升;胃肠对饮食物的传化为降;肺的呼吸运动过程中排出体内的浊气为出;吸入自然界的清气为入等。

气的升降出入运动顺畅和协调平衡,称为"气机调畅"。从局部气机看,并非每一种生理活动都必须具备升降出入,而是各有侧重;从整体气机看,升降出入是平衡协调的。气的升降出入运动失常称气机紊乱,又称气机失调,包括气滞、气逆、气陷、气脱、气闭等。

## 活动三　探究气的功能

气有五大功能:推动功能、防御功能、固摄功能、温煦功能和气化功能。

1.推动功能　指气具有推动人体的生长发育、血液运行、津液的输布及激发和促进脏腑组织进行功能活动的作用。

2.防御功能　指气具有护卫肌表、防御外邪入侵的作用。如果气虚则防御功能减弱,机体的抗病能力下降,易患疾病。

3.固摄功能　指气具有控制体内各种物质,防止其流失的作用。如果气虚则固摄作用减弱,可出现出血、自汗、多尿、遗精、遗尿、滑泄、滑胎等症状。

4.气化功能　指精、气、血、津液各自的新陈代谢及其相互转化。如水谷之精气可以化生气血津液,津液经过代谢可转化成汗液和尿液等,都是气化作用的具体表现。

5.温煦功能　指气具有温养全身脏腑组织、维持人体体温的作用。人体体温的恒定及各脏腑组织器官的正常活动都靠气的温煦作用,如果温煦作用减弱,则会出现四肢不温、畏寒怕冷、体温低下、血和津液运行迟缓等表现。

总之,一旦气虚就会使得气的功能减退,会表现为全身机能的减退低下。

### 课堂互动

王某最近感觉浑身疲惫,总想在松软的床上躺着不动,自己的声音越来越轻,说几句话,就上气不接下气;记忆力也越来越差,刚刚买的书竟然忘了放在哪儿,原本争强好胜的人儿,现在已经懒惰无心,不想动,也不想说,去医院做心电图检查也没有问题。这是病了吗? 西医会认为是没病,中医却认为是气虚。

问题:

1.什么是气虚? 为什么气虚会出现这些症状?

2.身体中有几种重要的气? 分别起什么作用?

3.气的功能是哪几个?

# 任务二　学习血的知识

### 学习任务书

| 序号 | 学习任务 | 完成情况 |
| --- | --- | --- |
| 1 | 血的基本概念 | |
| 2 | 血的生成过程 | |
| 3 | 血的运行 | |
| 4 | 血的功能 | |

完成学习任务并填写学习任务书后,以小组为单位及时交送老师

血,是运行于脉管中的红色液体,是构成人体和维持人体生命活动的基本物质之一。

饮食物经胃的腐熟和脾的运化,转化为水谷精微,水谷精微经脾的升清作用上输于肺,并与吸入的清气相合,其中营气和一部分津液注于脉中,成为血液。另外,肾精也能化生血液,故有"精血同源"之说。

# 活动一 探究血的运行

血液生成之后,循行于脉中,布散全身,环流不息。肺气的宣发使血液敷布于全身这个方向虽与现代生理学对血液循环的认识有所不同,但已明确提出了心、肺和脉构成了血液的循环系统。此外血液的正常地循行需要两种力量:推动力和固摄力。推动力是血液循环的动力,具体地体现在心主血脉,肺助心行血及肝的疏泄功能方面。另一方面是固摄的力量,它是保障血液不致外溢的因素,具体地体现在脾的统血和肝藏血的功能方面。这两种力量的协调平衡维持着血液的正常循行。综上所述,血液循行是在心、肺、肝、脾等脏腑相互配合下进行的,因此,其中任何一个脏腑生理功能失调,都会引起血行失常。

# 活动二 探究血的功能

（一）营养和滋润作用

血由水谷精微所化生,含有维持人体的生存与健康不可缺少的物质,滋养我们全身各个部位,身体各部位只有得到充分的滋养才能进行正常的功能活动。

（二）血是神志活动的物质基础

心血是心主神志的物质基础。只有血液充足,才能神志清晰、精力充沛和思路敏捷。

**课堂互动**

陈某,女,近来总觉得精神不好想睡觉,可是睡着了又容易惊醒,弄得非常疲惫,去找中医看了看,中医根据她有脸色黄、嘴唇颜色淡、老掉头发等症状,认为她是血虚导致的失眠。

问题:

1.中医为什么诊断她为血虚?

2.血虚什么会出现失眠症状?

3.血虚还会出现哪些症状

# 任务三 学习津液的知识

**学习任务书**

| 序号 | 学习任务 | 完成情况 |
| --- | --- | --- |
| 1 | 津液的基本概念 | |
| 2 | 津液的功能 | |
| 3 | 津液的生成过程 | |
| 4 | 津液的运行 | |

完成学习任务并填写学习任务书后,以小组为单位及时交送老师

## 活动一　探究津液的概念和功能

津液是机体一切正常水液的总称,主要指各组织器官内的液体,也包括一些分泌物和代谢产物,如胃液、肠液及泪、涕、唾液、汗液、尿液等。

### (一)滋润和濡养功能

津液中含有水分和营养物质,所以既有滋润作用,又有濡养作用。一般来说,津主要是滋润作用,而液主要是濡养作用。

### (二)参与血液生成

津液渗入血脉,成为化生血液的主要成分,并且能出入脉道内外,调节血液浓度。

## 活动二　探究津液的生成和运行

津液来源于饮食水谷,主要由脾、胃、小肠和大肠等脏腑共同作用而生成。

饮食水分入胃,由胃受纳、腐熟,再由小肠分清别浊,脾运化水液和升清成为津液,其中的部分津液向上输送到肺,再由肺输布全身。此外,大肠也能吸收部分水液。

## 活动三　探究津液的运行

津液的运行包括津液的输布和排泄两方面,主要与脾的传输、肺的宣降、肾的蒸腾汽化及三焦水道有关。脾将吸收来的水液上输到肺,通过肺的宣发作用,一部分水液外至皮毛和口鼻,废料经呼气和汗孔排泄,另一部分水液经肺的肃降下达于肾,经肾的气化作用及小肠的分清别浊作用,清者吸收利用,浊者化为尿液,通过膀胱排出体外,三焦为通道。脾、肺、肾等脏腑相互协调,密切配合,共同完成津液的输布和排泄过程。

### 课堂互动

王某,唇、舌、咽喉、皮肤干燥,肌肉消瘦,口渴,便秘,尿少,舌红少津、苔薄黄,脉细数。到医生处就诊,辩证为津液不足。

问题:

1. 为什么判断王某为津液不足证?
2. 津液的功能是什么?

# 任务四　学习气血津液之间的关系

## 学习任务书

| 序号 | 学习任务 | 完成情况 |
|---|---|---|
| 1 | 气与血之间的关系 | |
| 2 | 气与津液之间的关系 | |
| 3 | 血与津液之间的关系 | |

完成学习任务并填写学习任务书后，以小组为单位及时交送老师

## 活动一　探究气与血的关系

气血津液是构成人体和维持人体生命活动的基本物质。气与血的关系可概括为："气为血之帅，血为气之母"。

（一）气为血之帅

气为血之帅包含气能生血、气能行血、气能摄血三方面的含义。

1.气能生血　气具有化生血液的作用。气之所以能生血，有两方面的原因：其一是气化是血液生成的动力。食物转化为精微，精微转化为津液和营气，津液和营气转化为血，都是气化作用的结果。其二是气（主要指营气）是化生血液的原料。所以，气旺则血旺，气虚则血少。

2.气能行血　气能行血指气具有推动血液运行的作用。具体地说，心气能推动血液运行；肺气助心行血；肝主疏泄，调畅气机，保障血行通畅。气行则血行，气滞则血瘀。

3.气能摄血　气能摄血指气具有统摄血液，使之正常循行于脉中而不外溢的作用。气的摄血作用主要是通过脾气的功能而实现的。

（二）血为气之母

血为气之母有两方面的含义，即血能载气和血能养气。

1.血能载气　脉中之血是气的载体，无形之气必须依附于有形之血才不散失，否则，就会浮散无根。

2.血能养气　气存在于血中，血不断为气的生成和功能提供精微物质。

## 活动二　探究气与津液的关系

气与津液的关系包括气能生津、气能行（化）津、气能摄津、津能载气四个方面。

（一）气能生津

津液的生成离不开气的气化作用,特别是脾胃之气对水谷精微的运化。脾胃之气旺盛,则津液生成充足;反之,津液生成受影响。

（二）气能行(化)津

津液的输布、排泄离不开肺、脾、肾、三焦、膀胱等脏腑之气的推动和气化作用。若气虚或气滞,不能推动水液正常输布与排泄,就会使水液停留,导致水湿、痰、饮。

（三）气能摄津

气对津液具有固摄作用,使津液不致大量流失。若气虚固摄无力,容易发生自汗,大小便失禁等。

（四）津能载气

脉中的营气依附于血而存在,脉外的其他气则依附于津液而存在,故在多汗、多尿、吐泻等大量津液流失的情况下,可出现"气随津脱"病证。

**课堂互动**

孙某,女,40岁。一年前因流产而失血过多后,经常头晕、心悸、失眠、多梦。经服安神剂疗效欠佳。近日因劳累头晕加重,入夜惊悸恐惧,白天感神疲乏力,食欲不振,月经愆期、量少,面白无华,舌淡而润,脉细弱。中医诊断为血虚证。治疗时除用补血药外还加了大量补气药。

问题:

1. 补血为什么还要先气呢?

2. 气和血有什么样的关系?

# 活动三　探究血与津液的关系

血与津液的关系可概括为两个方面,即津血同源和津血互化。

（一）津血同源

血和津液均是液体,属阴,都来源于水谷精微,作用也十分相似。体内的血盛则津盛,血衰则津衰。

（二）津血互化

血和津液之间,可以相互转化,津液注入脉中,与营气结合,则成为血的一部分。血中的水分渗出脉外,则成为津液。

# 项目五　病因

项目简介

　　导致疾病发生的原因是多种多样的,人所接触到的各种事物,都可能直接或间接伤害人体,都是潜在的病邪,生活中稍有不慎,随时都可能发生疾病。所以本项目围绕认识和掌握外感六淫、疠气,内伤七情、饮食与劳逸失常,病理产物痰饮、瘀血以及其他病因四方面的任务展开,通过案例讲解、互动交流,使学习者全面掌握中医病因学说。

## 任务一　学习病因的概念及病因的分类

　　病因,即指引起疾病的原因,又称致病因素、病邪。在中医看来,人所接触到的各种事物,都可能直接或间接伤害人体,都是潜在的病邪,生活中稍有不慎,随时都可能发生疾病。

　　常见的病因有四类:一是外感病因,如六淫、疠气等;二是内伤病因,如七情内伤、饮食失宜、劳逸失当等;三是病理产物性病因,如痰饮、瘀血;四是其他病因,如虫兽伤、外伤、寄生虫等。

### 课堂互动

　　小林下班晚了,一出门正好赶上下大雨,她淋着雨跑回家了。第二天,小林感觉浑身无力,一量体温,发高热了。

　　小李过生日请了一些朋友庆祝,一起去吃火锅,火锅很辣很过瘾,同时喝了很多酒,第二天小李一起床就感觉很难受,头痛、喉咙痛,牙龈也肿了,还便秘。

　　问题:

　　1.小林和小李生病的原因分别是什么?

　　2.你认为引起疾病的原因有哪些?

# 任务二　学习外感病因

### 学习任务书

| 序号 | 学习任务 | 完成情况 |
|---|---|---|
| 1 | 病因的概念及常见病因的分类 | |
| 2 | 六淫的概念和共同致病特点 | |
| 3 | 六淫各自的性质及致病特点 | |
| 4 | 疠气的概念和致病特点 | |

完成学习任务并填写学习任务书后,以小组为单位及时交送老师

## 活动一　研讨六淫的概念和共同的致病特点

六淫是指风、寒、暑、湿、燥、火(热)六种外感病邪的统称。

自然界四季中存在着风、寒、暑、湿、燥、火六种不同的气候变化,称之为"六气"。人类在长期的进化过程中,适应了它们,所以正常的六气不易使人致病。但是,当气候变化异常(六气太过或不及,或气候的突然变化等),超过了正常人体的生理适应能力,或者人体正气不足,抵抗力下降时,六气就会侵入人体,从而导致疾病的发生。所以,六淫实际上是超过了人体适应能力的六气。

六淫共同的致病特点

(一)外感性

六淫致病的途径多由肌表或口鼻而侵入人体,所以六淫所致疾病称为"外感病"。

(二)地域性

六淫致病有明显的地域多发性。如北方以寒病多见;南方以热病多见;西方以燥病多见;东方以风病多见;中部以湿病多见。

(三)季节性

六淫致病有明显的季节多发性。如冬季以寒病多见;夏季以热病多见;秋季以燥病多见;春季以风病多见,长夏以湿病多见。

(四)相兼性

六淫致病可单独致病,也可两邪相兼致病。如伤风、伤暑,为单独致病;风寒感冒、湿热泻痢,为两邪致病;而风寒湿痹,则为三种邪气相兼为患。

# 活动二　研讨六淫各自的性质和致病特点

**(一)风邪的性质和致病特点**

风是春天的主气,自然界因风的影响而导致的疾病,多见于春天,但一年四季都可发病。

1. 风为阳邪,其性开泄,易袭阳位　风性轻扬,善动不居,故为阳邪,具有向上、向外、升发等特点。从对人体的影响而言,风邪易致腠理汗孔开启,所以风邪致病,临床上常可见汗出。正因为风性有向上、向外、升发等特点,风邪侵犯人体多侵袭属阳的部位,如头面和肺部、阳经(如太阳经)和肌表。所以恶风、汗出、头痛、颈项强痛、咳嗽、鼻塞、流涕等是风邪侵袭人体的常见临床表现。

2. 风性善行而数变　风性善行是指风邪致病具有病位游走、行无定所的特征。如风痹,可见痛无定处(游走性关节疼痛);风疹,可见疹无定处、痒无定处。数变是指风邪致病具有发病迅速、病情变幻无常的特征。如风疹,可见皮疹骤发、此起彼伏;风中经络的面瘫,可见突然口眼歪斜。

3. 风性主动　风性主动是指风邪致病具有动摇不定的特征。如创伤之后,风邪由创口侵入而引起的破伤风,表现为角弓反张、牙关紧闭、四肢抽搐等。

4. 风为百病之长　风为百病之长是指风邪常为其他邪气致病的先导。寒、湿、燥、热等邪多依附风邪而侵袭人体,如风寒、风湿、风热、风寒湿等。

**✂ 课堂互动**

小芳和小月一起到公园放风筝,那天风很大,风筝飞得很高,俩人玩得很开心。但在回家的路上,小芳开始不舒服,首先觉得手臂有点痒,发现有高出于皮肤的皮疹,她不时地用手挠痒,但很快扩散到全身,瘙痒剧烈。到医院就诊,医生诊断为"荨麻疹",俗称"风团"。

问题:

1. 小芳生病有什么特点?为什么?

2. 风邪致病有什么特点?

**(二)寒邪的性质和致病特点**

寒为冬天的主气,寒邪为病,冬季多见。

1. 寒为阴邪,易伤阳气　寒为阴邪,易损伤人体阳气而呈现寒象。如恶寒喜暖、四肢不温、面色苍白、痰涎涕清稀、小便清长、大便稀溏、舌淡苔白、脉迟或紧。

2. 寒性凝滞,主痛　凝滞,是指凝结和阻滞不通。人体的气血津液全赖阳气的温煦和推动作用才能流动不息。寒邪侵犯人体,使人体经脉气血凝结、阻滞而产生疼痛的症状,即"不通则痛"。如寒邪犯肌表,可见头痛身痛;寒客关节(寒痹),可见关节冷痛;寒邪中脾胃,可见脘腹冷痛。其痛得温则减,遇寒加剧。

3. 寒主收引　收引,即收缩牵引之意。寒邪侵犯人体常会使人体气机收敛,汗孔闭塞,经络、筋脉收缩挛急。如寒邪袭肌表,腠理闭塞,可见恶寒发热、无汗、脉紧;寒邪客于经络关节,筋脉收引,可见肢体屈伸不利、麻木不仁。

### 课堂互动

高敏是海南人,以优异的成绩考入东北的一所大学,入校后她很快适应了学校的生活。但冬天到了,东北比较冷,她发现自己手脚总是冰凉的,手上的皮肤慢慢变成紫红色,而且局部开始肿痛,但气温一升高就很痒,她不知道怎么回事,同学告诉她是长冻疮了。

问题:

1. 高敏同学长冻疮有什么症状? 为什么?
2. 寒邪致病的特点有哪些?

### (三)暑邪的性质和致病特点

暑是夏天的主气,有明显的季节性。

1. 暑为阳邪,其性炎热　暑为夏季火热之气所化,其性炎热,故为阳邪,暑邪伤人,临床表现多为热象。如夏季中暑,可见壮热、心烦、面赤、汗出口渴、脉象洪大等症。

2. 暑性升散,易伤津耗气　暑为阳邪,阳性升散,所以暑邪侵入人体,易致毛孔开张,津液外泄,而见大量汗出、烦渴、尿短赤等症状。津能载气,在损伤津液的同时,气亦随津液外泄而耗散。所以中暑患者,除出现津液耗伤的表现外,还可见气短乏力,甚至突然昏倒、不省人事。

3. 暑多挟湿　夏季气候炎热,且多雨潮湿,热蒸湿动,空气中湿度增加,所以暑邪伤人,常挟湿邪,即暑邪湿邪合而致病。其临床表现除发热、心烦、口渴外,还常见兼头身困重、胸闷痞满、恶心呕吐、四肢倦怠、大便溏泻或不爽等湿邪致病症状。

### 课堂互动

八月底,小娟非常高兴的到新学校报到,第二天军训开始了,穿上迷彩服同学们都很兴奋。但天气炎热,两天过后,很多同学就喊太累了,可小娟一直坚持得很好。第三天下午,烈日当头,小娟开始觉得出汗特别厉害,还有头晕、胸闷、恶心,后来两脚一软就不省人事了。等她醒后,老师告诉她刚才中暑了。

问题:

1. 小娟中暑有哪些症状? 为什么?
2. 暑邪的致病特点是什么?

### (四)湿邪的性质和致病特点

湿为长夏的主气,长夏湿气最盛,故长夏多湿病,但四季均可发生。

1. 湿为阴邪,易伤阳阻气　湿与水同类而异名,水属阴,故湿为阴邪。湿邪侵犯人体可损伤阳气,尤其易使脾阳不振,运化无力,水湿停聚,常见腹泻、水肿和不思饮食等症状。在六淫中唯湿邪有形,且其易弥漫,所以易阻滞三焦气机,是湿邪致病的显著特征。中焦为气机运行之枢纽,湿邪为病又最易阻滞中焦气机,常见脘腹胀满、不思饮食、便溏不爽等症。

2. 湿性重浊　重即沉重,浊即秽浊垢腻之意。主要体现在两方面:重,是指湿邪致病常产生以"沉重"为特征的症状。如头重如裹、四肢沉重酸懒、周身困重等。浊,是指湿邪致病,常可产生以"秽浊"为特征的症状。如面垢眵多、大便溏泻、下痢赤白、小便混浊、妇女白带多、疮疡流脓、湿疹流水等。

3. 湿性黏滞　黏即黏腻,滞即停滞、阻滞。主要表现为两方面:一是病程的缠绵性。湿邪"黏附"于人体,常使湿病缠绵难愈,病程较长,往往反复发作或缠绵难愈。如湿癣、湿痹、湿温和风湿感冒等。二是症状的黏滞性。湿邪侵犯人体,常产生以"阻滞"、"黏滞"为特征的症状。如湿阻上焦,可见胸闷不舒;湿阻中焦,可见脘腹胀满、恶心呕吐;湿阻下焦,可见小便不利、大便不爽等。

4. 湿性趋下,易袭阴位　湿性类水,水性趋下,湿也有趋下的特征。由于湿性趋下,就易伤及人体腰以下的部位,或以人体下部的症状较为突出。如水肿下肢肿甚、妇女带下、泄泻、下痢、阴部湿疹、淋浊等。但湿邪侵袭,上下内外无处不到,也非只侵袭人体下部。

**课堂互动**

南方湿气重,尤其是长期居住在潮湿的环境中的人,特别容易患风湿病。

问题:

1. 风湿病患者有什么症状?什么部位多见?为什么?

2. 湿邪致病的特点是什么?

(五)燥邪的性质和致病特点

燥为秋天的主气。秋季气候干燥,故多燥病。

1. 燥性干涩,易伤津液　燥为水分缺乏的表现,故燥性干涩。燥邪侵犯人体最易耗伤津液,造成津液亏乏的病变。如口鼻干燥、咽干口渴、皮肤干燥或皲裂、小便短少、大便干结等。

2. 燥易伤肺　肺为娇脏,喜润而恶干燥,且肺开窍于鼻,与外界大气相通。所以燥邪易从口鼻侵犯肺脏,耗伤肺津而出现干咳少痰或无痰,或痰液黏稠难咯出,或痰中带血、气喘胸痛等症。

**课堂互动**

李阿姨最近感觉口鼻干、眼干泪少、有异物感、皮肤干燥瘙痒、全身乏力、低热、大便干结,并出现干咳、少痰,她自己也不清楚自己怎么回事,去看中医,中医说是燥病。

问题:

1. 燥邪易伤津液的表现有哪些?

2. 燥邪为什么易伤肺?

(六)火邪的性质和致病特点

火为阳盛所生,旺于夏季,但一年四季均可发生。火邪又称"热邪"或"温邪"。

1. 火为阳邪,其性炎上　阳主躁动而向上,火热之性,亦升腾上炎,故属阳邪。火性炎上是指火邪为病具有炎热和向上的特征。主要体现在以下两方面:一是火邪为病会产生以"炎热"为特征的症状,如高热、烦躁、口渴、汗出、舌红苔黄、脉象洪大等;二是火热之邪有燔灼向上的特性,火邪"向上"常伤及人体的头面部,产生头痛、面赤、目赤、口疮、牙痛等症状。心位居上焦,与火同气相应,故火易上扰心神,出现心烦、失眠、狂躁妄动、神昏谵语等症状。

2. 火易伤津耗气　火邪煎熬蒸腾津液,会迫津液外出而汗出,产生津液损伤的表现,出现口渴喜冷饮、口燥咽干、小便短赤、大便干结等症状。由于气依附于津液而存于体内,所以津液损伤后,气也随之耗损,出现神疲乏力、少气懒言等症状。

3. 火易生风动血　当火热炽盛时,会灼伤肝经,使筋脉失养而引起肝风内动。热极生风的临床表现为高热、神昏、谵语,与四肢抽搐、颈项强直、角弓反张等同时并见。火邪侵犯人体,一方面会灼伤脉络,另一方面会使血流加快,血液冲出损伤的脉络,就会引起各种出血,如吐血、衄血、尿血、便血、皮肤发斑、妇女月经过多、崩漏等。

4. 火易致疮疡　火邪侵犯人体血分,可聚集于局部,腐蚀血肉致血败肉腐成为疮疡。疮疡的临床表现为轻者初起可见局部红、肿、热、痛,继之则溃烂、流脓;严重者可伴有壮热、烦渴、大便秘结、小便短赤、舌红苔黄、脉数等全身性反应。

**课堂互动**

小强这几天喉咙疼,牙龈肿痛,舌头上也起了泡,脸上起了好多红疙瘩,小便发黄,情绪也很烦躁,奶奶说他上火了。

问题:
1. "火"是怎么回事?
2. 火邪致病的特点是什么?

## 活动三　研讨疠气的概念和致病特点

疠气,又称为"瘟疫"、"疫气"、"疫毒"、"毒气"、"乖戾之气"。它是指一类具有强烈传染性的外感病因。疠气病实际上包括了现代医学所说的许多急性、烈性传染病。如非典、流行性感冒、疟疾等。

(一)传染性强,易于流行

疠气主要通过空气传染,从口鼻而入,也可通过食物自口而入或蚊叮、虫咬自皮肤传染,疠气既可大面积流行,也可以散在发生。

(二)发病急骤,传变迅速,病情危重

疠气致病,大多发病急骤,来势凶猛,病情危重,变化多端。

(三)一气一病,症状相似

一种疠气引起一种相应的疫气病;某一种疠气病的患者,其症状基本相似。

**课堂互动**

2003年初,我国广东省首先发现非典,随后,广西、山西、北京等省(自治区、直辖市)也陆续发生非典疫情,全球有32个国家和地区陆续发现,严重威胁了人民群众的身体健康和生命安全。2009年10月,全国爆发了病毒性流感,好多学校也因此停课。

问题:

1.传染性疾病的致病特点有哪些?

2.查查课外资料谈谈怎样预防传染病?

# 任务三 学习内伤病因

**学习任务书**

| 序号 | 学习任务 | 完成情况 |
|---|---|---|
| 1 | 七情的致病特点 | |
| 2 | 饮食不调的致病特点 | |
| 3 | 劳逸失常的致病特点 | |

完成学习任务并填写学习任务书后,以小组为单位及时交送老师

## 活动一 研讨七情内伤的致病特点

(一)七情的组成

七情是指喜、怒、忧、思、悲、恐、惊七种情志变化,是人体对于客观事物的不同情志反应。在一般的情况下,并不是致病因素,只有突然、强烈、长期持久的情志刺激,超过了人体的适应能力时,引起阴阳失调、气血不和、经脉阻塞、脏腑功能紊乱,才会成为致病因素。因七情致病不是由口鼻、皮毛而入,而是直接影响内脏,故属于内伤七情。

(二)七情的致病特点

1.直接伤及脏腑 情志活动以脏腑气血为物质基础,是由脏腑功能活动产生的,因此情志异常则直接作用于内脏,导致内脏功能活动的失常。不同的情志异常,常作用于相应的内脏,造成不同的损伤,一般是反伤本脏(或称自伤),即怒伤肝、喜伤心、思伤脾、悲伤肺、恐伤肾。

以上规律并非是绝对的,因为人体是一个有机的整体,七情损伤内脏,也可出现另外两种情况:一是多种情志伤及同一脏。如各种情志过极,均可伤及心,心神受损又可影响

其他脏腑。二是一种情志可以伤及多个脏腑。如暴怒伤肝,肝气又可横逆犯脾胃。临床实践表明,情志所伤的疾病以肝、心、脾多见。

2.影响脏腑气机    七情影响脏腑气机的一般规律是:怒则气上,喜则气缓,悲则气消,恐则气下,惊则气乱,思则气结。

(1)怒则气上    系指大怒伤肝,使肝气上逆,血随气涌,可出现面红目赤、头晕头痛、咯血,甚至突然昏倒等症状。

(2)喜则气缓    系指过喜伤心,使心气涣散,神不守舍,可出现乏力、懈怠、精神不集中,甚至失神狂乱等症状。另外,缓还有缓和、调和之意,适当的喜,可使气血通顺调和,心情缓和舒畅,是一种良性的精神反应。

(3)悲则气消    系指悲忧过度伤肺,使肺气耗散,可出现神疲乏力、气短胸闷等症状。

(4)恐则气下    系指恐惧过度伤肾,使肾气不固,气泄于下,可出现二便失禁、遗精等症状。

(5)惊则气乱    系指惊恐过度伤心,使心气紊乱,可出现心悸、惊恐不安等症状。

(6)思则气结    系指思虑过度,使脾气郁结,可出现食欲不振、神疲乏力等症状。

3.影响病情    临床实践表明,在许多疾病演变、发展过程中,由于情志的剧烈波动,使疾病加重或急剧恶化,甚至死亡。如心脉痹阻之真心痛,过喜使心气涣散,突发心前区剧烈疼痛;肝气犯胃之胃脘痛,每因情志不遂而加重;肝阳上亢之高血压,大怒可使阳肝暴涨而发生中风。反之乐观者或能向疾病做斗争者,病情常可减轻,甚至可以由于精神刺激的解除而使疾病痊愈。

**课堂互动**

清代《儒林外史》中讲到范进中举的故事。

范进一直坚持科举考试,考了二十多次一直未曾高中,五十四岁时才中了个秀才,生活过得穷困潦倒,最害怕的人就是他的岳父胡屠夫。有一天,他意外中了举人,欣喜之余,狂病发作,怎么办?这时有人出了个主意,让他平时最害怕的岳父吓一吓他。胡屠夫直接走到范进跟前狠狠地打了范进一巴掌,并痛骂他一顿,范进惊吓之后,很快恢复正常了。

问题:

1.如何用中医理论来分析范进的发病和恢复?

2.谈谈七情对脏腑功能的影响。

## 活动二    研讨饮食失宜的致病特点

饮食是摄取营养、维持人体生命活动不可缺少的物质,但饮食不调又常成为疾病发生的原因之一。饮食物靠脾胃运化,故饮食所伤主要累及脾胃,导致脾胃升降失常。饮食致病主要有饮食不节、饮食不洁、饮食偏嗜三方面。

(一)饮食不节

饮食应以定时、定量为宜。过饥则饮食摄入不足,气血生化之源,久之可导致气血虚弱,抵抗力下降,而继发其他疾病。过饱或暴饮暴食则饮食摄入过量,超过脾胃的运化能力,可致脾胃损伤,出现脘腹胀满、嗳腐吞酸、厌食吐泻等。

### (二)饮食不洁

进食不洁食物可引起多种胃肠疾病,如痢疾、腹泻、腹痛等;也可引多种寄生虫病,如蛲虫、蛔虫、绦虫等,出现腹痛、嗜食异物、面黄肌瘦等;若进食腐败变质的或有毒食物,则可引起中毒,表现为脘腹剧痛、吐泻、甚至昏迷死亡。

### (三)饮食偏嗜

饮食要适当调节,品种多样,不应有所偏嗜,才能使人体获得各种需要的营养。若饮食偏嗜,可导致某些营养物质的缺乏而发生疾病;若过食生冷寒凉的食物,可损伤脾胃阳气,导致寒湿内生,发生腹痛吐泻等症;若偏食辛温燥热的食物,则可使胃肠积热,出现口渴、腹满胀痛、便秘等症。

**课堂互动**

小李夏天在大排档和朋友吃烧烤喝冰镇啤酒,回家后肚子疼,上吐下泻。
问题:
1. 小李生病的原因属于哪种情况?
2. 哪几种不良的饮食习惯易致病?

## 活动三 研讨劳逸失当的致病特点

### (一)过劳

过劳是指劳累过度,包括劳力过度、劳神过度和房劳过度三个方面。

1. **劳力过度** 劳力过度指长期的体力过度。劳力过度对人体的影响主要体现在二方面:

(1)劳力过度则耗气 劳力过度耗伤人体的正气,久之则积劳成疾。由于肺为气之主,脾为气之源,所以劳力过度尤易耗伤肺脾之气,常见神疲乏力、少气懒言、汗出气喘等症状。

(2)劳力过度则伤形 劳力过度会损伤筋骨、肌肉和关节等形体组织。如久立伤骨、久行伤筋、久视伤血、久卧伤气、久坐伤肉等。

2. **劳神过度** 劳神过度指长期的思虑过度及用脑过度。劳神过度则损伤心脾 由于心藏神,脾主思,所以劳神过度易耗伤心血、损伤脾气,久之则心脾两虚,出现心悸、健忘、失眠、多梦、纳少、腹胀、便溏等症状。

3. **房劳过度** 房劳过度指长期的房事过度。房劳过度则伤肾,由于肾精宜闭藏而不宜过度外泄,所以房劳过度,易耗伤肾精,久之则肾精亏损,出现腰膝酸软、眩晕耳鸣、生殖机能减退、须发早白等症状。

### (二)过逸

过逸是指长期没有参加体力劳动和体育运动。过度安逸,气机不畅,可导致全身脏腑功能减退,尤其是脾胃功能减退,出现食少神疲、肢体软弱、虚胖臃肿、动则气喘、心悸、汗出等症状。

**课堂互动**

王家有两兄弟,成家后,哥哥整天好吃懒做,游手好闲,因此家里非常的穷困。而弟弟则承包了很多田地和山林,经常早出晚归,靠自己勤劳的双手致富了。但到了两兄弟都五十多岁的时候,他们的身体都出现了状况:哥哥虽胖但浑身没力气,胃口也不好,稍微活动一下就气喘吁吁;弟弟则经常腰痛、关节痛。

问题:

1. 为什么哥哥和弟弟都生病了?

2. 为什么过劳和过逸对身体都不好?

# 任务四　学习病理产物病因

**学习任务书**

| 序号 | 学习任务 | 完成情况 |
| --- | --- | --- |
| 1 | 痰饮的形成及致病特点 | |
| 2 | 瘀血的形成及致病特点 | |

完成学习任务并填写学习任务书后,以小组为单位及时交送老师

## 活动一　研讨痰饮的形成及致病特点

痰饮是由于水液代谢障碍所形成的病理产物。一般较稠浊者为痰,清稀者为饮,痰和饮同类而异名,故常并称。痰饮一般分为有形和无形两类,"有形之痰"是指视之有质、触之有形、听之有声的实质性的痰浊和饮液,如咳嗽之吐痰,喘息之痰鸣等。"无形之痰"是指由痰饮引起的特殊疾病和症状,这些痰无质、无形、无声,临床上通过所表现的症状推知,可表现为头晕目眩、心悸气短、恶心呕吐、神昏癫狂等症,以腻苔、滑脉为常见舌脉。

（一）痰饮的形成

痰饮多由外感六淫或七情所伤等,使肺、脾、肾及三焦等脏腑气化功能失常,水液代谢障碍,以致水津停滞而成。

（二）痰饮的致病特点

1. 阻碍气血的运行　痰饮可随气流行,若流注于经络,易使经络阻滞,气血运行不畅,出现肢体麻木、屈伸不利,甚至半身不遂。

2. 阻滞气机升降出入　痰饮流注于脏腑组织中,可阻碍气的运行,致使升降出入运行失常而变生它病。如痰饮阻于肺,则咳喘咯痰;痰饮停于胃,则呕吐恶心、脘腹胀满。

3.扰乱神明　痰浊犯头,则可见眩晕头痛;痰阻于心,则胸闷心悸;痰迷心窍,则神昏、痴呆;痰火扰心,则发为癫狂等疾病。

4.致病广泛　痰饮随气流行全身,变生各种病证。因此有"百病多由痰作祟"、"怪病多痰"之说。

## 活动二　研讨瘀血的形成及致病特点

瘀血是血液运行失常,血液凝聚停滞所形成的病理产物。瘀血包括离经后积于体内的血和脏腑及经脉中停滞的血。瘀血既是疾病过程中形成的病理产物,又是某些疾病的致病因素。

(一)瘀血的形成

瘀血的形成,主要有两个方面的原因。一是气虚、气滞、血寒、血热等原因,使血行不畅而凝滞。气为血帅,气虚会引起气滞,不能推动血液的正常运行;或寒邪客于血脉,经脉挛缩,血液凝结不畅;或热入营血,血热博结等,均可形成瘀血。二是因内外伤、气虚失于固摄或血热妄行等原因,造成血离经脉,积存体内而形成瘀血。

(二)瘀血的致病特点

1.疼痛　由于瘀阻经脉,使气血运行受阻而不通,不通则痛。瘀血引起的疼痛一般多为刺痛,疼痛固定不移,拒按,夜甚昼轻。

2.肿块　外伤肌肤造成的瘀血,在体表可见局部青紫肿胀;瘀血在体内积久不散者,多为质硬之癥块,按之固定不移。

3.出血　瘀血形成后,可阻滞于脉中,影响血液的正常运行,造成出血。瘀血造成的出血,以血色紫暗或夹有瘀块为特征。

4.其他特异症状　面部、口唇青紫;舌质紫暗,或舌质有瘀点、瘀斑,或舌下静脉曲张等。久瘀可见面色黧黑,或肌肤甲错,或红丝赤缕,或腹部青筋暴露。

# 任务五　学习其他病因

学习任务书

| 序号 | 学习任务 | 完成情况 |
| --- | --- | --- |
| 1 | 寄生虫病致病特点 | |
| 2 | 外伤、虫兽伤致病特点 | |

完成学习任务并填写学习任务书后,以小组为单位及时交送老师

## 活动一　研讨寄生虫的致病特点

寄生虫主要是指肠道寄生虫,如蛔虫、钩虫、蛲虫、绦虫等。患者因进食了被寄生虫虫卵污染的食物或接触疫水、疫土而发病。蛔虫病常见脐腹疼痛,时发时止、形体消瘦、不思饮食等症,严重的可见上腹部剧痛,吐蛔虫,四肢厥冷的蛔厥证。蛲虫病主要可见肛周瘙痒。血吸虫病则因血液运行不畅,久则水液停聚于腹,形成"蛊胀"。由蛔虫、钩虫等肠道寄生虫引起的面黄肌瘦、嗜食异物、腹痛等症,中医则统称为"虫积"。

## 活动二　研讨外伤及虫兽所伤的致病特点

外伤包括跌打损伤、枪弹伤、金刃伤、烧烫伤、冻伤等。可造成皮肤、肌肉、筋骨的瘀血肿痛、出血脱液、筋伤骨折或脱臼等。如再有外邪从创口侵入,可引起伤口化脓、破伤风等。如外伤损及内脏、大血管或头部,可引起大出血、神志昏迷、甚至死亡。

虫兽伤是指毒蛇、猛兽、疯狗咬伤,或蝎子、蜈蚣、蜂蜇伤等。蝎子、蜈蚣、蜂等蜇伤轻者,多为局部红、肿、痒、麻、疼痛,重者可引起死亡。毒蛇咬伤则大致可分3大类,有神经毒者,一般伤口出血少,局部红肿疼痛较轻,随后出现麻木感,重者可引起呼吸麻痹和全身瘫痪而死亡;有血液毒者,局部症状较为严重,伤口剧烈疼痛,犹如刀割,牙痕处出血不止,并可伴有恶寒、发热、头晕、心悸等全身症状;有混合毒者,兼有上述二种毒素所引起的症状,局部症状明显,全身症状发展很快。狂犬咬伤初起仅见局部疼痛、出血,伤口愈合后,经过一段时间潜伏期可发病,出现头痛、烦躁、恐水、牙关紧闭、四肢抽搐、呼吸困难而死亡。

## 项目简介

病机,即疾病发生、发展与变化的机制。疾病的发生、发展与变化,与患病机体的体质强弱和致病邪气的性质密切相关。病邪作用于人体,机体的正气必然奋起抗邪,而形成正邪相争,破坏了人体阴阳的相对平衡,或使脏腑、经络的功能失调,或使气血功能紊乱,从而产生全身或局部的多种病理变化。所以本项目围绕认识和掌握发病和疾病发展、变化过程中的基本病机两方面的任务展开,通过案例讲解、互动交流,使学习者全面掌握三种基本病机。

# 任务一 学习病机的概念及层次结构

## 学习任务书

| 序号 | 学习任务 | 完成情况 |
|------|----------|----------|
| 1 | 病机的基本概念 | |
| 2 | 病机的层次结构 | |

完成学习任务并填写学习任务书后,以小组为单位及时交送老师

## 活动一 认知病机的基本概念

病机是指疾病发生、发展变化和转归的机理。病机理论的核心就是通过研究疾病发生、发展的原理,以揭示疾病的本质。一般来说,病机分三个层次,一是基本病机,是指各种疾病发生、发展变化和转归过程中的一般规律,如邪正相争、气血津液失常、阴阳失调,且阴阳失调是最基本的病机;二是系统病机,是指每类疾病发生、发展和变化的规律,是基本病机在不同类别疾病中更深入更具体的展开,如脏腑病机、经络病机、六经病机等;三是症状病机,是指各种症状发生机理,如疼痛病机、发热病机等。本节主要讨论基本病机。

## 活动二　认知病机的层次结构

疾病与健康是人体两种相对的状态。疾病的发生就是病邪进入机体的损害与正气的抗损害之间相互斗争的过程。因此,发病过程主要是关系到两种力量的博弈变化,一是正气:即人体正常功能及所产生的各种维护身体健康的能力;二是邪气:泛指一切致病因素。正气与邪气两种力量的对峙变化直接影响和决定发病的全过程、趋势和结果。

### (一)正气不足是发病的内在依据

在通常的情况下,人体正气旺盛或邪气较弱,则正气足以抗邪,邪气不易侵犯机体,或虽有侵袭,亦因正能胜邪而不致病,正如《黄帝内经》所说"正气存内,邪不可干"。反之,如果机体脏腑、经络、器官等功能失常,导致正气虚衰,抗病能力低下,不足以抵御邪气,邪气乘虚而入,即正不胜邪而发病。

### (二)邪气是发病的重要条件

邪气作为发病的重要因素,与疾病发生的关系至为密切。首先,邪气是导致发病的外因;其二,邪气是决定和影响发病的性质、特征、证型的原因之一。不同的邪气侵犯人体,必然表现出不同的发病方式、特征、证候类型等;其三,影响病位及病情、愈后等。但是,在某些特殊的情形下,邪气在发病中还起主导作用。如瘟疫的爆发、电击、溺水、虫兽伤等,即便正气强盛,也不可避免地发生疾病。

**课堂互动**

夏天,由于天气炎热,李奶奶坐在院子里的树下乘凉,一会儿就睡着了,当天晚上她开始出现寒战、发热,体温38.1℃,自服退热药后体温有所下降,5小时后,体温再次升高,并出现恶心呕吐、腹痛腹泻,大便稀水样,臭秽,舌苔腻,脉浮数。

问题:
1. 李奶奶生病的机理是什么?
2. 哪些因素跟发病有关?

# 任务二　学习基本病机

**学习任务书**

| 序号 | 学习任务 | 完成情况 |
|---|---|---|
| 1 | 邪正盛衰病机 | |
| 2 | 阴阳失调病机 | |
| 3 | 气血津液失常病机 | |

完成学习任务并填写学习任务书后,以小组为单位及时交送老师

# 活动一　探讨邪正盛衰病机

## (一)邪正盛衰与疾病的发展、变化

在疾病的发展过程中,始终存在正气与邪气的相互斗争,在斗争中,双方力量的对比会出现消长变化。如果正气强大,抗邪有力,则可使邪气消退;如果邪气亢盛,正气抗邪无力,则可使正气耗伤。这种邪、正的消长变化,就形成了疾病的虚实变化。

1.邪气偏盛则为实证　　在疾病发展变化过程中,如果以邪气盛为主要矛盾则为实证。如《素问·通评虚实论》所说:"邪气盛则实"。实证的病机特点是:邪气盛,而正气未衰,邪正斗争剧烈,出现一系列剧烈、有余的病理反应。常见有患者体质壮实、壮热、烦躁、声高气粗、腹痛拒按、脉实有力等。实证常见于外感六淫致病的初期和中期,或由于痰、食、水、血等滞留于体内而引起的痰涎壅盛、食积不化、水湿泛滥、瘀血阻滞等病变。

2.正气不足则为虚证　　在疾病发展变化过程中,如果以正气亏损为主要矛盾则为虚证。如《素问·通评虚实论》所说:"精气夺则虚"。虚证的病机特点是:正气衰弱,抗邪无力,临床上会出现一系列虚弱、衰退、不足的证候。如患者体质虚弱、神疲乏力、潮热盗汗或畏寒肢冷、脉虚无力等。虚证多见于素体虚弱或疾病的后期以及多种慢性病证,如大病、久病,或大汗、大泻、大出血等,耗伤人体的正气之病均属于虚证的范围。邪正的盛衰,不仅可以表现为单纯的虚证或实证,在长期、复杂的疾病发展和治疗过程中,由于邪正的不断消长变化,还可见到因虚致实或因实致虚等错综复杂的病理反应。

## (二)邪正盛衰决定疾病的轻重转归

一般情况下,正虚的程度与受邪的轻重成正比。正气较强的人感受病邪后,正气立即奋起抗邪,病位较浅,病情较轻;而正气虚弱的人,往往要病邪侵入到一定程度,正气才能被激发,因此病位较深,病情较重。

邪气与正气是相互制约的一对矛盾,一胜则一负。在多数疾病的早期和中期,邪气较盛而正气未衰,双方力量势均力敌,称为"邪正相持"。通过激烈的斗争,邪正双方的力量或此消彼长或此长彼消,病势出现不同的发展和转归,简述如下。

1.正胜邪退　　由于病人素体强壮,并及时得到正确治疗,正气日趋强盛而邪气日益减退,病情逐渐向着痊愈的方向发展。最后正气彻底战胜邪气,病人恢复健康,这是许多疾病常见的一种转归。

2.邪去正虚　　通过治疗,邪气被祛除,但正气大伤,有待恢复,这种状态多见于重病的恢复期。此时体内虽无邪气,但仍属病态,容易再次受邪。

3.正虚邪恋　　邪正经过激烈斗争,两败俱伤,正气大虚,余邪未尽,致使疾病缠绵难愈。正虚邪恋多见于疾病后期,常使急性病转为慢性病,或使慢性病经久不愈,或遗留某些后遗症。

4.邪盛正虚　　由于病人正气素虚、未及时治疗或治疗不当,致使邪气亢盛,正气衰弱,机体抗邪无力,病情向恶化或危重发展。若不能扭转这种趋势,最终可导致死亡。

# 活动二 探讨阴阳失调病机

阴阳失调是对阴阳失去平衡协调的简称。在正常情况下,人体阴阳双方处于平衡协调的状态中。由于六淫、七情以及饮食、劳逸等各种致病因素作用于人体,都能通过机体内部的阴阳失调而形成疾病,所以阴阳失调既是人体各种生理矛盾和关系遭到破坏的概括,又是疾病发生、发展的内在依据。阴阳失调包括:阴阳偏胜、阴阳偏衰、阴阳互损、阴阳格拒、阴阳亡失和阴阳离决。

(一)阴阳偏盛

阴阳偏盛是指在疾病过程中以邪气有余为主要矛盾的病理变化。在分析疾病发展过程中的病机时,如果从邪气分为阴邪和阳邪角度出发,疾病可分为实热证和实寒证两大类。

1. 阳偏盛则为实热证 阳偏盛是指疾病发展过程中,以阳邪偏盛为主要矛盾方面,则表现为实热证。在阳偏盛的病证中,阴精会有不同程度的损伤。实热证的病机特点是:阳邪偏盛,阴精未虚(即损伤在正常范围之内)。实热证常见壮热、面赤、舌红苔黄、脉数有力等症状。其形成原因,多由于感受温热阳邪;或虽感受阴邪但从阳而化热;或由于情志内伤,五志过极而化火;或由于气滞、血瘀、食积等郁而化热所致。

2. 阴偏盛则为实寒证 阴偏盛是指在疾病过程中,以阴邪偏盛为主要矛盾方面,则表现为实寒证。与阳偏盛的病机相类似,阴偏盛的病证中,阳气也会有不同程度的损伤。实寒证的病机特点是:阴邪偏盛,阳气未虚(即损伤在正常范围内)。实寒证常见畏寒肢冷、面白、舌淡苔白、脉迟有力等症状。其形成的主要原因,多由感受寒湿等阴邪,或过食生冷,寒滞中阻,阳受阴制,阳气的温煦功能减退,而致阴寒内盛。

(二)阴阳偏衰

阴阳偏衰是指在疾病过程中,以正气不足为主要矛盾方面的病理变化。在分析阴阳偏衰的病机时,如果从阴精不足和阳气不足的角度出发,则疾病可分为虚热证和虚寒证。

1. 阴偏衰则为虚热证 阴偏衰是指阴精(包括精、血、津液等)不足,表现为虚热证。《素问·阴阳应象大论》说:"阴虚则热"。其病机特点是:阴精不足,其滋润、宁静、潜降等功能减退,阴不制阳,而阳气相对偏盛,脏腑、经络机能虚性亢奋。虚热证常见五心烦热、潮热盗汗、舌红少津、脉细数等症状。形成阴虚的原因很多,其中主要的有:阳邪耗伤阴液;五志过极,化火伤阴;劳心过度,阴血暗耗;久病导致的精血不足、津液枯涸等。

2. 阳偏衰则为虚寒证 阳偏衰是指阳气不足,则表现为虚寒证。《素问·阴阳应象大论》说:"阳虚则寒"。其病机特点是:阳气不足,其温煦、推动等功能减退,阳不制阴,而阴相对亢盛,脏腑功能减退。虚寒证常见畏寒肢冷、面色苍白、舌淡苔白、脉迟无力等症状。形成阳虚的主要原因有:先天禀赋不足,或后天饮食失养,或劳倦内伤,或久病损伤阳气等。

需要指出的是,在阴或阳任何一方偏衰的基础上,如果病变进一步发展而损及另一方,则形成阴阳两虚的病机。在阴虚的基础上,继而导致阳虚,称为阴损及阳;在阳虚的基础上,继而导致阴虚,称为阳损及阴。

(三) 阴阳格拒

阴阳格拒,是阴阳失调病机中比较特殊的一类,包括阴盛格阳和阳盛格阴。其主要机理是由于某些原因引起阴或阳的一方偏盛至极,壅遏于内,从而将另一方排斥格拒于外,迫使阴阳之间不相维系,从而出现阴盛于内,格阳于外,或阳盛于内,格阴于外的阴阳格拒的病机。阴阳格拒,会产生真寒假热和真热假寒的复杂病理反应。

1. 阴盛格阳则为假热证　阴寒内盛是阴盛格阳的本质,由于阴寒之邪壅遏于内,逼迫阳气浮越于外,从而在临床上可出现真寒假热的复杂现象。一方面患者可见面红,烦热,口渴,脉大等假热之象,但仔细审辨,则可见面红如妆或游移不定,身虽烦热,不恶热而喜近衣被,口虽渴,喜热饮而饮量不多,脉虽大,但按之无力。另一方面又可见形寒喜暖,四肢厥冷,尿清便溏等阴寒盛极之真相。

2. 阳盛格阴则为假寒证　阳热内盛是阳盛格阴的本质,由于邪热盛极,深伏于里,阳气被遏,郁闭于内,不能外达于肢体,从而出现真热假寒的复杂现象。一方面可见四肢厥冷,脉象沉伏等假寒之象,细审之,则四肢虽厥,反不恶寒而恶热,不欲近衣被或欲揭衣被,脉虽沉但按之有力。另一方面又可见高热,恶热,烦渴喜冷饮,便干溲赤,脉数等阳热盛极之真相。

(四) 阴阳亡失

阴阳亡失包括亡阴和亡阳。是指机体的阴液或阳气突然大量地丧失,从而导致全身机能突然严重衰竭,生命垂危的一种病理状态。

1. 亡阴　亡阴是指机体的阴精突然大量脱失而致全身机能严重衰竭的病理变化。亡阴的形成多由于邪热炽盛,或久留不去,大量煎耗人体阴液所致,亦可由于其他因素大量耗损人体阴液(如汗、下过度)而形成。亡阴可见烦渴、气喘、手足温、汗出如油如珠等严重外脱不守的症状。

2. 亡阳　亡阳是指机体阳气突然大量的脱失而致全身机能严重衰竭的病理变化。亡阳的形成多由于邪气亢盛,正不敌邪,阳气突然脱失;或素体阳虚,疲劳过度;或过用汗法,汗出过多,阳随阴泄,阳气外脱;或慢性消耗性疾病,阳气严重损耗,虚阳外越等所致。

(五) 阴阳的离决

机体的阴和阳之间存在着互根互用的关系,一般来说,亡阴,则阳必无所依附而散越;亡阳,则阴必无以化生而耗竭。所以,亡阴可迅速导致亡阳,亡阳亦可继而出现亡阴,最终都可导致"阴阳离决,精气乃绝",生命活动终止而死亡的结果。

**课堂互动**

李玲放假回家,正好听到爷爷在跟妈妈说:"麻烦你再帮我铺床被子,我要单独睡一个被窝。"李玲担心地问到:"爷爷,你和奶奶吵架了吗?"爷爷说:"没有,只是爷爷怕冷,要把被子包得严严实实才舒服,而你奶奶晚上老是要把手和脚都放在外面,她说她的手心和脚心发热,晚上还出汗,所以干脆自己盖自己的。"

问题:

1.爷爷和奶奶为什么会出现相反的症状?

2.解释一下阴虚则热,阳虚则寒。

# 活动三　探讨气血津液失常病机

(一)气的失常

疾病的发展变化过程中,气的失常包括气虚和气机失调两方面。

1.气虚　气虚是指气的不足导致的一种病理变化。气虚的病机是气的推动、温煦、固摄、气化、防御等功能失职。气虚常见神疲乏力、少气懒言、眩晕、自汗,易于感冒等。

2.气机失调　气机失调是指气的升降出入失常而引起的一种病理变化。气机失调的病机可概括为气滞、气逆、气陷、气闭、气脱等几方面。

(1)气滞　气滞是指气机不畅引起的病理变化。气滞一般可见胀满、疼痛、气行则舒,甚者可导致血瘀、水停,形成瘀血、痰饮等病理产物。临床以肝郁气滞、脾胃气滞多见。

(2)气逆　气逆是指气机上升过强或下降不及引起的病理变化。临床以肝、肺、胃气逆多见。肺气上逆,可见咳嗽、气喘;肝气上逆,可见头痛、眩晕、面红目赤、易怒;胃气上逆,可见恶心呕吐、嗳气等。

(3)气闭　气闭是指气机出入受阻引起的病理变化。气闭可见呼吸困难、面青唇紫、四肢厥逆、突然昏倒、不省人事等。

(4)气陷　气陷是指气机上升不足或下降过甚引起的一种病理变化。气陷是由气虚发展而来的,与脾气虚关系密切。气虚可引起内脏下垂,并伴有腰腹重坠、便意频频、神疲乏力、语声低微、脉弱无力等。

(5)气脱　气脱是指气不内守而大量外溢引起的病理变化。气脱可见面色苍白、汗出不止、目闭口开、手撒、二便失禁、脉微欲绝等。

(二)血的失常

血的失常包括血虚、血瘀和血热等病理变化。

1.血虚　血虚是指血液不足,血的濡养功能减退引起的病理变化。其病机是,全身或局部失养,功能逐渐减退。血虚可见面色不华,唇、舌、爪甲苍白无华,头目眩晕,心悸怔忡,神疲乏力,形体消瘦,手足麻木,关节屈伸不利,两目干涩,视物昏花等症。

2.血瘀　血瘀是指血液运行停滞或不畅引起的病理变化。其病机是,血行不畅,阻滞气机,局部产生病变和失于濡润。故血瘀可见疼痛,痛有定处,甚至形成肿块,或可见面色黧黑,肌肤甲错,毛发不荣,唇舌紫暗等症。

3.血热　血热是指血分有热,血流加快引起的病理变化。其病机是,热迫血流加快,甚至迫血妄行。所以,血热常见局部红肿,各种出血证,并可伴有热象和伤津的症状。

(三)津液失常

津液失常主要有津液的亏损和津液输布、排泄障碍。

1.津液亏损　津液亏损是指津液不足引起的病理变化,包括伤津和脱液两种情况。

其病机是津液不足,脏腑、孔窍、皮毛等失去濡润。

　　津和液在性状、分布、生理功能等方面均有不同,津者清稀,流动性大,主要起滋润作用;液者稠厚,流动性较小,主要起濡养作用,因此,津和液不足的病机及临床表现也有差异。伤津主要是失水,导致滋润功能减弱,常见口干舌燥、皮肤干燥、目陷、甚至转筋等症。而脱液不仅是脱水,还包括精微物质的丢失,可见形瘦肉脱、肌肤毛发枯槁、手足蠕动、舌光红无苔或少苔等症。一般而言,伤津较轻,而脱液较重,即伤津不一定脱液,但脱液必兼有伤津。

　　2. 津液输布、排泄障碍　津液的输布障碍,是指津液得不到正常的输布,导致津液在体内布散流行迟缓,或在体内某一局部发生滞留的病理变化。其病机是:肺、脾、肾和三焦功能失职,津液布散迟缓,水湿内生,停留于局部或成痰,或成饮,或成水肿,其中最主要的还是脾的运化功能障碍。

　　津液排泄障碍,是指津液转化为汗和尿的功能减弱,使水液停留而为水肿的病理变化。其病机是,肾的气化功能和宣发功能失职,尿、汗排泄障碍,水液潴留而为水肿。

## 项目简介

　　诊法又称"四诊",是指望诊、闻诊、问诊、切诊四种中医了解病情的基本方法,是辨证的前提和依据。

　　中医认为,人体是一个有机的整体,局部的病变可以影响到全身,内脏的病变也可以表现在体表。通过"四诊"可以了解病情,经过进一步的辨证能够明确诊断,确定正确的治疗方法,选择合理的方药。每一种诊法各有其独特的作用,因此,在学习的过程中要坚持四诊并重的原则,不能以一诊代替四诊,只有这样才能够全面系统的收集病情资料,为今后的辨证提供充实可靠的依据,最终使疾病得到正确的诊断和治疗。本项目共设置了四个学习任务,通过知识学习、互动交流、实训操作,使学习者掌握四诊的操作技能及临床应用。

# 任务一　学习望诊的操作技能及临床应用

## 学习任务书

| 序号 | 学习任务 | 完成情况 |
| --- | --- | --- |
| 1 | 望神诊病的技能 | |
| 2 | 望色诊病的技能 | |
| 3 | 望形体、姿态诊病的技能 | |
| 4 | 望排出物诊病的技能 | |
| 5 | 望舌象诊病的技能 | |
| 6 | 病例分析 | |

完成学习任务并填写学习任务书后,以小组为单位及时交送老师

望诊是医生运用视觉对患者的神、色、形、态、舌象,以及分泌物、排泄物的色质进行有目的的观察,以了解健康或疾病情况的一种方法。

人体是一个有机的整体,人体的外部与五脏六腑有着密切关系,特别是面部和舌部与脏腑的关系更为密切。当人体内的脏腑、经络、气血发生病变时,必然会反映于体表的相应部位。因此,通过对人体外部的观察,便可测知体内脏腑功能的强弱及气血阴阳的盛衰,以此了解内在病变。中药销售人员在问病荐药时,也常会用到望诊。

# 活动一 研习望神态诊病的技能

望神是指通过观察患者生命活动综合外在表现的异常变化,以诊察整体病情的方法。神有广义和狭义之别,广义的神是指人体生命活动的外在表现;狭义的神是指人的精神意识、思维活动。望神之神指的是广义之神。通过观察神的变化,可了解人体的正气盛衰、脏腑功能强弱、病情轻重、预后善恶等。神的表现可概括为五种类型:得神、少神、失神、假神、神乱。

(一)得神

得神又称"有神",是人体正气旺盛,气血充足,脏腑功能正常的一种表现。临床表现为神志清楚,面色红润,表情丰富,两眼灵活,目光明亮,呼吸平稳,语言清晰,反应灵敏,动作自如。为健康的表现,即是有病也较轻,预后良好。

(二)少神

少神又称"神气不足",是正气不足,气血津液轻度损伤,机体功能减弱的表现。临床表现为精神不振,两目乏神,面色少华,肌肉松软,倦怠乏力,少气懒言,动作迟缓。多见于病情较轻或恢复期的病人,也可见于体质虚弱者。

(三)失神

失神又称"无神",是正气大伤,脏腑功能衰败的表现。临床表现为精神萎靡,面色晦暗,表情淡漠,目光呆滞,呼吸微弱,反应迟钝,动作艰难,体态异常;甚则神志昏迷,目闭口开,手撒遗尿,循衣摸床,撮空理线。多见于慢性久病或病情较重,预后不良。

(四)假神

假神是脏腑精气耗竭殆尽,正气将绝,阴不敛阳,虚阳外越,阴阳即将离决的表现。临床表现为久病、重病本已失神,突然精神转佳,神志清楚;或目无光彩,突然目光转亮;或面色无华,突然两颧泛红;或懒言少语,突然言语不休;或脾胃功能衰竭,本无食欲,突然食欲大增,多见于临终之前,为死亡先兆。

(五)神乱

神乱是精神意识、思维活动异常的表现。临床表现为情绪低落,表情淡漠,神情呆滞,闷闷不乐,喃喃自语,哭笑无常,妄见妄闻,是为癫;若狂躁不宁,登高而歌,弃衣而走,打人毁物,呼号怒骂,不避亲疏,力逾常人,是为狂;若突然跌倒,昏不知人,两目上视,口吐涎沫,四肢抽搐,口有怪声,醒后如常,是为痫。多见于痰气凝结,痰火扰心,痰迷心窍,肝风内动。

**课堂互动**

1. 请3位同学结合生活经历,各说出一个身边病人的外在综合表现。

2. 请大家分析一下,以上3个病人各属于哪种神,并试分析他们的病因。

**知识拓展**

抑郁症与一般的"不高兴"有着本质区别。情绪低落,思维迟缓和运动抑制是抑郁症的三大主要症状,另外心情压抑,焦虑,兴趣丧失,精力不足,悲观失望,自我评价过低等,也是抑郁症的常见症状。为了结束痛苦和困惑常常产生死亡的念头和行为,造成这种局面的主要原因往往是社会对抑郁症缺乏正确的认识和偏见,使患者不愿到精神科就诊。另一方面,由于民众缺乏抑郁症的有关知识,对出现抑郁症状者误认为是闹情绪,不能给予应有的理解和情感支持,对患者造成更大的心理压力,使病情进一步恶化。抑郁症可以参照中医的癫病等辨证治疗。

# 活动二　研习望皮肤颜色诊病的技能

望色是指通过观察患者全身皮肤(主要是面部皮肤)的颜色和光泽的异常变化,以诊察病情的方法。

皮肤的色泽变化,能反映出机体脏腑功能的强弱,气血的盛衰以及寒热的变化等,由于面部皮肤薄嫩更容易显现,而且面部望诊方便,所以望诊主要是望面部色泽的变化。

(一)常色

常色是指健康人的面色,其特点是明润、含蓄。明润即皮肤光明润泽;含蓄即皮肤红黄隐隐,含于皮肤之内,而不特别显露。中国人的常色为微黄红润而有光泽,表明气血津液充足、脏腑功能正常。由于受到多种因素的影响,皮肤颜色可有差异,但只要明润光泽,都属于常色。

(二)病色

病色是指疾病状态下面部色泽的异常变化。一般而言,新病、轻病、阳证则面色鲜明,尚有光泽,易于治疗,预后较好,故称善色;而久病、重病、阴证则面色晦暗,尚无光泽,难于治疗,预后较差,故称恶色。病色可分为青、赤、黄、白、黑五种,分别见于不同脏腑和不同性质的疾病,具体表现和主病如下:

1. 白色　白色主虚证、寒证、失血证。白色为气血不荣之象,凡阳气虚弱,气血运行无力,或耗气失血,则面呈白色。若面色苍白无华,头晕目眩,唇甲色淡,多因血虚或失血;面色淡白,神疲乏力,少气懒言,多因气虚血运无力;面色淡白而虚浮,畏寒喜暖,四肢不温,多因阳气不足,阴寒内盛,气血运行迟缓。

2. 赤色　赤色主热证。赤色为火热内盛,鼓动气血,血行加快,脉络充盈之象。热有实热与虚热之分,前者因热邪亢盛,后者为阴虚火旺。若满面通红,身热口渴,尿少便结,舌红苔黄,为外感温热或脏腑阳盛的实热证;五心烦热,骨蒸潮热,颧红盗汗,舌红少津少苔,脉细数,为阴虚阳亢的虚热证;久病、重病,面色苍白,却颧部时而泛红如妆,为脏腑精气衰竭,阴不敛阳,虚阳浮越的"戴阳证"。

3.黄色 黄色主虚证、主湿证。黄色为脾气虚弱,湿邪内蕴之象。若面色淡黄,晦暗不泽者,称"萎黄",常伴神疲乏力,食少便溏,多因脾胃虚弱,生化无源,气血不足;面黄而虚浮,称"黄胖",常伴倦怠乏力,水肿,多因脾失健运,水湿内停,泛滥肌肤;身、目、小便俱黄,称"黄疸",黄色鲜明如橘子色为阳黄,是湿热蕴结肝胆所致;黄色晦暗如烟熏为阴黄,是寒湿蕴结肝胆所致。

4.青色 青色主寒证、痛证、瘀血证、惊风证。青色为寒凝气滞,经脉瘀阻,气血运行不畅之象,由于"不通则痛",所以临床上多伴有疼痛。若面色淡青,多为虚寒证;面色青黑,多为实寒证或剧痛;面色青灰,口唇青紫,伴心胸憋闷疼痛,为心阳虚衰兼心血瘀阻的胸痹;面色青灰,胸痛剧烈,口唇青紫,冷汗不止,为心阳暴脱;小儿高热,眉间、鼻柱、唇周色青,为惊风先兆。

5.黑色 黑色主肾虚证、寒证、水饮证、瘀血证。黑色为肾阳虚衰,阴寒内盛,血失温养,经脉拘急,血行不畅或水寒不化之象。若面黑干焦,五心烦热,为肾阴虚;面黑淡暗,畏寒喜暖,为肾阳虚;眼眶周围色黑,四肢浮肿,小便短少,为肾虚水泛;面色黧黑,肌肤甲错,为瘀血所致。

**课堂互动**

1.请同学们回忆一下你身边的病人,他们的面色都有怎样的异常改变呢?应用所学知识分析一下。

2.设想一下,今后遇到面色异常的人,你怎样做出简单的判断呢?

## 活动三 研习望形态诊病的技能

望形态是指通过观察患者形体和姿态的异常变化,以诊察病情的方法。

人体是一个统一的整体,内有五脏六腑,气血阴阳,外有四肢百骸,五体官窍,通过经络把他们联系在一起。脏腑功能的强弱及气血阴阳的盛衰可以通过不同的形态变化表现于外,内盛则外强,内衰则外弱。所以,观察人体的形态变化,可以了解脏腑功能的强弱及气血阴阳的盛衰。

### (一)望形体

形体依赖五脏精气的濡养,而形体的运动能促进五脏的功能活动,所以形体的强弱胖瘦不仅能体现出脏腑功能的强弱,同时决定着病邪的易感性和疾病的发展趋向。

1.体强 体强表现为胸廓宽厚、骨骼粗大、肌肉丰实、筋强力壮、皮肤润泽、精力充沛、食欲旺盛。表明脏腑坚实,气血旺盛。体强之人抗病力强,不易患病,实证、热证多见,容易治愈,预后较好。

2.体弱 体弱表现为胸廓狭窄、骨骼细小、肌肉瘦软、筋弱无力、皮肤枯槁、精神不振、食少纳呆。表明脏腑虚弱,气血不充。体弱之人抗病力弱,容易患病,虚证、寒证多见,缠绵难愈,预后较差。

3.体胖 体胖若体胖能食,肌肉坚实,筋强有力,精力旺盛,多属形气有余,是身体健康的表现;形体肥胖,肌肉松软,倦怠乏力,食少懒动,动则气喘,多属形盛气虚,是阳气不足,脾胃虚弱,痰湿内生的表现。体胖之人易患痰饮、胸痹、中风等病,古人有"肥人多湿","肥人多痰"之说。

4.体瘦 体瘦若形体较瘦但食欲良好,精力旺盛,体力充沛,抗病力强,是身体健康的表现;形体消瘦,面色无华,神疲乏力,气短懒言,为后天不足,气血亏虚;形瘦多食,口渴欲饮,为中焦有火;形瘦颧红,皮肤干枯,急躁易怒,为阴血不足,虚火内生;久病卧床,骨瘦如柴,神疲懒言,为脏腑衰竭,精气欲绝,病危之象。体瘦之人易患肺痨等虚热病证,古人有"瘦人多虚火,多痨嗽"之说。

(二)望姿态

姿即姿势、体位,态即动态。姿态的动静变化可以反映出气血阴阳的盛衰,异常姿态是疾病的外在表现。根据阳主动,阴主静的一般规律,凡人体功能亢进,躁动不安者,多属阳证、热证、实证;功能衰退,静卧懒动者,多属阴证、寒证、虚证。所以,观察病人的异常姿态,对判断疾病的性质具有一定的意义。

正常人的姿态为随意运动,动作灵活,自然协调。若坐而仰首,胸胀气粗者,为肺实气逆;坐而俯首,少气懒言,为肺虚体弱;端坐呼吸,不得平卧,张口抬肩,为哮喘;四肢抽搐,颈项强直,角弓反张,为热极生风;突然神昏,四肢抽搐,两眼上视,口吐涎沫,喉中怪声,醒后如常,为痫病;猝然仆倒,不省人事,口眼歪斜,半身不遂,为中风。

**课堂互动**

1.咱们班有没有以上四种形体的同学?
2.在日常生活中,不同的形体应该怎样养生保健呢?
3.你见到过的异常姿态有哪些,试分析一下病因。

# 活动四 研习望排出物诊病的技能

望排出物是指通过观察患者排出物的形、色、质、量的异常变化,以诊察病情的方法。

排出物是分泌物、排泄物和排出的病理产物的总称,包括呕吐物、痰、涎、涕、唾、泪、汗、大小便、经带、脓液等。当人体患有某些疾病时,排出物就会发生形、色、质、量的异常变化。一般而言,排出物色白、清稀者,多属虚证、寒证;色黄、浊稠者多属实证、热证。

(一)望痰、涕

痰、涕为体内水液代谢失常所形成的一种病理产物。因肺、脾、肾三脏与水液代谢密切相关,故有"肺为储痰之器,脾为生痰之源,肾为生痰之根"之说。通过观察痰、涕的形、色、质、量的异常变化,对于诊察肺脾肾三脏的功能状态及判断病邪的性质具有一定的意义。

痰稀、色白者,为寒痰;痰稠、色黄者,为热痰;痰少而黏,难于咯出者,为燥痰;痰稠色白、量多,爽滑易咯者,为湿痰;痰中带血、色鲜红者,为热伤肺络;痰中脓血、气味腥臭者,为热毒蕴肺(肺痈)。

鼻流清涕者,为外感风寒;鼻流浊涕者,为外感风热;久流浊涕者,为鼻渊。

## (二)望呕吐物

呕吐是由胃气上逆所致。呕吐物多种多样,有饮食物、痰涎、清水和脓血,通过观察呕吐物的形、色、质、量变化,能够了解胃气上逆的病因和病性。

呕吐物清稀,无酸臭味,为寒呕;呕吐物秽浊,有酸臭味,为热呕;呕吐物为消化不全的酸腐食物,属伤食;呕吐物为黄绿苦水,属肝胆郁热;呕吐物为清水痰涎,属胃有痰饮;吐血鲜红或紫暗有块,挟有食物残渣,为胃有积热,或肝火犯胃,或胃有瘀血。

## (三)望大便

大便的形成与脾、胃、肠的功能密切关,还受到肝的疏泄、肾阳的温煦、肺气的宣降等功能影响。通过观察大便的形、色、质、量的异常变化,对于诊察上述脏腑的功能状况及判断病邪的性质具有一定的意义。

大便清稀如水样,为寒湿泄泻;大便黄褐如糜、臭秽,为湿热泄泻;大便稀溏,完谷不化,为脾虚或肾虚泄泻;大便如胶冻,挟有脓血,为湿热蕴结大肠的痢疾。

大便燥结,甚者状如羊粪,排出困难,为肠燥津亏。

大便带血,或便血相混,或排出纯血,称"便血"。血色鲜红附在大便表面或于排便前后滴出者为近血(降结肠及以下部位出血),见于肠风或肛裂、痔疮;血色紫暗或状如柏油,与大便均匀混合为远血(升结肠及以上部位出血)。

## (四)望小便

小便的形成与肾和膀胱的功能密切相关,此外还受到肺的肃降、脾的运化、三焦的通调和津液盈亏的影响。通过观察小便的色、质、量的异常变化,对于诊察上述脏腑的功能状况及津液的盈亏和病邪的性质具有一定的意义。

小便清澈、量多,为寒证;小便色黄或赤、量少,为热证;血尿,为热伤血络或湿热蕴结膀胱;小便浑浊,状如米泔、牛乳,为肾虚不固,脂液下流或下焦湿热,清浊不分;尿中砂石,为湿热内蕴,煎熬尿中杂质成石。

### 课堂互动

1.请问你在什么情况下吐过痰和流过鼻涕呢?

2.你吐的痰和流的鼻涕是什么颜色和性状的,知道为什么吗?

# 活动五　研习望舌象诊病的技能

望舌又称舌诊,是指通过观察舌象的异常变化,以诊察病情的方法。

舌象是指舌质(舌体)和舌苔的外部形象。舌的脉络丰富,与心主血脉的功能有关,因此,舌象首先反映的是心的功能状态,而心为五脏六腑之主,所以,观察舌象的变化对了解正气的盛衰、病变的部位、病邪的性质、病势的进退等都具有一定的意义。舌诊在望诊中占有重要的地位,是中医诊法的特色之一。

## (一)舌诊的注意事项

1.光线的影响　望舌以白天充足的、柔和的自然光线为好,光线要直接照射到舌面。

光照的强弱与色调会影响到正确的判断,如在晚上和暗处,用日光灯照明为好,此外还应注意避开周围环境中有色物体的反射光。

2. **姿势的影响**　一般要求患者正坐姿势,舌体放松,自然舒展的充分伸出口外。舌体紧张、卷曲、过分用力、伸出过久等对舌诊的正确性都有一定的影响。

3. **饮食与药物的影响**　在一定时间内摄入某些饮食和药物,可以使舌象在短时间内发生变化。如饮用牛奶、豆浆可使舌苔变白、增厚;进食蛋黄、橘子、柿子、核黄素可使舌苔染黄;进食酸梅汤、陈皮梅、咖啡、橄榄可使舌苔呈黑褐色、灰色;喝水可使舌苔变润;张口呼吸使舌苔变燥;食用花生、瓜子、豆类、桃杏仁可使舌苔呈腐、腻;进食辛辣食物可使舌体偏红。如发现疑问时,可询问病人的饮食及服药情况加以鉴别。

**(二)舌面与脏腑的对应关系**

脏腑不仅与舌有密切的联系,脏腑病变反应于舌面也有一定的分布规律,即舌尖属心肺,舌边属肝胆,舌中属脾胃,舌根属肾,但临证时应综合判断,不可生搬硬套。

**(三)舌诊的内容和正常舌象**

1. **舌诊的内容**　望舌主要观察舌质和舌苔两个方面的变化。

舌质,又称舌体,是指舌的肌肉和脉络组织,为脏腑气血盛衰的外在表现。望舌质包括舌质的色泽、形态、动态的变化,以判断脏腑的虚实、气血的盈亏。

舌苔,是指舌面上附着的一层苔状物,由胃气上蒸所生。望舌苔包括舌苔的颜色、性状变化,以判断胃气的盛衰、津液的盈亏、病邪的性质。

2. **正常的舌象**　正常的舌象为舌质淡红,鲜明滋润,大小适中,柔软灵活;舌苔均匀,薄白滋润。简称"淡红舌,薄白苔"。

**(四)病理舌质**

1. **舌色**

(1)淡白舌

特征:舌色浅淡,红色偏少,白色偏多。

临床意义:主气血虚证;主阳虚证。舌体瘦薄,属气血虚;舌体胖嫩,边有齿痕,属阳气不足。

(2)红绛舌

特征:舌色鲜红为红舌;舌色深红为绛舌。

临床意义:主热证。舌色鲜红,属邪热炽盛,热在气分;舌色深红,属热入营血;舌绛少苔或无苔,属阴虚火旺。

(3)青紫舌

特征:全舌呈现均匀青色或紫色,或局部出现瘀斑、瘀点。

临床意义:主热证;主寒证;主瘀血证。舌色绛紫少津,属热毒炽盛;舌色青紫湿润,属阴寒内盛;舌色青紫,局部瘀斑、瘀点,属瘀血。

2. **舌形**

(1)胖大舌

特征:舌体大于正常,伸舌满口,舌边常有齿痕。

临床意义:主水湿痰饮。舌色淡白而舌体胖大者,多因气虚、阳虚,津液内停所致。

(2)瘦薄舌

特征:舌体比正常瘦小而薄。

临床意义:主气血两虚;主阴虚火旺。多因气血、阴液不足,不能充盈舌体所致。舌色淡白,为气血两虚;舌红少津少苔,为阴虚火旺。

(3)裂纹舌

特征:舌面上出现各种形状的裂纹、裂沟,深浅不一。

临床意义:主热证;主阴虚、血虚证。舌色淡白,为精血不足;舌色红绛,为邪热炽盛或阴虚火旺。

(4)芒刺舌

特征:舌乳头增生、肥大,高起如刺,摸之棘手。

临床意义:主火热炽盛。

3.舌态

(1)颤动舌

特征:伸舌时,舌体不自主的抖动、震颤不能自止。

临床意义:主肝风内动。舌淡白,为血虚生风;舌红绛,为肝阳化风;舌绛,伴高热惊厥,为热极生风。

(2)强硬舌

特征:舌体强硬,运动不灵,伸缩不便,语言謇涩。

临床意义:主热入心包;主高热伤津;主中风先兆或中风。若为外感病,为热陷心包;伴有高热,为热邪伤津;伴有肢麻、眩晕,为中风先兆;伴有口眼歪斜、半身不遂,为中风。

(3)痿软舌

特征:舌体软弱,伸缩无力,转动不便。

临床意义:主气血虚极;主阴液亏损。舌色淡,为气血两虚;舌色红绛,为阴液亏损。

(4)歪斜舌

特征:伸舌时舌体歪向一侧。

临床意义:主中风;主中风先兆。

(五)病理舌苔

1.苔色

(1)白苔

临床意义:主表证;主寒证。

薄白而润,属正常或表证初起、里证病轻、阳虚内寒;薄白而干,为风热表证;薄白而滑,为外感寒湿,或脾阳不振,水湿内停;苔白厚腻而滑,为痰饮内停或食积;苔白厚腻而干,为湿浊中阻,津气不化。

(2)黄苔

临床意义:主热证;主里证。

薄黄,为风热表证或风寒入里化热;厚黄滑腻,为湿热蕴结,或食积、痰饮化热;厚而焦黄,为热邪伤津,或胃肠实热。

（3）灰苔

临床意义：主里热证；主寒湿证。

苔灰而润，为寒湿内阻，或痰饮内停；苔灰而干，为热盛津伤，或阴虚火旺。

（4）黑苔

临床意义：主热极；主寒盛。

黑而燥裂，为热极津枯；黑而滑润，为阳虚寒盛。

2. 苔质

（1）薄苔、厚苔

特征：苔质的厚薄，以"见底"和"不见底"为标准，透过舌苔能隐隐见到舌体的，为薄苔，不能见到舌体的为厚苔。

临床意义：薄苔表示疾病初起，病邪在表，病情较轻；厚苔表示病邪传里，病情较重，或胃肠积滞，痰湿内阻。舌苔由薄转厚，表示病邪由表入里，病情由轻转重；由厚转薄，表示邪气得以内消外达，病情由重转轻。

（2）燥苔、润苔

特征：舌苔润泽有津，干湿适中，为润苔；舌苔干燥少津或无津，为燥苔。

临床意义：润苔表示体内津液未伤；燥苔表示体内津液已伤。舌苔由燥转润，为热邪渐退或津液渐复之象；由润转燥，为津液已伤，热势加重，或病邪化热。

（3）腐苔、腻苔

特征：苔质颗粒粗大，质松而厚，状如豆渣铺于舌面，揩之可去，为腐苔；苔质颗粒细腻而致密，状如油垢紧贴舌面，揩之不去，为腻苔。

临床意义：腐腻苔见于痰饮、湿浊、食积。

### 课堂互动

1. 中医在诊治疾病的过程中为什么要望舌？
2. 你学过的病理舌色和苔色都有哪些，各主什么证？

# 任务二　学习闻诊的操作技能及临床应用

### 学习任务书

| 序号 | 学习任务 | 完成情况 |
| --- | --- | --- |
| 1 | 听声音诊病的技能 | |
| 2 | 嗅气味诊病的技能 | |
| 3 | 病例分析 | |

完成学习任务并填写学习任务书后，以小组为单位及时交送老师

闻诊包括听声音和嗅气味两个方面的内容,是指医生通过听声音和嗅气味的异常变化,以了解病情的方法。

声音和气味也是人体生命活动的外在表现,都是在脏腑的生理和病理活动中产生的,能够反映出脏腑功能的强弱和气血津液的盛衰,所以当人体发生病变时必然会出现声音和气味方面的异常。通过听声音和嗅气味的异常变化,有助于判断证候的寒热虚实。

听声音主要是听病人的语声、语言、呼吸、咳嗽、喘息、呕吐、嗳气、呃逆、太息、肠鸣等声音的异常变化,以辨证候的寒热虚实。嗅气味,主要是嗅患者的口气、分泌物与排泄物的异常气味,以鉴别证候的性质。

# 活动一　研习听声音诊病的技能

(一)正常声音

正常语声的共同特点是发音自然,声调和谐,言语清晰,语言流畅,应答自如,言与意符。由于人的性别、年龄、禀赋等个体差异,发音也各有不同,男性多声低而浊,女性多声高而清,儿童发声尖利而清脆,老人发声浑厚而低沉。

(二)病变声音

1.语声

(1)语声重浊　指发出的声音沉闷而不清晰。为外感风寒、痰湿阻滞,导致肺气失宣,鼻窍不通而成。

(2)音哑和失音　喑哑是指发声嘶哑,失音是指欲语而无声,失音为喑哑之甚。新病多属实证,为风寒或风热袭肺、痰湿阻肺,导致肺失清肃,邪闭清窍而成。久病多属虚证,为精气内伤、肺肾阴虚,导致虚火灼金,津枯肺损,声音难出而成。

2.语言　语言是神志活动的表现之一,语言的异常主要是心神的病变。常见的语言异常有以下几种:

(1)谵语　指神志不清,语无伦次,声高有力。为热扰心神的实证表现,常见于温病热入心包、阳明腑实证。

(2)郑声　指神志不清,语言重复,断断续续,声音低微。为心气大伤的虚证表现,常见于疾病的后期、危重病人。

(3)独语　是指自言自语,喃喃不休,首尾不续,见人则止。为心气不足,心神失养或气郁生痰,蒙蔽心窍的表现,常见于老年人、癫病、郁证。

(4)错语　指语言错乱,语后自知,不能自主。为心脾两虚,心神失养的虚证,或痰浊、瘀血、气郁,阻遏心神的实证。

(5)狂语　指狂躁妄言,语无伦次,精神错乱。为情志不遂、气郁化火、痰火扰心的表现,常见于热证、实证。

3.呼吸　人体在正常状态下,呼吸应均匀通畅,不急不缓(16~20次/分),当运动或情绪激动时呼吸加快变浅,静止或睡眠时呼吸减慢变深。中医认为,呼吸与肺肾及宗气密切相关。常见的异常呼吸有喘、哮、气短、少气。

(1)喘 指呼吸困难,短促急迫,甚者张口抬肩,鼻翼扇动,不能平卧。喘分为实喘和虚喘。

实喘发作急骤,气粗声高,呼出为快,仰首目突,形体壮实,脉实有力。为风寒袭肺、实热壅肺、痰饮停肺,致肺失肃降,肺气上逆而成。

虚喘发作徐缓,气怯声低,长吸为快,吸短不续,动则喘甚,形体虚弱,脉虚无力。为肺肾亏虚,气失摄纳而成。

(2)哮 指呼吸喘促,喉间有哮鸣音。多因内有痰饮宿疾,又因感受外邪、久居寒湿之地、过食酸咸生腥而诱发。喘不兼哮,哮必兼喘。

4.咳嗽 咳嗽是肺失肃降,肺气上逆的一种表现。古人将有声无痰谓之咳,有痰无声谓之嗽。咳声重浊,痰白清稀,鼻塞不通,为外感风寒;咳声不扬,痰黄质稠,咽喉疼痛,为外感风热;干咳无痰或痰少而黏,不易咯出,为燥邪伤肺或肺阴亏虚;咳声沉闷,痰多易咯,为痰湿阻肺。

5.呕吐、呃逆、嗳气 呕吐、呃逆、嗳气三者均为胃失和降,胃气上逆的表现。

呕声微弱,吐势徐缓,吐物清稀,为虚证、寒证;呕声洪亮,吐势较猛,吐物呈黏痰黄水,或酸或苦,为实证、热证。

呃逆频作,声高有力,为实证、热证;声低无力,为虚证、寒证。新病呃逆,声响有力,多属寒邪或热邪客胃;久病、重病呃逆,声低气怯,多属胃气衰败的危候。突发呃逆,无其他病史兼证,多属饮食刺激或偶感风寒,不治自愈。

嗳声低弱无力,嗳后胀满暂减,顷刻如故,多为虚证;嗳声高亢有力,嗳后胀满得减,多为实证。嗳出酸腐气味,兼脘腹胀满、厌食,为宿食内停;嗳气频作响亮,并随情志变化而增减,嗳后脘胁胀满立减,为肝气犯胃;嗳声低沉断续,兼纳差,为胃虚气逆。饱食或喝有气饮品后,偶见嗳气,不属病态。

---

**课堂互动**

1.常见的语言异常有哪些? 分别在什么情况下出现?

2.你在感冒的时候咳嗽过吗? 请你描述一下当时的情况,现在知道为什么吗?

## 活动二　研习嗅气味诊病的技能

(一)口气

口臭,为口腔不洁、消化不良、口腔糜烂、龋齿;口气酸臭,为胃肠积滞;口气臭秽,为胃热。

(二)汗气

汗气腥膻,为湿热久蕴皮肤,熏蒸津液所致;汗气臭秽,为暑热火毒炽盛;腋下汗气臊膻,为湿热郁蒸。

(三)痰、涕之气

痰涕清稀,无异常气味,为寒证;痰涕黄稠味腥,为热证。咯痰黄稠臭秽,为肺热壅盛;咳吐浊痰脓血,腥臭异常,为热毒炽盛;久流浊涕,腥秽如鱼脑,称鼻渊,为湿热上蒸而成。

（四）呕吐物之气

呕吐物清稀,无异常气味,为胃寒;酸腐臭秽,为胃热;气味酸腐,挟有不消化食物,为食滞胃脘;呕吐脓血而腥臭,为溃疡。

（五）排泄物之气

大便酸臭,为肠有郁热;大便溏泻而腥,为脾胃虚寒;泄泻臭如败卵,挟有不消化食物,矢气酸臭,为宿食停滞,消化不良。小便腥臭,黄赤浑浊,为膀胱湿热;尿液散发烂苹果气味,为消渴病。

妇女经血臭秽者为热证;气腥者为寒证。带下臭秽而黄稠者为湿热;腥臭而清稀者为寒湿。

**课堂互动**

1. 病人身体常发出的异常气味包括哪些?
2. 怎样从病人的口气和痰、涕气味辨别不同的病证?

# 任务三　学习问诊的操作技能及临床应用

**学习任务书**

| 序号 | 学习任务 | 完成情况 |
| --- | --- | --- |
| 1 | 常用的问诊项目 | |
| 2 | 问寒热、汗、疼痛的技能及意义 | |
| 3 | 问饮食口味、二便的技能及意义 | |
| 4 | 问睡眠、经带的技能及意义 | |
| 5 | 病例分析 | |

完成学习任务并填写学习任务书后,以小组为单位及时交送老师

问诊是医生通过有目的的询问病人或知情人,收集疾病的发生、发展、治疗经过、现在症状等情况,以了解病情的方法。

问诊一般是从问现在症状开始,首先抓住患者的主要病痛,然后再围绕主要病痛进行有目的、有步骤的询问。

问诊应选择安静适宜的环境进行,以免受到干扰,尤其涉及病人的隐私时,应单独询问。询问病情应直接向病人询问,若不能自述或自述不清,可向知情人询问。

对病人要给予同情,语言和蔼可亲,耐心细致,注意力集中,才能取得病人的充分信任。尽量使用通俗易懂的语言,切忌使用病人听不懂的医学术语,不可凭个人主观意愿去暗示套问病人。切忌有悲观、惊讶的语言和表情,要鼓励病人树立战胜疾病的信心。对危重病人的询问要简明扼要,以免贻误病情。

问诊是中药销售人员在问病荐药时最常用的诊法。

## 活动一 研习问诊的常规项目

问诊包括问一般情况、主诉、现病史、既往史、个人史、家族史和现在症状。

**(一)一般情况**

一般情况指病人的姓名、性别、年龄、婚否、民族、职业、籍贯、工作单位、现在住址、联系电话等。

**(二)主诉**

主诉指病人就诊时最痛苦的症状和体征及时间。

**(三)现病史**

现病史指围绕主诉,从起病之初到本次就诊时,疾病的发生、发展、变化和诊治的过程。包括发病情况、病程经过、诊治经过、和现在症状四个部分。

**(四)既往史**

既往史指病人平时的身体健康情况和过去患病的基本情况,又称过去史。

**(五)个人史**

个人史指个人生活经历、精神情志、饮食嗜好和生活起居、婚姻生育等情况。

**(六)家族史**

家族史指与病人长期相处的父母、兄弟姐妹、配偶、子女及密切接触的人健康和患病情况,必要时注意询问直系亲属的死亡原因。

**课堂互动**

1.中药销售人员在与顾客交流时最常用的方法是什么?问诊时应该从问什么开始?
2.你知道主诉的两个要点是什么吗?现病史由几部分组成的呢?
3.在问诊的时候应该注意什么?

## 活动二 研习问现在症状诊病的技能

**(一)问寒热**

问寒热是指询问病人有无怕冷或发热的感觉。寒和热是疾病的常见症状,当机体感受寒邪时,则见寒象;当机体感受热邪时,则见热象。另外,当某种原因造成机体阴阳失调时,也会出现寒或热的表现,即阳盛则热、阴盛则寒、阴虚则热、阳虚则寒。所以寒和热是判断病邪性质和机体阴阳盛衰的重要依据。常见的寒和热有四种形式,即恶寒发热、但寒不热、但热不寒、寒热往来。

1.恶寒发热　恶寒发热是指病人恶寒与发热同时出现,多由于外邪侵袭肌肤表面、正邪相争所致。恶寒发热是诊断表证的重要依据。由于感受外邪的性质不同寒热症状又有轻重的区别,可分为以下三种类型。

(1)恶寒重发热轻　指患者感觉恶寒明显,并有轻微发热,兼有头身疼痛,无汗,脉浮紧,为外感风寒表证。

(2)发热重恶寒轻　指患者感觉发热较重,并有轻微怕冷,兼有口渴,汗出,脉浮数,为外感风热表证。

(3)发热轻而恶风　指患者感觉轻微发热,并有遇风觉冷,避之可缓的症状,为伤风表证。

2.但寒不热　但寒不热指病人只觉怕冷而无发热的症状,见于里寒证,多为感受寒邪或阳气不足,阴寒内生所致。

3.但热不寒　但热不寒指病人只觉发热而无怕冷,或反恶热的症状,见于里热证,多为阳盛或阴虚所致。分为壮热、潮热、微热三种类型。

(1)壮热　指病人高热(体温39 ℃以上)持续不退,不恶寒反恶热的表现,常兼有面赤汗多,烦渴饮冷等热盛症状。为风寒入里化热或风热内传,阳热内盛的里实热证。

(2)潮热　指发热如潮有定时,按时而发或按时而热更甚。有阴虚潮热、阳明潮热、湿温潮热三种情况。

阴虚潮热:指午后或入夜发热,有热自骨内向外透发的感觉(即"骨蒸"),或五心烦热(即自觉两手心、两脚心和心胸部位发热),颧红,盗汗,为阴虚生内热

阳明潮热:指下午3～5点发热或热甚,伴有腹部胀痛拒按、大便燥结,为阳明腑实证。

湿温潮热:指午后(下午1点)发热或热甚,特征是身热不扬(即初按之不觉很热,按住肌肤时间稍长,就会感到灼手),为湿温病。

(3)微热　指热势不高,体温不超过38 ℃,或仅自觉发热。大多持续时间较长,为阴虚发热、气虚发热、气郁发热。

4.寒热往来　寒热往来是指恶寒与发热交替发作。为邪正相争,互为进退,邪在半表半里所致。

🐟 **课堂互动**

1.请问病人的寒热表现有几种形式? 它们的特点分别是什么?

2.潮热的形式有几种? 怎样区别?

🐟 **知识拓展**

人体的体温临床上通常采用口腔温度、直肠温度和腋窝温度来代表。口测法(舌下含5分钟)正常

值为36.3 ℃~37.2 ℃;腋测法(腋下夹紧5分钟)为36 ℃~37 ℃;肛测法(表头涂润滑剂,插入肛门5分钟)为36.5 ℃~37.7 ℃。在一昼夜中,人体体温呈周期性波动,一般清晨2~6时最低,下午13~18时最高,但波动幅度一般不超过1 ℃,只要体温不超过37.3 ℃,就算正常。

### (二)问汗

正常汗出具有调节体温、保持阴阳平衡、滋润肌肤等作用。正常人在气候炎热、体力劳动、进食辛辣、情绪激动、衣被过厚等情况下出汗,属于生理现象。若当汗出而无汗,不当汗出而汗多,或仅见身体的某一局部汗出,均属病理现象。

1.有汗和无汗

(1)表证有汗　为外感风寒表虚证或外感风热证。

(2)表证无汗　为外感风寒表实证。

(3)里证有汗　为阳盛或阴虚。

(4)里证无汗　当出汗时不出汗,为气血亏耗、阳气不足。

2.特殊汗出

(1)自汗　指经常日间汗出不止,动则更甚,为气虚、阳虚。

(2)盗汗　指入睡之后汗出,醒后则自止,为阴虚内热、气阴两虚。

(3)绝汗　指病情危重,大汗不止,为亡阴或亡阳。

(4)战汗　指先有全身战栗抖动,而后汗出。为邪正相争,病情变化的转折点,如汗出热退,则邪去正复;汗出热不减,烦躁不安,则邪盛正衰。

3.局部汗出

(1)头汗　指仅头部或头颈部汗出较多。为上焦热盛,迫津外泄;中焦湿热蕴结,湿热熏蒸,逼津上越;元气将脱,虚阳上越,津随阳泄;进食辛辣,饮酒热汤,阳气旺盛,热蒸于上。

(2)半身无汗　指身体的一半出汗,另一半无汗。无汗的半身是病变的部位,为风痰、瘀痰、风湿,阻滞于半身经络,营卫不得周流,气血不能充养而成。

(3)手足心汗　指手足心出汗过多,其他部位无汗或少汗,为脾胃气虚、脾胃阴虚、脾胃湿热、阳明实热。

(4)心胸汗多　指心胸部易汗出或汗出过多,为心脾两虚或心肾不交。

**课堂互动**

1.请同学们回顾一下,你在什么情况下、哪些部位出过汗?

2.应用以上所学知识,判断一下你出汗的病因病机。

3.问疼痛:疼痛是患者常见的症状之一,人体的任何部位都可发生疼痛。疼痛分为虚实两类:因外邪侵入、气滞血瘀、痰饮水湿内停、食积虫积等阻滞,导致气血运行不畅而痛者,属于"不通则痛",为实痛;因气血不足、阴精亏损,导致脏腑经络失养而痛者,属于"不荣则痛",为虚痛。

### (三)问疼痛

1.疼痛的性质

(1)胀痛　指疼痛部位有胀满的感觉,为气滞疼痛的特点。但头目胀痛多为肝阳上亢或肝火上炎。

（2）刺痛　指疼痛部位如针刺，痛处固定而拒按，为瘀血疼痛的特点。

（3）冷痛　指疼痛部位有寒冷的感觉，喜暖恶冷，为寒邪阻络或阳气不足。

（4）灼痛　指疼痛部位有灼热的感觉，喜冷恶热，为火邪窜络或阴虚火旺。

（5）重痛　指疼痛部位有沉重的感觉，为湿邪阻遏气机。

（6）窜痛　指疼痛部位游走不定，或走窜攻痛，为气滞或风邪阻滞经络。

（7）隐痛　指疼痛并不剧烈尚可忍耐，但绵绵不休，为精血亏虚、阳气不足、阴寒内生。

（8）空痛　指疼痛部位有空虚的感觉，为气血亏虚。

（9）绞痛　指疼痛剧烈如刀绞，为有形实邪阻闭气机或寒邪凝滞气机。

（10）掣痛　指疼痛部位有牵扯的感觉，由一处而连及它处，为经脉失养或经脉阻滞不通。

2.疼痛的部位

（1）头痛　头痛有实证和虚证之分。实证头痛多因外感六淫或痰浊、瘀血阻滞所致，发病急、病程短、病势剧烈，呈胀痛、跳痛、灼痛、刺痛；虚证头痛多因气血津液亏损不能上荣所致，发病慢、病程长、病势缓和，呈隐痛、空痛、昏痛。

（2）胸痛　胸痛多属心肺病变所致。胸前"虚里"部位疼痛，或痛彻臂内，病位在心；胸膺部位疼痛，病位在肺。

（3）胁痛　胁痛多与肝胆病有关。如肝郁气滞、肝胆湿热、肝胆火旺及悬饮等病证。

（4）脘痛　脘痛多与胃有关。如寒、热、食积、气滞等，引起胃失和降，均可导致胃脘疼痛。一般进食后疼痛加剧者属实证；进食后疼痛减轻者属虚证。

（5）腹痛　腹痛有实证和虚证之分。实证腹痛多因寒凝、热结、气滞血瘀、食积虫积所致，多呈剧痛拒按；虚证腹痛多因气虚、阳虚、血虚所致，多呈隐痛，喜温喜按。

（6）腰痛　腰痛多与肾病有关，并有虚实之分。实证腰痛多因寒湿、扭伤，瘀血阻滞所致，多呈剧痛而有定处，按压则疼痛加剧；虚证腰痛多因肾虚所致，多呈酸困隐痛，按压捶打可减轻疼痛。

（7）四肢痛　四肢疼痛常见于痹证，多因风寒湿邪侵袭，或湿热蕴结，引起气血凝滞，经络痹阻所致。

如四肢疼痛，游走不定，为行痹（风痹），以感受风邪为主；关节疼痛剧烈，遇寒加重，得温痛缓，为痛痹（寒痹），以感受寒邪为主；关节疼痛重着，肌肤麻木不仁，为着痹（湿痹），以感受湿邪为主；关节红肿灼痛，为热痹，以感受湿热之邪为主；关节剧痛，肿大变形，屈伸受限，为尪痹，因湿热久蕴，痰瘀阻络，筋脉拘挛所致。四肢疼痛也可因脾胃虚损，水谷精微不能布达，四肢失养而作痛。如独见足跟或胫膝酸痛者，多属肾虚，常见于老年体弱之人。

**课堂互动**

1.请问你身体的哪个部位出现过疼痛？属于哪种性质的疼痛？

2.应用以上所学知识，判断一下你疼痛的病因病机。

(四)问饮食口味

饮食的摄纳与消化吸收,主要与脾胃,肝胆、大小肠、三焦等功能活动密切相关。通过询问饮食口味,可以了解体内津液的盈亏和脾胃功能的盛衰,判断症候的寒热虚实。

1. 食欲与食量

(1)食欲减退　指无饥饿感及进食欲望,食量减少,是脾胃功能失调的表现。新病食欲减退,为正气抗邪的保护性反应,病情较轻,预后良好。久病食欲减退,兼有神疲倦怠,腹胀便溏,为脾胃虚弱;兼有头身困重,脘闷腹胀,为湿邪困脾。

(2)厌食　指厌恶食物,恶闻食味。厌食兼有嗳气酸腐,脘腹胀满,为食积胃脘;厌食油腻,脘痞腹胀,恶心呕吐,为脾胃湿热;厌食油腻厚味,胁肋胀痛,口苦尿黄,身黄目黄,为肝胆湿热。

(3)饥不欲食　指虽有饥饿感,但不想进食,或进食不多,为胃阴不足,虚火内扰。

(4)消谷善饥　指食欲猛增,进食量多,食后不久即感饥饿,为胃火炽盛,腐熟太过;形体反见消瘦,多饮多尿,多为消渴病;兼大便溏泻,为胃强脾弱。

(5)偏嗜食物　指对某一类型的食物过分偏爱和进食。偏嗜肥甘,易生痰湿;偏嗜生冷,易伤脾胃;偏嗜辛辣,内生燥热。若嗜食生米、泥土、纸张等异物,称嗜食异物,多见于小儿,为虫病。

2. 口渴与饮水

(1)口不渴　指不觉口干而不欲饮水,表示体内津液未伤,可见于寒证、湿证、无燥热的病证。

(2)口渴多饮　指口渴而饮水较多,表示体内津液已损伤,可见于热证、燥证。口干微渴,兼发热,微恶风寒,咽喉肿痛,为外感温热病初起;大渴喜冷饮,兼壮热、面红、汗出、脉洪数,为里热炽盛,津液大伤;口渴多饮,小便量多,多食易饥,形体消瘦,为消渴病。

(3)渴不多饮　指口渴但饮水不多或不欲饮水,表示体内津液损伤较轻或津液输布障碍。可见于痰饮内停、阴虚、湿热、瘀血、热入营血。渴喜热饮,饮水不多 ,为痰饮内停;若兼颧红盗汗,舌红少津,为阴虚证;兼身热不扬,头身困重,舌苔黄腻,为湿热证;口干但欲漱水而不欲咽,舌质暗有瘀斑,为瘀血证。

**课堂互动**

1. 请回顾一下你曾出现过什么样的饮食和饮水方面的异常。

2. 你能用所学过的知识,解释一下这些异常情况吗?

**知识拓展**

糖尿病是以血中葡萄糖水平升高为特征的代谢性疾病。高血糖是由于胰岛素分泌缺陷和(或)胰岛素作用缺陷而引起。糖尿病的病因尚未完全阐明,它的发病与遗传、自身免疫和环境因素相互作用有关。临床以高血糖为主要标志,常见的症状有多饮、多尿、多食以及消瘦等。久病可引起多系统的损害,导致眼、肾、神经、心脏、血管等组织的慢性进行性病变,使患者的生活质量明显降低,寿限缩短,因此,应积极防治。本病可以参照中医的"消渴病"辨证治疗。

（五）问二便

大便的排泄虽由大肠所司,但离不开脾胃的腐熟运化、肝的疏泄、肾阳的温煦、肺气的肃降。小便的排泄虽由膀胱所司,但离不开肾的气化、脾的运化、肺的肃降、肝的疏泄、小肠的分别清浊、三焦的疏通水道。询问二便可以了解人体的消化功能和水液代谢情况,判断病变的虚实寒热。

1. 大便

（1）便秘 指大便干燥坚硬,排出困难,为肠道津液不足,大肠传导迟滞所致。便秘有虚实之分,实证便秘伴有面赤身热,腹胀疼痛,口干,为热结肠道;伴腹中胀满,肠鸣矢气,便后不爽,为气机郁滞。虚证便秘伴有面色淡白,畏寒喜暖,为阳虚寒凝;伴面色无华,唇甲色淡,为阴血不足;伴倦怠乏力,气短懒言,自汗,为气虚无力;伴五心烦热,颧红盗汗,为阴虚火旺。

（2）泄泻 指便质稀薄,便次增多,甚至便如水样。若仅为大便不成形,称便溏。大便溏泻,便中挟有不消化食物,腹胀隐痛,为脾气虚弱,运化失常;黎明之前,腹痛泄泻,泻后则安,伴腰膝酸软,形寒肢冷,为脾肾阳虚,又称五更泄泻;泻下黄糜,黏滞不爽,肛门灼热,为湿热下注肠道;腹痛作泻,泻后痛减,大便臭如败卵,挟有不消化食物,为宿食停滞。

2. 小便

（1）频数 指排尿次数增加,时有便意。尿频、尿急、尿痛,为膀胱湿热;尿频,量多色清,夜间尤甚,为肾气虚弱,不能固摄。

（2）癃闭 指排尿困难,甚至点滴不出。小便不畅,点滴而出为癃;小便不通,点滴不出为闭。实证为湿热下注,或瘀血、结石阻塞;虚证为肾阳不足,气化无力,膀胱开合失常。

（3）失禁 指小便不能随意控制而自遗。为肾气不固或下焦虚寒,膀胱贮排失常。

（4）遗尿 指睡眠中小便不自主排出,俗称尿床,为肾气不足,膀胱失约。

**课堂互动**

1. 请问你的大小便出现过什么样的异常表现?

2. 为什么会出现这些异常表现呢?

（六）问睡眠

睡眠情况与人体的卫气循行和阴阳的盛衰密切相关。在正常情况下,卫气昼行于阳经,阳气盛则醒;夜行于阴经,阴气盛则眠。同时睡眠还与气血的盈亏和心肾的功能相关。询问睡眠可以判断人体阴阳气血的盛衰和心肾功能的强弱。

1. 失眠 失眠指入睡困难;睡而易醒,不能再睡;时睡时醒;彻夜不眠,又称不寐。虚证的失眠为心脾两虚,营血不足,心神失养;阴虚火旺,上扰心神。实证的失眠为肝郁化火,痰热内结,上扰心神;食积内停,睡卧不安。

2. 嗜睡 嗜睡指不分昼夜,睡意很浓,经常不自主入睡,睡着时间过长。见于阳虚阴盛,痰湿困阻。若伴胸脘痞闷,肢体困重,为痰湿困脾,清阳不升;饭后嗜睡,食少纳呆,为中气不足,脾失健运;畏寒肢冷,蜷卧喜暖,为阳气不足。

**课堂互动**

1. 你失眠过吗？说一说当时的表现。
2. 能说出你失眠的病因病机吗？

**(七)问经带**

月经、带下、妊娠、产育是妇女的正常生理活动,如果出现异常,不仅是妇科疾病,也是全身病理变化的反应。因此,妇女无论患何种疾病,都应询问经、带、胎、产的具体情况。

1. 月经　月经第一次来潮,称为初潮,在 14 岁左右。月经闭止,称为绝经,在 49 岁左右。月经周期一般 28 天左右,行经天数 3～5 天。经量中等(50～100 毫升),经色正红,经质不稀不稠,不夹血块。

(1)经期

月经先期:指月经周期提前 7 天以上,并连续提前两个月经周期以上,为气虚不能摄血或血热迫血妄行所致。

月经后期:指月经周期延后 7 天以上,并连续提前两个月经周期以上。为冲任血虚、血海不充或气滞、寒凝血瘀,冲任受阻所致。

月经不定期:指经期不定,或提前或延后 7 天以上,并连续两个月经周期以上。为肝气郁滞或脾肾虚损,冲任气血失调所致。

(2)经量

月经过多:指经量较正常明显增多。为热伤冲任,迫血妄行;脾肾气虚,冲任不固;瘀阻冲任,血不归经所致。

月经过少:指经量较正常明显减少。为冲任血虚,血海不充;寒凝血瘀,冲任不畅所致。

(3)经色、经质　经色淡红质稀,为气血亏虚;经色深红质稠,为血热;经色紫暗夹有血块,小腹冷痛,为寒凝血瘀。

(4)痛经　指行经期或行经前后,出现周期性小腹疼痛,痛引腰骶,甚者剧痛不能忍受。经前或经期小腹胀痛或刺痛,为气滞或血瘀;小腹冷痛,喜温喜揉,为阳虚或寒凝。经期或经后小腹隐痛,为气血两虚,冲任失养。

2. 带下　带下是指妇女阴道分泌的少量透明、无臭的分泌物,具有润泽阴道,防止外邪入侵的作用。

(1)白带　带下色白、量多、质稀,为脾肾阳虚,寒湿下注;色白、质稠,如凝乳,为湿浊下注。

(2)黄带　带下色黄、质稠、臭秽,为湿热下注。

(3)赤白带　白带中混有血液,赤白杂见,为肝经郁热或湿热下注。

**课堂互动**

1. 请问月经大概在多少岁时初潮？大约在多少岁时闭止？行经周期大概几天？
2. 请总结一下月经先期、后期、经量过多、过少的病因异同点。

# 任务四 学习切诊的操作技能及临床应用

**学习任务书**

| 序号 | 学习任务 | 完成情况 |
|------|----------|----------|
| 1 | 常用的切诊方法 | |
| 2 | 脉诊的部位和方法 | |
| 3 | 正常的脉象 | |
| 4 | 常见的病理脉象 | |
| 5 | 腹部按诊 | |
| 6 | 病例分析 | |

完成学习任务并填写学习任务书后,以小组为单位及时交送老师

切诊是指医生用手在病人体表的一定部位进行触摸、按压以了解病情的一种方法。

切诊包括脉诊与按诊两部分。脉诊又称"切脉",是医生用手触按患者特定部位的动脉搏动形象,以了解病情的方法;按诊是医生用手触摸或按压病人身体的某个部位以了解局部的冷热、软硬、压痛、肿块等异常情况,以了解病情的方法。

## 活动一 研习切脉诊病的技能

脉诊是中医学的特色诊法之一。脉诊全凭医生手指的灵敏触觉来体验的,要想准确分辨脉象,必须熟练掌握脉诊理论,多做实践练习,才能掌握和运用好这一诊法。

### (一)脉诊的部位和方法

1. 脉诊的部位 脉诊有遍诊法、三部诊法、寸口诊法,现在则以寸口诊法为主。寸口位置在腕后高骨(桡骨茎突)内侧,桡动脉搏动部位。每侧寸口又分为寸、关、尺三部,桡骨茎突对应处为关,关前(腕端)为寸,关后(肘端)为尺。两手各有寸、关、尺三部,共六部脉。六部脉与五脏的对应关系为,左手寸脉候心,关脉候肝,尺脉候肾(肾阴);右手寸脉候肺,关脉候脾,尺脉候肾(肾阳)。

2. 脉诊的方法

(1)时间 古人认为,清晨是诊脉的最佳时间,但不必拘泥,只要病人处在平静的内外环境中,均可诊脉。每侧寸口切脉的时间应在1分钟以上,3~5分钟为宜。

（2）体位　病人取端坐位或仰卧位,肘关节伸直,手臂与心脏保持同一水平,直腕,手心向上,并在腕关节处垫上脉枕以便于切脉。

（3）布指　一般医生用左手切按病人的右手脉,用右手切按病人的左手脉,但不必拘泥。首先用中指先定病人的关脉,然后食指按其寸脉,无名指按其尺脉。三指的疏密程度,根据病人的身高适当调节。

（4）指形　三指自然弯曲成弓形,指头平齐,以指尖与指腹交界处的"指目"切按脉体。

（5）指力　用指轻按在皮肤上为"举",又称浮取或轻取;重按在筋骨间为"按",又称沉取或重取;不轻不重按在肌肉上为中取;从轻到重,从重到轻,左右前后推寻,为"寻"。

（二）正常脉象

正常脉象又称"平脉"或"常脉"。

1. 平脉的表现　平脉的表现表现为三部有脉,一息4~5至(72~80次/分),节律一致,不浮不沉,不大不小,从容和缓,柔和有力,尺脉沉取有力。

2. 平脉的特点　平脉的特点是有胃、有神、有根。

（1）有胃　指脉来去从容,节律一致。

（2）有神　指脉象和缓有力。

（3）有根　指尺部沉取,从容不迫,应指有力。

（三）常见的病理脉象

（1）浮脉

【特征】　轻取即得,重按稍减而不空,脉位表浅。

【临床意义】　主表证;主虚证。外邪侵袭肌表,正气抗御外邪,脉气鼓动于外,应指而浮;久病体虚,虚阳外浮,其脉虽浮,浮大无力。

（2）沉脉

【特征】　轻取不应,重按始得,脉位深沉。

【临床意义】　主里证。邪气瘀滞于里,气血被遏,则脉沉而有力;脏腑虚弱,阳气不足,鼓动无力,则脉沉而无力。

（3）迟脉

【特征】　脉率减慢,一息不足四至(每分钟脉搏在60次以下)

【临床意义】　主寒证。寒性凝滞,气血运行缓慢,则脉迟而有力,为实寒证;阳气不足鼓动无力,则脉迟而无力,为虚寒证。

（4）数脉

【特征】　脉率加快,一息五至以上(每分钟脉搏在90次以上)

【临床意义】　主热证。热邪亢盛,血行加速,则脉数而有力,为实热证;阴液不足,虚热内生,则脉数而无力,为虚热证。

（5）虚脉

【特征】　三部脉举之无力,按之空虚。

【临床意义】　主虚证。气虚不足于运气血,则脉来无力;血虚不足于充其脉,则脉道空虚。虚脉包括气血及脏腑诸虚。

（6）实脉

【特征】　三部脉举按均有力。

【临床意义】　主实证。邪气亢盛,正气不虚,正邪相博,气血壅盛,脉道坚满,应指有力。

（7）洪脉

【特征】　脉体宽大,充实有力,来盛去衰。

【临床意义】　主热盛;主邪盛正衰。邪热亢盛,脉道扩张,气盛血涌,则脉见洪象;若久病气虚、虚劳、失血、久泻等见洪脉,但必浮取盛大,沉取无根,属邪盛正衰的危候。

（8）细脉

【特征】　脉细如线,应指明显。

【临床意义】　主气血两虚;主诸虚劳损;主湿证。气血不足,诸虚劳损,致血运无力,脉道失充,则脉体细小,软弱无力;湿邪阻遏脉道,则脉细小。

（9）滑脉

【特征】　往来流利,应指圆滑,如盘走珠。

【临床意义】　主痰饮;主食滞;主实热。实邪壅盛于内,气实血涌,脉势来往甚为流利,应指圆滑而无碍滞。

（10）弦脉

【特征】　端直而长,如按琴弦,脉势较强而硬。

【临床意义】　主肝胆病;主诸痛;主痰饮;主疟疾。弦为脉气紧张的表现。肝失疏泄,气机郁滞;痰饮内阻;经络不通而痛,均可致脉气紧张,则见弦脉。

**课堂互动**

1.请你说出脉诊的部位、布指、指形。

2.六部脉与脏腑的对应关系是什么?

3.平脉的表现有哪些?

4.说出浮、沉、迟、数、虚、实六个纲脉的特征和临床意义。

## 活动二　研习触按病人诊病的技能

按诊是医生用手触摸、推按病人的肌肤、胸腹、手足等部位,以了解局部寒热、润燥、软硬、压痛、肿块等异常情况的一种诊断方法。

按诊时医生要举止稳重大方,态度严肃认真,体贴关心患者,手法要轻巧柔和,避免冷手和突然暴力按诊,嘱咐患者主动配合,随时反映自己的感觉。

（一）按肌肤

按肌肤是指通过触按体表的某些部位,以了解肌表的寒热、润燥、肿胀等情况,从而判断疾病的寒热虚实及气血津液的盈亏。

阳虚或阴盛,则身寒;阴虚或阳盛,则身热。肌肤柔软,按之痛减,为虚证;硬痛拒按,为实证。皮肤湿润光滑,则津液未伤;皮肤干燥枯涩,则津液不足,肌肤失润;肌肤甲错,为血瘀或血虚,肌肤失荣所致。肌肤肿胀,按之凹陷,不能即起,为水肿;按之凹陷,举手即起,为气肿。

**(二)按脘腹**

按脘腹是指通过触按脘腹以了解局部的寒热、软硬、胀满、肿块、压痛等情况,从而判断脏腑的虚实、病邪的性质、积聚的程度。

胃脘痞满,按之较硬而疼痛,为实邪聚结胃脘的实证;按之柔软而无痛,为脾胃虚弱的虚证。腹部胀满疼痛,拒按,为实证;腹部隐隐疼痛,喜揉喜按,为虚证。腹部肿块,按之较硬,推之不移,痛有定处,为癥积,病属瘀血;按之较软,推之可移,痛无定处,聚散不定,为瘕聚,病属气滞。腹部肿大,伴小便不利,按之不能即起,为水臌;按之即起,为气臌。

**(三)按手足**

按手足是指通过触摸手足部位的寒热,以辨别阴阳盛衰及病邪的属性。

四肢手足俱冷,为阳虚寒盛;四肢手足俱热,为阳热炽盛。手足背部发热,为外感发热;手足心发热,为阴虚发热。

**课堂互动**

1. 请问你在什么情况下腹痛过? 腹痛的性质是怎样的?
2. 你腹痛的时候还伴有什么症状呢?
3. 请分析一下你腹痛的病因病机。

**实训操作**

## 望舌训练

**一、望舌方法训练**

(一)目标
训练学生望舌的规范操作。

(二)方法
在复习强化舌诊的注意事项、舌面与脏腑的对应关系及舌诊的内容等理论知识的基础上,将学生分为若干组,每组4~6人,两两成对,互相进行望舌操作练习,然后同组之间换位交叉。教师巡回观察,发现问题及时纠正,最后针对所存在的共性问题进行总结评价。

**二、舌象识别训练**

(一)目标
训练学生正确运用望舌方法,并能比较准确的识别正常舌象与各种病理舌象。

(二)方法
方法1:在老师指导下,同组同学相互进行观察,识别不同舌象,并将观察结果填入舌象记录表。然后选择一名舌象比较显著的同学做个体舌象分析。

**舌象记录表**

| 姓名 | 舌质 | | | 舌苔 | | 综合判断 | 临床意义 |
|---|---|---|---|---|---|---|---|
| | 舌色 | 舌形 | 舌态 | 苔色 | 苔质 | | |
| | | | | | | | |
| | | | | | | | |
| | | | | | | | |
| | | | | | | | |

　　方法 2:预先建立舌象图片库,由教师从图库中随意抽取 10 张舌象图片编上序号固定在黑板上。采用分组轮流的方式,先由一组学生辨认,指出舌图改变的特征与临床意义,同组同学可以相互补充纠正,并将最终结果对应写在图片下方,其他组同学观察思考。辨认结束,先由旁观同学对辨认结果进行组内讨论评价,并将本组意见对应写在辨认组的结果下方。最终由教师公布正确答案,分析辨认过程中存在的问题,并根据学生辨认结果的准确程度,依据评价标准计分。然后学生转换角色,对达不到要求的组最后要重新安排辨认。

**项目简介**

　　"辨证"就是将四诊所收集的资料、症状、体征,运用中医理论进行分析、综合,辨清疾病的原因、性质、部位、邪正之间的关系,从而概括、判断为某种性质证候的过程。

　　辨证是认识疾病的本质和决定治疗的前提和依据。常用的辨证方法有八纲辨证、脏腑辨证、气血津液辨证等。其中八纲辨证是各种辨证的总纲;脏腑辨证是各种辨证方法的基础;气血津液辨证补充了脏腑辨证的不足。本项目共设置了三个学习任务,通过知识学习,案例解析,互动交流,使学习者掌握常用的三种辨证方法的操作技能及实际运用,为今后的"论治"打下坚实的基础。

# 任务一　学习八纲辨证的方法及实用技能

## 学习任务书

| 序号 | 学习任务 | 完成情况 |
|---|---|---|
| 1 | 八纲辨证的概念 | |
| 2 | 八纲辨证的基本证候 | |
| 3 | 八纲辨证的辨证要点 | |
| 4 | 八纲辨证的鉴别要点 | |
| 5 | 病案分析 | |

完成学习任务并填写学习任务书后,以小组为单位及时交送老师

八纲,是指阴、阳、表、里、寒、热、虚、实八类证候。八纲辨证就是医生把四诊所获得的各种病情资料,运用八纲进行分析、综合,从而辨别病变位置的深浅、病情性质的寒热、邪正斗争的盛衰以及病证的类别,以此作为辨证纲领的一种辨证方法。

八纲辨证是其他辨证方法的基础,因为疾病的表现尽管极其复杂,但基本上都可以用八纲进行归纳,如疾病的类别,可分为阴证与阳证;病变部位的深浅,可分为表证与里证;疾病的性质,可分为寒证与热证;邪气与正气的盛衰,可分为实证与虚证。因此,八纲是其他辨证方法的总纲,有执简驭繁,提纲挈领的作用。在临床辨证时,除了首先运用八纲辨证找出证候的纲领外,还需要进一步结合其他相应的辨证方法,进行深入的分析判断,才能使辨证做到细致、具体、准确。

## 活动一　研习表证和里证的证候特点

表里辨证是辨别病变部位和病势趋向的一种辨证方法。

表证是指病在皮毛、肌腠,病变部位浅在。一般是指六淫之邪从皮毛、口鼻侵入人体而引起的外感病初期阶段。临床表现以发热恶寒(或恶风),舌苔薄白,脉浮为主,常伴有头身疼痛,鼻塞流涕,咳嗽等症状。以起病急,病情轻,病程短,有发热恶寒(或恶风)的症状为辨证要点。

里证是指病在脏腑、血脉、骨髓,病变部位深在。它与表证是相对而言的,除了表证之外的其他证候一般都属于里证。里证多见于外感病的中、后期阶段或内伤疾病之中,范围极其广泛,不同的里证有不同的临床表现,并且有寒热虚实之分,很难以一组典型症状进行描述,以无恶寒发热,起病可急可缓,一般病情较急,病程较长为特点。

表证和里证可以同时存在形成表里同病,也可以相互转化,即"由表入里"或"由里出表"。当表证时,因素体虚弱,机体抗病能力降低或邪气过盛,护理不当,失治误治等因素都可导致表证入里,病情加重;如里证能早期诊断及时正确治疗,加之护理得当,平时体质强盛,抗病能力强等因素都能使病邪由里出表,病情减轻。

### 病案分析

深秋的一个夜晚,后半夜窗外突然起风并下起了雨,惊醒了睡梦中的小强,没来得及穿衣就急忙起身关窗,一阵寒风刮来,一连打了好几个喷嚏,急忙钻进被窝好一阵子才暖和过来。第二天醒来,小强感到浑身发冷,还微微疼痛,急忙起身翻出羽绒服穿上保暖,但仍不管用,连说话的声音都变得闷闷的,鼻子也不透气,时不时地还流清水样鼻涕,喷嚏不断,喉咙发痒老想咳嗽。小强知道这一定是感冒了,赶紧到校卫生室,一量体温38.1 ℃。

问题:

1. 小强的病是怎么引起的? 他感受的是哪种病邪? 得病的特点又是什么呢?
2. 请你用所学的八纲辨证知识为小强辨证。
3. 你有与小强相类似的经历吗? 请你谈一谈。

## 活动二　研习热证和寒证的证候特点

寒热辨证是辨别疾病性质的一种辨证方法。

热证是指阳盛或阴虚所产生的以温热表现为主的一类证候。以感受火热之邪；七情过激化火；过服辛辣，饮食停滞化热；房室劳倦，阴虚阳亢；阳盛阴虚等原因所形成。热证有实热和虚热之分，临床表现常见：发热喜凉，口渴饮冷，面红目赤，烦躁不宁，痰涕黄稠，小便短赤，大便燥结，舌红苔黄，脉数。以阳热内盛，阴液不足，功能活动亢进为辨证要点。

寒证是指阴盛或阳虚所产生的以寒冷表现为主的一类证候。以感受寒邪；过食生冷；久病伤阳等原因所形成。寒证有实寒和虚寒之分，临床表现常见：畏寒喜暖，肢冷蜷卧，口淡不渴，面色苍白，痰涕清稀，小便清长，大便稀溏，舌淡苔白，脉迟或紧。以阴寒内盛，阳气不足，功能减退为辨证要点。

寒证和热证在一定条件下可以相互转化。由寒证转化为热证是机体正气尚盛；由热证转化为寒证多因正不胜邪。通过寒热辨证，可以为治疗的寒热用药提供依据，如"热者寒之，寒者热之"。

### 病案分析

小田在一家药店从事药品零售工作。一天，刚上班就急匆匆来了一位面红目赤的小伙子，一进门就喊："服务员"。小田微笑着迎上前说："您好，请问你有什么需要我帮助的吗？"小伙子高声地说："难受死了，前两天朋友乔迁新居，请我们吃重庆火锅，那天我吃了很多涮羊肉，还喝了不少白酒，第二天就觉得胃里火烧火燎的，还有种说不出的难受，老想喝凉水，吃凉东西，今天嘴也烂了，牙还痛，脸上还起了痘痘，早上大便也解不下来了，小便还黄，心里烦得不行。"小田根据小伙子的自述，分析认为一定是过食辛辣饮食，引起的胃肠积热，依据"热者寒之"的原则，于是给他推荐了牛黄解毒片（有清热泻火作用的中成药）。

问题：

1. 小伙子的病是怎么引起的？归纳一下临床表现。

2. 请你用所学的八纲辨证知识为小伙子辨证。小田的治疗正确吗？

3. 你有与小伙子相类似的经历吗？请你谈一谈。

## 活动三　研习实证和虚证的证候特点

虚实辨证是辨别邪气和正气盛衰的一种辨证方法。

实证是指在疾病过程中，以邪气旺盛为主，正气也不虚，邪正斗争比较剧烈而出现的一类证候。为外邪侵入人体；内脏功能失调，气化障碍，痰饮、水湿、瘀血、食滞停聚等原因所导致。由于实证的性质及所在部位不同，临床表现极不一致，常见的有发热，声高气粗，腹胀痛拒按，胸闷烦躁，甚则神昏谵语，痰涎壅盛，大便秘结，小便不利，舌苔厚腻，脉实有力。以症状表现有余，亢盛为辨证要点。

虚证是指在疾病过程中，以正气不足为主，邪气也不盛，邪正斗争比较缓和而出现的一类证候。为先天禀赋不足；饮食失调，气血生化无源；思虑悲忧太过，耗伤精血；房事不节，损伤肾精；久病耗伤正气；汗、吐、下太过，耗伤津液；大失血等原因所导致。人体的正气包括：阴、阳、精、气、血、津液等，所以虚证有阴虚、阳虚、精亏、气虚、血虚、津液不足等的不同，临床表现不易概括。以症状表现不足，虚弱为辨证要点。

　　阳虚证(又称虚寒证)的临床表现常见:经常畏寒,四肢不温,嗜睡蜷卧,面色淡白,口淡不渴或渴喜热饮,口泛清涎,小便清长,大便溏薄或下利清谷,舌淡胖,苔白滑,脉沉迟细弱。常兼有神疲乏力,气短懒言,自汗,食少等气虚证的表现。

　　阴虚证(又称虚热证)的临床表现常见:五心烦热,骨蒸潮热,颧红盗汗,口燥咽干,心烦失眠,形体消瘦,眩晕耳鸣,小便短黄,大便干结,舌红少苔少津,脉细数。

　　气虚、血虚、津液不足将在气血津液辨证篇中论述。

　　虚证和实证在一定条件下可以相互转化,也可同时并存。实证时,由于汗、吐、下太过损伤正气,就可能转为虚证;虚证时,脏腑功能减弱,气化障碍,痰饮、水湿、瘀血、饮食停聚,就可能形成虚实夹杂。通过虚实辨证,可以为治疗的补泻用药提供依据,如"实则泻之,虚则补之"。

### 病案分析

　　李同学药校毕业后在一家药店工作快5年了。一天,在下班的路上前面走着一位瘦瘦弱弱、心事重重、没精打采的年轻人,走进一看,惊讶地发现是初中时的同学小张。

李同学:怎么是你啊老同学,听说你考上了公务员,给领导当秘书,最近还好吧。

小　张:好什么啊,你看我现在都成什么样子了。

李同学:虽然上学的时候你的体质不是很好,但也是挺精神的,怎么成了现在的样子了。

小　张:工作忙死了,经常加班熬夜,最近为了给领导写大会发言稿又连续熬了几夜。

李同学:身体还有什么不舒服吗?

小　张:心里烦躁,老想发火,晚上睡不着觉,白天晕晕乎乎的,耳朵里"吱吱"响。

李同学:感觉身上发热吗?

小　张:每天手脚心都是热的,尤其是一到下午就感到身上热烘烘的。

李同学:平时出汗吗? 喝水多不多?

小　张:白天不出汗,只是早晨醒来时身上的衣服都是潮的。喉咙还干,喝水较多。

李同学:大小便正常吗?

小　张:小便有点黄,大便有时干燥。

李同学:明白了,像你这种情况是比较典型的,我们在学校学中医辨证时学过。

小　张:那太好了,你快帮我辨一辨啊。

问题:

1.请归纳一下小张的临床表现。

2.引起小张身体不舒服的原因是什么呢?

3.如果你是李同学,该怎样给小张辨证呢?

### 知识拓展

　　虚劳又称虚损,是以脏腑功能减退,气血阴阳不足为主要病机的多种慢性虚弱症候的总称。虚劳是气血津液病证中涉及脏腑及表现证候最多的一种病证,临床较为常见。凡禀赋不足,后天失养,病久体虚,积劳内伤,久虚不复等所致的以脏腑气血阴阳亏损为主要表现的病证,均属于本病范围。中医在调理阴阳、补益气血、促进脏腑功能的恢复等方面,积累了丰富的经验。西医学中多种慢性、消耗性疾病,出现类似虚劳的临床表现时,均可参照本病辨证治疗。

## 活动四　研习阴证和阳证的证候特点

阴阳辨证是辨别证候类别的一种辨证方法。

阴阳辨证可以归纳表、里、虚、实、寒、热六种证候,即表证、热证、实证属于阳证;里证、寒证、虚证属于阴证。在辨证时,可根据临床证候将一切疾病分为阴证和阳证两个方面。所以阴阳辨证不但是八纲辨证的组成部分,而且也是概括其他六纲及所有辨证方法的总纲领。区分阴证和阳证时,以寒、热、虚、实四纲为主。

阳证是指具有兴奋、躁动、亢进、明亮等特性,符合"阳"的一般属性的一类证候。临床表现常见:面红目赤,声高气粗,烦躁不安,发热,口渴喜冷饮,小便短赤,大便秘结,舌红苔黄,脉洪数有力。

阴证是指具有抑制、沉静、衰退、晦暗等特性,符合"阴"的一般属性的一类证候。临床表现常见:面色淡白或暗淡,精神萎靡,倦怠乏力,气短声低,畏寒肢冷,口淡不渴,小便清长,大便稀溏,舌淡胖嫩,脉沉迟无力。

此外,当疾病处于危重阶段时还可出现严重的阴虚和阳虚证候,称为亡阴证和亡阳证。

亡阴证是指体内阴液大量损耗或丢失而出现的全身衰竭的危重证候。多因高热;大汗、大吐、大泻不止;严重烧伤,使阴液暴脱所致,也可由久病阴液亏耗进一步发展而形成。常见的临床表现有:身热恶热,手足温,汗出而黏,如珠如油,渴喜冷饮,面色潮红,虚烦躁动,舌红而干,脉细数。

亡阳证是指体内阳气极度衰微而出现的全身衰竭的危重证候。多因阴寒极盛,暴伤阳气;大汗,大失血,使阳随阴脱所致,也可见于久病阳气由虚而衰所形成。常见的临床表现有:手足厥冷,肌肤不温,大汗淋漓,汗稀而凉,口不渴喜热饮,面色苍白,表情淡漠,呼吸微弱,舌淡而润,脉微欲绝。

由于阴阳是互根互用的,所以亡阴可迅速导致亡阳,亡阳也可出现亡阴,两者常同时出现,在临床救治时应分别亡阴和亡阳的主次关系,才能达到及时正确的救治目的。

**课堂互动**

1. 亡阳证和亡阴证是怎么形成的?
2. 说出亡阳证和亡阴证的鉴别点。

# 任务二　学习脏腑辨证的方法及实用技能

### 学习任务书

| 序号 | 学习任务 | 完成情况 |
|---|---|---|
| 1 | 脏腑辨证的概念 | |
| 2 | 各脏腑病变的证型定义 | |
| 3 | 各脏腑病变的临床表现 | |
| 4 | 各脏腑病变的辨证要点 | |
| 5 | 病案分析 | |

完成学习任务并填写学习任务书后,以小组为单位及时交送老师

脏腑辨证是在了解脏腑生理功能和病理变化的基础上,把四诊所收集的各种病情资料进行分析和归纳,结合八纲辨证、气血津液辨证等其他辨证方法,以确定具体的病因、病变脏腑以及病变的性质等,从而做出证候诊断的一种辨证方法。

由于各脏腑具有不同的生理功能,出现病变后所表现出的证候也各不相同,所以,可以根据各脏腑不同的功能特性和病变特点对临床证候进行分析和归纳,分辨出病证所属的脏腑(即定病位),然后运用八纲辨证、气血津液辨证等方法,进一步分析脏腑的寒热、虚实、阴阳、气血变化的性质(即定病性)才能最终做出证候判断(如肝肾阴虚证、心气虚证、肺热炽盛证等)。

中医用于临床的辨证方法较多,虽然独具特色,各有侧重,但无一不与脏腑密切相关。脏腑辨证的内容较为系统、完整、纲目清晰、明确具体,因此,脏腑辨证是整个辨证体系中的重要组成部分,是临床各科辨证的基础。

## 活动一　研习心与小肠病的证候特点

心与小肠互为表里。心主血脉,主神志;小肠主受盛化物,主分别清浊。心病以心主血脉和心主神志的功能异常为主要病理变化,故心病常见的症状为:心悸怔忡,心烦心痛,失眠多梦,口舌生疮,神昏谵语,脉结代等。小肠病常见的症状为:小便赤涩灼痛,尿血等。心与小肠病常见的证候有以下几种。

(一)心气虚证

【定义】　心气虚证是指心气不足,推动无力所表现的证候。

【临床表现】 心悸怔忡,胸闷气短,神疲乏力,自汗,活动后症状加重,面色淡白。舌淡,苔白,脉弱。

(二)心血虚证

【定义】 心血虚证是指心血不足,心失濡养所表现的证候。

【临床表现】 心悸怔忡,失眠多梦,健忘,眩晕,面色淡白或萎黄,唇甲色淡。舌淡,苔白,脉细弱。

(三)心阴虚证

【定义】 心阴虚证是指心阴亏虚,虚热内扰所表现的证候。

【临床表现】 心悸怔忡,心烦,失眠多梦,五心烦热,潮热盗汗,两颧发红,口燥咽干。舌红,少苔,脉细数。

(四)心阳虚证

【定义】 心阳虚证是指心阳虚弱,虚寒内生,温煦推动无力所表现的证候。

【临床表现】 心悸怔忡,心区憋闷疼痛,畏寒肢冷,面色淡白或面唇青紫,气短自汗。舌淡胖或紫暗,苔白滑,脉沉迟无力或结代。

(五)心火亢盛证

【定义】 是指心火炽盛,热扰心神所表现的证候。

【临床表现】 心烦失眠,身热恶热,面红目赤,口渴冷饮,尿黄便结;或口舌生疮,糜烂疼痛;或吐血、衄血,小便赤涩灼痛;甚者狂躁,神昏谵语。舌尖红绛,苔黄燥,脉数有力。

(六)心脉痹阻证

【定义】 是指由于血瘀、气滞、痰浊、寒凝痹阻心脉所致的以心胸憋闷疼痛为主的证候。

【临床表现】 心悸怔忡,心胸憋闷疼痛,痛引肩背或内臂,时作时止为共有症状。血瘀心脉者,痛如针刺,舌紫暗,瘀斑瘀点,脉细涩或结代;痰阻心脉者,心胸闷痛,体胖痰多,身重困倦,舌苔白腻,脉沉滑;寒凝心脉者,突发剧痛,遇寒加重,得温痛减,畏寒肢冷,舌淡苔白,脉沉迟;气滞心脉者,心胸胀痛,两胁胀满,善太息,舌淡红,脉弦。

(七)痰蒙心神证

【定义】 是指痰浊蒙蔽心神所致的以神志异常为主的证候。

【临床表现】 神志痴呆,精神抑郁,表情淡漠,喃喃自语,举止异常;或突然昏倒,不省人事,口吐涎沫,喉中痰鸣,手足抽搐,两目上视,叫声如羊;或意识模糊,语言不清,昏不知人。舌淡,苔白腻,脉滑。

(八)痰火扰神证

【定义】 是指痰火内盛,扰乱心神所致的以躁狂为主的证候。

【临床表现】 身热烦躁,心烦不寐,面红目赤,气粗口渴,痰多色黄,尿赤便秘;甚则狂躁妄动,哭笑无常,胡言乱语,打人毁物,力逾常人,不避亲疏。舌红,苔滑腻,脉滑数。

（九）小肠实热证

【定义】 是指心火下移小肠,导致小肠里热炽盛所表现的证候。

【临床表现】 心烦失眠,面赤口渴,口舌生疮,糜烂灼痛,小便赤涩,尿道灼热疼痛。舌红,苔黄,脉数有力。

### 病案分析

欣欣是一所重点学校的高三学生,平时学习成绩优异,父母和老师都希望他能考上一所重点大学,所以精神压力比较大,学习非常刻苦,经常加班熬夜。最近这段时间老感到头晕心慌,晚上入睡困难,还经常做梦,记忆力明显减退,面部也失去了往日的红润,同学们都开玩笑的说他用了"美白霜",更担忧的是上课经常走神,学习成绩明显下滑,眼看高考在即,这可急坏了父母和老师,想必是营养不够,每天大鱼大肉的吃,不但不见好转,反而把胃也吃坏了,着急的父母只好把欣欣送进了医院。

问题:

1.把欣欣的临床表现归纳一下。

2.你知道欣欣为什么会有以上表现吗?

3.请你运用所学过的知识为欣欣辨证。

### 知识拓展

冠状动脉粥样硬化性心脏病(简称冠心病),是指冠状动脉粥样硬化使血管腔狭窄或阻塞,导致心肌缺血缺氧或坏死而引起的心脏病。临床上分为5种类型:无症状性心肌缺血、心绞痛、心肌梗死、缺血性心肌病、猝死。

心绞痛在冠心病中最常见,常由体力劳动,情绪激动(发怒,焦急,过度兴奋)而激发,寒冷、饱食、吸烟、心动过速或休克亦可诱发。典型心绞痛发作时的表现为突然发生的胸骨后方压榨性、闷胀性疼痛,可放射至心前区、左肩,左上肢前内侧,并可达无名指和小指,疼痛可持续3～5分钟,休息或含服硝酸甘油片可使疼痛缓解。本病可以参照中医的"胸痹"和"心痛"辨证治疗。

## 活动二 研习肺与大肠病的证候特点

肺与大肠互为表里。肺主气;主宣发与肃降;主通调水道;肺朝白脉。大肠主传导糟粕。肺病以呼吸功能减退,水液代谢功能失常,卫外功能失职,以及胸、鼻、皮毛等部位的异常为主要病理变化,故肺病常见的症状为:咳嗽,气喘,咯痰,胸痛,咯血,喉痛,声音异常,鼻塞流涕或水肿等。大肠病以大便异常为主要病理变化,故大肠病常见的症状为:泄泻,痢疾,便秘等。肺与大肠病常见的证候有以下几种。

（一）肺气虚证

【定义】 是指肺功能减弱,卫表不固,宣降无力所表现的证候。

【临床表现】 咳喘无力,少气不足以息,动则益甚,声低懒言,咯痰色白清稀,面色淡白,神疲乏力,自汗畏风,易于感冒。舌淡,苔白,脉虚。

（二）肺阴虚证

【定义】 是指肺阴不足,宣降失常,虚热内生所表现的证候。

【临床表现】　干咳无痰,或痰少而黏,不易咯出,甚至痰中带血,声音嘶哑,口咽干燥,形体消瘦,午后潮热,五心烦热,颧红盗汗,舌红少津,苔少,脉细数。

（三）风寒袭肺证

【定义】　是指风寒之邪侵袭肌表,使肺气失宣,卫气被遏所表现的证候。

【临床表现】　咳嗽气喘,痰白清稀,恶寒发热,身痛无汗,鼻塞流清涕,咽痒不适。舌淡,苔薄白,脉浮紧。

（四）风热犯肺证

【定义】　是指风热之邪侵袭肌表,肺卫为病所表现的证候。

【临床表现】　咳嗽,痰黄质稠,发热微恶风寒,鼻塞流黄浊涕,目赤头痛,口渴咽痛。舌尖红,苔薄黄,脉浮数。

（五）燥邪伤肺证

【定义】　燥邪侵犯肺卫所表现的证候。

【临床表现】　干咳无痰,或痰少而黏难咯,甚则咳时胸痛,痰中带血,口唇、鼻咽干燥,尿少便干,微发热恶寒。舌尖红,苔薄而干,脉浮数或细数。

（六）肺热炽盛证

【定义】　是指热邪内盛,壅积于肺,肺失宣降所表现的证候。

【临床表现】　咳嗽喘急,甚则鼻翼翕动,口鼻气灼,高热烦渴,面赤气粗,口鼻干燥,咽喉肿痛,尿黄便秘。舌红,苔黄燥,脉洪数有力。

（七）痰热壅肺证

【定义】　是指痰热蕴结于肺,肺失宣降所表现的证候。

【临床表现】　咳嗽气喘,喉间痰鸣,痰黄质稠量多,或为脓血腥臭痰,身热烦躁,甚则鼻煽气促,胸闷胸痛,小便短黄,大便秘结。舌红,苔黄腻,脉滑数。

（八）寒痰壅肺证

【定义】　是指寒邪与痰浊互结,壅阻于肺所表现的证候。

【临床表现】　咳嗽,痰白质稀,量多易咯,胸闷气喘,哮喘痰鸣,形寒肢冷。舌淡,苔白腻,脉滑。

（九）大肠湿热证

【定义】　是指湿热蕴结大肠,导致大肠传到功能失常所表现的证候。

【临床表现】　大便脓血黏液,或泄泻臭秽,或暴泻如水,里急后重,肛门灼热,腹胀腹痛,身热烦渴,小便短赤。舌红,苔黄腻,脉滑数。

（十）大肠津亏证

【定义】　是指大肠津液不足,肠失濡润传导失常所表现的证候。

【临床表现】　大便干燥,艰涩难下,数日一次,腹胀腹痛,嗳气口臭,口燥咽干。舌红少津,苔黄燥,脉细涩。

**病案分析**

深秋的一个星期天,清晨阳光明媚,小程约了几个好友骑车秋游,一路上你追我赶,热火朝天,玩得非常尽兴。谁知天有不测风云,在返回的路上狂风大作,不一会还下起了雨,个个成了"落汤鸡",把小程冷得直打哆嗦,不停地打喷嚏,到家后脱掉湿衣,换上棉袄仍感到浑身发冷,一量体温38.1 ℃,鼻涕像水一样不停地流,喉咙痒痒的,憋不住地咳嗽,四肢关节还疼痛。这下可把程妈妈心疼坏了,赶紧熬了生姜水放上红糖让小程喝。

问题:

1. 归纳一下小程有哪些症状。

2. 你知道小程为什么会出现这些症状吗?

3. 你有类似的情况发生吗?

4. 请你运用所学知识为小程辨证。

5. 程妈妈的做法对吗?

## 活动三　研习脾与胃病的证候特点

脾与胃互为表里。脾主运化;主升清;主统血。胃主受纳腐熟水谷;主通降。脾病以运化功能失常,以及脾不统血,清阳不升等为主要病理变化,故脾病常见的症状为:食少,腹胀,便溏,慢性出血,内脏下垂等。胃病以受纳腐熟功能障碍及胃失和降,胃气上逆为主要病理变化,故胃病常见的症状为:食少,胃脘胀痛,恶心,呕吐,嗳气,呃逆等。脾与胃病常见的证候有以下几种。

(一)脾气虚证

【定义】 是指脾气虚弱,运化功能不足所表现的证候。

【临床表现】 食少纳呆,脘腹胀满,食入即饱或食后胀满加重,口淡乏味,大便溏薄,面色萎黄,倦怠乏力,少气懒言,形体消瘦,或见浮肿。舌质淡或淡胖有齿痕,舌苔薄白,脉缓弱。

(二)脾虚气陷证

【定义】 是指脾气虚弱,升举无力而反下陷所表现的证候。

【临床表现】 脘腹坠胀,食后加重,便意频频,久泻久痢,肛门坠胀,脱肛或子宫脱垂,胃肾下垂,常伴有倦怠乏力,气短懒言,食少消瘦,头晕目眩。舌淡,苔白,脉缓弱。

(三)脾阳虚证

【定义】 是指脾阳不足,失于温运,阴寒内盛所表现的证候。

【临床表现】 纳呆食少,脘腹胀满冷痛,喜揉喜按,畏寒肢冷,面色萎黄,口淡不渴,大便溏薄清稀,或肢体困重,周身浮肿,小便不利,或白带量多质稀。舌淡胖,苔白滑,脉沉迟无力。

(四)脾不统血证

【定义】 是指脾气亏虚,无力固摄血行,血溢脉外所表现的证候。

【临床表现】　便血,尿血,肌衄,齿衄,月经过多,崩漏等慢性出血,伴见面色淡白或萎黄,食少便溏,食后腹胀,神疲乏力,少气懒言。舌淡,苔白,脉细弱。

（五）寒湿困脾证

【定义】　是指寒湿内盛,脾阳被困,运化失职所表现的证候。

【临床表现】　脘腹痞闷胀痛,纳呆便溏,口黏乏味,泛恶欲吐,头身困重,或肢体浮肿,小便短少,或身目发黄,黄色晦暗如烟熏,或白带量多。舌淡胖,苔白滑腻,脉沉细。

（六）湿热蕴脾证

【定义】　是指湿热内蕴中焦,脾失健运,胃失纳降所表现的证候。

【临床表现】　脘腹痞闷胀痛,纳呆厌食,口黏口苦,渴不多饮,肢体困重,小便短黄,大便溏泻不爽,或身目发黄,色泽鲜明如橘皮,或皮肤瘙痒,或身热不扬,汗出热不解。舌红,苔黄腻,脉濡数。

（七）胃阴虚证

【定义】　是指胃阴不足,胃失滋润,纳降失常,虚热内生所表现的证候。

【临床表现】　胃脘隐隐灼痛,嘈杂不舒,饥不欲食,口燥咽干,干呕呃逆,小便短少,大便干结。舌红少津,少苔,脉细数。

（八）胃寒证

【定义】　是指寒邪犯胃,胃气凝滞,胃失和降所表现的证候。

【临床表现】　胃脘冷痛,甚则剧痛,痛势较急,得温痛减,遇寒加剧,恶心呕吐,吐后痛缓,或呃逆嗳气,口淡不渴,口泛清涎,形寒肢冷。舌淡,苔白滑,脉沉紧或弦。

（九）胃热证

【定义】　是指胃中火热炽盛,胃失和降所表现的证候。

【临床表现】　胃脘灼痛拒按,吞酸嘈杂,食入即吐或消谷善饥,渴喜冷饮,齿龈出血、肿痛、溃烂,口臭,小便短黄,大便秘结。舌红,苔黄,脉滑数。

（十）食滞胃脘证

【定义】　是指饮食停滞胃脘,受纳腐熟失常,通降障碍所表现的证候。

【临床表现】　脘腹胀满疼痛,拒按,嗳腐吞酸,纳呆厌食,或呕吐酸腐食物,吐后胀痛得减,或腹痛肠鸣,矢气酸臭,大便溏泻,酸腐臭秽,排便不爽。舌质暗,舌苔厚腻,脉滑。

（十一）胃脘气滞证

【定义】　是指邪气犯胃或肝郁不舒,横逆犯胃所表现的证候。

【临床表现】　脘腹胀痛或脘胁窜通,嗳气频频,呃逆,恶心呕吐,嘈杂吞酸,食少纳呆,烦躁易怒。可因情绪舒畅、嗳气矢气而好转,情绪不畅而发作或加重。舌淡,苔白,脉弦。

🐟 病案分析

　　春节就要到了,在外地打工的小强带着给爸妈买的礼物兴高采烈地回到了家中。刚进村口就看到了自家新盖的楼房,心里有种说不出的高兴。小强急切地推开房门高喊:"爸妈,我回来了"。但眼前的景象着实让他一愣,只见爸爸无精打采地躺在床上,身旁还放了几个药瓶子及半碗剩饭。小强赶忙凑到床前急切地问道:"爸,你这是怎么了?"。强爸爸少气无力地说:"唉,一个月前家里盖房有点累,操心又多,吃饭也没个正点,饥一顿饱一顿的,半个月下来累的饭也不想吃了,浑身没力气,到村诊所买了健胃消食片吃了好一点,家里活又忙,只好硬撑着,这几天肚子老胀,还经常拉肚子,更吃不下饭了,落成了现在的样子"。看着爸爸疲惫不堪显得少气无力的样子,小强心疼地说:"明天我陪你到县医院找大夫看看吧"。

问题:

1. 请你归纳一下强爸爸的病史及临床表现。

2. 找出强爸爸患病的原因。

3. 请你为强爸爸辨证。

# 活动四　研习肝与胆病的证候特点

肝与胆互为表里。肝主疏泄,主藏血。胆主贮藏和排泄胆汁,主决断。肝病以疏泄功能失常,气机紊乱,情志异常及藏血功能异常为主要病理变化,故肝病常见的症状为:精神抑郁,急躁易怒,胸胁少腹胀痛,眩晕,肢体震颤,目疾,月经不调等。胆病以胆汁不循常道,情志异常为主要病理变化,故胆病常见的症状为:黄疸,口苦,惊悸,胆怯等。肝与胆病常见的证候有以下几种。

(一)肝血虚证

【定义】　是指肝血不足,相关组织器官失养所表现的证候。

【临床表现】　头晕眼花,视物模糊或夜盲,面色无华,爪甲不荣,或肢体麻木,筋脉拘急,手足震颤,肌肉跳动,或见月经量少色淡,甚则闭经。舌淡白,脉细。

(二)肝阴虚证

【定义】　是指肝的阴液亏损,阴不制阳,虚热内扰所表现的证候。

【临床表现】　头晕耳鸣,两目干涩,视力减退,口干咽燥,面部烘热,两颧发红,五心烦热,潮热盗汗,胁肋隐隐灼痛,手足蠕动。舌红少津,脉弦细数。

(三)肝郁气滞证

【定义】　是指肝的疏泄功能异常,气机郁滞所表现的证候。

【临床表现】　情志抑郁或烦躁易怒,善太息,胸胁或少腹走窜胀痛,或见咽部异物感,或见瘿瘤、瘰疬、乳癖,胁下痞块,或乳房胀痛,痛经,月经不调,甚则闭经。舌质紫或瘀斑,舌苔薄白,脉弦涩。

(四)肝火上炎证

【定义】　是指肝气郁结,郁而化火,气火上炎所表现的证候。

【临床表现】　眩晕,头目胀痛,急躁易怒,面红目赤,耳鸣如潮或突发耳聋,失眠噩梦,口苦咽干,胁肋灼痛,尿黄便结,或吐血、衄血。舌红,苔黄,脉弦数。

(五)肝阳上亢证

【定义】　是指肝肾阴液亏虚,阴不制阳,肝阳上扰头目所表现的证候。

【临床表现】　眩晕耳鸣,头目胀痛,急躁易怒,面红目赤,失眠多梦,腰膝酸软,头重脚轻。舌红少津,脉弦有力或弦细数。

(六)肝风内动证

是指肝功能失调,出现以眩晕欲仆、抽搐、震颤、蠕动等"动摇"症状为主要表现的证候。分为肝阳化风,热极生风,血虚生风,阴虚动风。

1. 肝阳化风

【定义】　是指由于肝阳上亢,导致肝风内动所表现的证候。

【临床表现】　眩晕欲仆,步履不正,语言謇涩,头痛头摇,项强,肢体麻木或震颤,或突然昏倒,不省人事,半身不遂,口眼歪斜,舌强不语,喉中痰鸣。舌红、苔白腻,脉弦细有力。

2. 热极生风

【定义】　是指热邪亢盛,灼伤津液,筋脉失养,导致肝风内动所表现的证候。

【临床表现】　高热神昏,躁扰如狂,手足抽搐,颈项强直,两目上视,甚则角弓反张,牙关紧闭。舌红或绛、苔黄燥,脉弦数。

3. 血虚生风

【定义】　是指肝血亏虚,筋脉失养,导致肝风内动所表现的证候。

【临床表现】　手足震颤,肌肉跳动,肌肉麻木,关节拘急不利,面色无华,眩晕耳鸣,视物模糊,爪甲不荣。舌淡,脉细。

4. 阴虚动风

【定义】　是指肝肾阴亏,筋脉失养,导致肝风内动所表现的证候。

【临床表现】　手足蠕动,眩晕耳鸣,形体消瘦,五心烦热,潮热盗汗,两颧潮红,口燥咽干。舌红、少津少苔,脉细数。

(七)肝胆湿热证

【定义】　是指湿热蕴结肝胆,疏泄功能异常所表现的证候。

【临床表现】　胁肋灼热,胀满疼痛,厌食腹胀,恶心欲吐,口苦咽干,小便短赤,大便不调,或寒热往来,身目发黄如橘色,或睾丸热痛,阴囊湿疹,或女子带下色黄、臭秽,外阴瘙痒。舌红、苔黄腻,脉弦数。

(八)胆郁痰扰证

【定义】　是指胆失疏泄,痰热内扰所表现的证候。

【临床表现】　胆怯易惊,烦躁不安,夜寐不宁,失眠多梦,眩晕耳鸣,胸胁满闷,口苦欲呕。舌红,苔黄腻,脉弦数。

❋ 病案分析

张大爷是典型的"暴脾气",平时爱和别人争执,虽然年过六旬,但脾气一点也没改,大家都不愿和他来往。前几天因为一件小事和邻居闹翻了脸,吵得是头昏脑涨,面红目赤,心里一直不痛快,也没有人诉说,只好闷在心里。这两天不但上述症状加重了,还老感觉嘴里发苦,喉咙发干,胸腹两侧还疼痛,小便发黄,连解大便也不顺畅,耳朵里轰轰响,看电视也听不清了,气得晚上睡不着觉还做噩梦。儿女们知道后赶紧把张大爷送到了医院。

问题：

1. 张大爷的病是怎么得的呢？

2. 请把张大爷的临床表现归纳一下。

3. 请你为张大爷辨证。

**知识拓展**

中风也叫脑卒中，可分为缺血性脑卒中和出血性脑卒中两种类型。中风是中医学对西医学中急性脑血管疾病的统称。脑血管疾病是指脑血管破裂出血或血栓形成，引起的以脑部出血性或缺血性损伤症状为主要临床表现的一组疾病，又称脑血管意外。它是以猝然昏倒，不省人事，伴发口角㖞斜，语言不利，半身不遂为主要表现的一类疾病。由于本病具有发病率高、死亡率高、致残率高、复发率高以及并发症多的特点，所以医学界把它同冠心病、癌症并列为威胁人类健康的三大疾病之一。患了急性脑血管病可以参照中医的"中风"辨证治疗。

## 活动五　研习肾与膀胱病的证候特点

肾与膀胱互为表里。肾主藏精；主水；主纳气。膀胱主贮尿和排尿。肾病以生长发育和生殖功能减退，水液代谢障碍，以及腰、脑、髓、骨、耳、发、齿、小便异常为主要病理变化，故肾病常见的症状为：腰膝酸软疼痛，发育迟缓，耳鸣耳聋，牙齿松动，发白早脱，阳痿遗精，不育不孕，呼吸表浅，水肿，小便异常等。膀胱病以小便异常为主要病理变化，故膀胱病常见的症状为：尿频、尿急、尿痛，尿赤，尿浊，尿闭，遗尿，小便失禁等。肾与膀胱病常见的证候有以下几种。

（一）肾精不足证

【定义】　是指肾精亏虚，生长发育迟缓，生殖功能低下及早衰所表现的证候。

【临床表现】　小儿生长发育迟缓，身材矮小，智力低下，动作迟缓，囟门迟闭，骨骼痿软；成人早衰，健忘呆钝，发脱齿摇，耳鸣耳聋，腰膝酸软，足软无力；男子精少不育，女子经闭不孕，性机能低下。舌淡，脉细。

（二）肾阴虚证

【定义】　是指肾阴不足，失于滋养，阴不制阳，虚热内扰所表现的证候。

【临床表现】　腰膝酸软疼痛，眩晕耳鸣，失眠多梦，形体消瘦，五心烦热，骨蒸潮热，颧红盗汗，口干咽燥，男子性欲亢奋、遗精、早泄，女子经少或经闭，尿黄便干。舌红少津、少苔或无苔，脉细数。

（三）肾气不固证

【定义】　是指肾气亏虚，固摄功能减退所表现的证候。

【临床表现】　腰膝酸软，面色淡白，神疲乏力，耳鸣耳聋，小便频数，尿后余沥不尽，遗尿，尿失禁，夜尿多，或男子滑精、早泄，女子带下量多清稀，或胎动易滑。舌淡、苔白，脉弱。

（四）肾阳虚证

**【定义】** 是指肾阳不足,温煦、气化功能减弱所表现的证候。

**【临床表现】** 腰膝酸软冷痛,畏寒肢冷,下肢尤甚,面色淡白或黧黑,神疲乏力,或性欲低下,男子阳痿、早泄,女子宫寒不孕,白带清稀量多,或大便稀溏,五更泄泻。舌淡,苔白,脉沉细无力。

（五）肾虚水泛证

**【定义】** 是指肾阳虚衰,气化障碍,水液泛滥所表现的证候。

**【临床表现】** 全身水肿,腰以下为甚,按之没指,小便短少,腰膝酸软冷痛,畏寒肢冷,腹部胀满,或心悸气短,咳喘痰鸣,痰涎稀白,不得平卧。舌淡胖、苔白滑,脉沉迟无力。

（六）肾不纳气证

**【定义】** 是指肾气亏虚,纳气减弱所表现的证候。

**【临床表现】** 久病咳喘,呼多吸少,气不接续,动则喘甚,声音低怯,腰膝酸软,自汗神疲,舌淡,苔白,脉沉弱。喘息甚者,冷汗淋漓,肢冷面青,小便失禁,脉浮大无根。

（七）膀胱湿热证

**【定义】** 是指湿热蕴结膀胱,膀胱气化不利,排尿失常所表现的证候。

**【临床表现】** 尿频、尿急、尿痛,尿道灼热,尿黄短涩,小腹坠胀疼痛,或小便浑浊,尿血,尿中砂石,或腰部掣痛,伴发热。舌红、苔黄腻,脉滑数。

### 病案分析

徐爷爷今年72岁,不是很硬朗,每天早上拄着拐杖能到湖边遛遛,平时有个腰酸腿痛的也能忍耐,每天夜里要解小便3~5次,挺烦的。半年前因胃癌做了一次大手术,此后以上症状明显加重,脸色淡白,浑身没力气,早上也不想起来了,解小便时也很费力,总觉得没解完,有时想解小便时来不及上厕所,还经常尿湿裤子,耳边老有蝉鸣声,听力明显下降,脉搏跳得更无力了。

问题:

1. 徐爷爷手术前后各有什么不舒服的表现呢?

2. 徐爷爷的病是怎么形成的呢?

3. 如果你是医生,怎样为徐爷爷辨证?

### 知识拓展

泌尿系结石是泌尿系统的常见病,结石可见于肾、膀胱、输尿管和尿道的任何部位,但以肾与输尿管结石为多见。因结石所在的部位不同临床表现也各有所异。肾与输尿管结石的典型表现为肾绞痛与血尿,在结石引起绞痛发作以前,病人往往没有任何感觉,由于某种诱因,如剧烈运动、劳动、长途乘车等,突然出现一侧腰部剧烈的绞痛,并向下腹及会阴部放射,常伴有腹胀、恶心、呕吐、程度不同的血尿。膀胱和尿道结石的主要表现是排尿困难和排尿疼痛。

# 任务三　学习气血津液辨证的方法及实用技能

## 学习任务书

| 序号 | 学习任务 | 完成情况 |
| --- | --- | --- |
| 1 | 气血津液辨证的概念 | |
| 2 | 气血津液病变的证型定义 | |
| 3 | 气血津液病变的临床表现 | |
| 4 | 气血津液病变的辨证要点 | |
| 5 | 病案分析 | |

完成学习任务并填写学习任务书后,以小组为单位及时交送老师

　　气血津液辨证就是运用气血津液和脏腑的有关理论,把四诊所收集的各种病情资料进行分析归纳,结合八纲辨证和脏腑辨证,判断有无气血津液的不足或运行障碍的一种辨证方法。

　　脏腑的功能活动以气血津液为物质基础,气血津液的生成及运行又依赖脏腑的功能活动。因此,一旦脏腑的功能异常,就会影响到气血津液的生成与运行,而气血津液的异常,也必然会影响到脏腑的功能。所以,气血津液的病变与脏腑密切相关,气血津液辨证应与脏腑辨证相互参照。

## 活动一　研习气病的证候特点

　　气的失常包括两方面:一是气的生化不足或耗伤太过或丢失太多,使气的功能减退,从而形成气虚、气不固、气脱的病理状态;二是气机紊乱,导致气的运行失常,从而形成气滞、气逆、气陷、气闭的病理状态。常见的气病包括气虚证、气陷证、气虚不固证、气脱证、气滞证、气逆证、气闭证。

　　(一)气虚证

　　【定义】　是指全身或局部气的减少,导致气和脏腑组织功能减退所表现的证候。

　　【临床表现】　神疲乏力,少气懒言,语声低微,呼吸气短,头晕目眩,自汗,易感冒,活动时诸症加剧。舌淡,苔白,脉虚无力。

（二）气陷证

【定义】　是指气虚无力升举,导致以内脏下垂为主要表现的证候,多由气虚发展而来。

【临床表现】　腰腹下坠,久泻久病,便意频频;或胃、肾、子宫下垂,脱肛。伴见面色淡白,神疲乏力,气短懒言。舌淡,苔白,脉虚无力。

（三）气虚不固证

【定义】　是指因气虚而导致固摄功能减退所表现的证候。

【临床表现】　自汗不止,尿频清长,尿后余沥不尽,遗尿,二便失禁;各种慢性出血;滑精早泄,滑胎。伴见面色淡白,神疲乏力,气短懒言。舌淡,苔白,脉虚无力。

（四）气脱证

【定义】　是指元气极度亏虚,气息奄奄所表现的证候。

【临床表现】　突然昏倒,面色苍白,呼吸微弱而不规律,大汗不止,口开目合,手撒身软,二便失禁。舌质淡白,苔白润,脉微欲绝。

（五）气滞证

【定义】　是指气机阻滞,运行不畅所表现的证候。

【临床表现】　胸胁、脘腹胀闷疼痛,时轻时重,游走不定,按之无形,常随太息、嗳气、矢气后而减轻,多因情绪不畅而诱发或加重,情绪舒畅则病情减轻。舌淡,苔薄,脉弦。

（六）气逆证

【定义】　是指气机升降失常,气升太过所表现的证候。

【临床表现】　肺气逆则咳嗽,喘息;胃气逆则恶心,呕吐,嗳气,呃逆;肝气逆则头目胀痛,眩晕耳鸣,面红目赤,昏厥,呕血。

（七）气闭证

【定义】　是指气机闭塞不通,导致气不能正常出入所引起的危急证候。

【临床表现】　突然昏仆或神昏,喘急窒息,身体剧痛或绞痛,四肢厥冷,胸闷腹胀,二便不通。舌暗,苔厚,脉沉实。

**病案分析**

　　张叔叔今年43岁,是个大货车司机,身材瘦小。由于工作性质的原因,经常饥一顿饱一顿,不能按时进食,几年前因持续胃脘坠胀,消化不好,到医院检查后诊断为"胃下垂",经过休息治疗病情明显好转。一个月前改当夜班出租车司机,虽然饮食状况较前改善,但总是感觉腹部下坠,每天要腹泻3~5次,服用止泻药疗效欠佳,近日感觉精神疲惫,没力气。

　　问题:

　　1.描述一下张叔叔的既往史,张叔叔都有哪些异常表现呢?

　　2.为什么张叔叔会出现以上情况?

　　3.请你用所学过的知识为张叔叔辨证。

# 活动二　研习血病的证候特点

　　血的失常包括两方面:一是血的生化不足或耗伤太过或丢失太多,使血的濡养功能减退,从而形成血虚的病理状态;二是血瘀、血热、血寒,使血行迟缓或血行加速,导致血运行失常的病理状态。常见的血病包括血虚证、血瘀证、血热证、血寒证。

(一)血虚证

【定义】 是指血液亏少(质和量的不足),导致脏腑经络、组织器官失养所表现的证候。

【临床表现】 面色淡白或萎黄,口唇、眼睑、爪甲色淡白,头晕眼花,心悸健忘,失眠多梦,手足麻木,四肢拘急;妇女经血量少色淡、愆期或经闭。舌质淡,脉细无力。

(二)血瘀证

【定义】 是指血液运行迟缓,或血溢脉外所表现的证候。

【临床表现】 若疼痛,则如针刺刀割,痛处固定不移而拒按,夜间加重;如为肿块,表浅者青筋暴露,腹内者质地坚硬,推之不移;如为出血,则色紫暗或有血块,大便黑如柏油;如色泽改变,则面色黧黑,唇甲色暗,皮下紫斑,肌肤甲错,皮肤出现丝状红缕;如为女子,则经闭、崩漏。舌紫暗或瘀斑、瘀点,或舌下脉络曲张,脉细涩或结代。

(三)血热证

【定义】 是指火热炽盛,热入血分,破血妄行所表现的证候。

【临床表现】 咳血,吐血,衄血,便血,月经量多,崩漏;或身热夜甚,面红目赤,口干渴饮水不多,小便短黄;或烦躁狂乱,神昏谵语;或皮疹紫红密集,疮疡红肿热痛。舌质红绛,苔黄,脉滑数或弦数。

(四)血寒证

【定义】 是指寒邪客于血脉,气血运行不畅所表现的证候。

【临床表现】 手足冷痛,形寒肢冷,肤色紫暗,麻木肿胀,少腹拘急疼痛;行经腹痛,月经愆期,经色紫暗,夹有血块,得温症状减轻,遇寒则加重。舌质淡白或淡紫,苔白,脉沉迟或弦涩。

**病案分析**

韩阿姨是个公司经理,日夜操劳,精神压力较大,经常失眠,工作丢三落四。两周前因急于开会闯了红灯,被一辆疾驶而来的小轿车撞倒,当时右大腿鲜血直流,不能站立。被救护车送到医院后,经过拍片检查诊断为"右大腿开放性粉碎性骨折",当即进行了手术治疗,术中输血1500 mL,手术很成功,现伤势恢复良好。但近几天韩阿姨总是感觉心里发慌,入睡困难,一睡着就做梦,小腿还抽筋,每当坐起时感到天旋地转,眼冒金星,同事们都说她面色发黄无光泽,爱美的她只好用化妆品来掩饰。虽经饮食调理有所好转,但专家会诊后,还是建议用中药进行康复性治疗。

问题:
1. 说说韩阿姨的既往史,请你归纳一下韩阿姨的临床表现。
2. 韩阿姨的现状是怎么形成的?
3. 请你给韩阿姨制定一个下一步的治疗方案。

## 活动三 研习津液病的证候特点

津液的失常包括两方面:一是津液的耗伤太过或丢失太多或生成不足,使津液的滋润功能减退,从而形成津液亏虚的病理状态;二是津液的输布排泄障碍,导致津液的运行失常,从而形成痰、饮、水肿的病理状态。常见的津液病包括津液亏虚证、痰证、饮证、水肿证。

### (一)津液亏虚证

【定义】 是指津液不足,导致脏腑、组织、官窍失去濡润所表现的证候。

【临床表现】 口唇、鼻咽、皮肤干燥或皲裂,毛发干枯,口渴喜饮,小便短少,大便干结,苔黄而干,脉细。甚者精神萎靡,面色枯槁,目眶深陷,两目干涩,皮肤干瘪松弛,尿量减少或无尿,舌红绛而干瘦,少苔或无苔,脉细数。

### (二)痰证

【定义】 是指水液凝聚,质地稠厚,停滞于脏腑、经络、组织所表现的证候。痰可分为有形之痰和无形之痰。根据痰的性质又可分为寒痰、热痰、湿痰、燥痰等。

【临床表现】 咳嗽咯痰,痰质黏稠,喉中痰鸣,胸脘痞闷,恶心纳呆,呕吐谈涎,头重眩晕;或肢体麻木,半身不遂,舌强语謇;或神智错乱为癫、狂、痫、痴;或形成瘰疬、瘿瘤、乳癖、痰核。舌苔腻,脉滑。

### (三)饮证

【定义】 是指水液凝聚,质地清稀,停滞于脏腑、经络、组织所表现的证候。根据饮停部位不同,饮证一般分为:痰饮、悬饮、支饮、溢饮。

【临床表现】 如饮停胃肠,则脘腹痞胀,胃肠水声漉漉,呕吐清涎稀水,为痰饮;如饮停心肺,则咳嗽痰多,色白清稀,胸闷心悸,气喘,张口抬肩,喉间痰鸣,甚则不能平卧,为支饮;如饮停胸胁,则胸胁饱满胀闷,咳嗽吐痰,牵引作痛,为悬饮;如饮停四肢肌肤,则肢体浮肿,困重,小便不利,为溢饮。舌淡胖,苔白滑,脉沉弦。

### (四)水肿证

【定义】 是指水液潴留,泛溢于颜面、四肢、胸腹所表现的证候。

【临床表现】 颜面、四肢肿胀,甚则全身肿胀,按之凹陷不易起;或肋间饱满,呼吸不利;或腹满如鼓,叩之浊声。伴见肢体沉重困倦,纳呆便溏,腰膝酸冷,四肢不温,小便短少不利。舌苔润滑,脉濡缓。

### 知识拓展

药酒,是由酒与药物配制而成。药酒的作用非常广泛,既有补益人体之阴、阳、气、血偏虚的补性药酒,也有祛邪治病的药酒。补性药酒,是专门为补虚纠偏,调整阴阳而设的,在饮用时应根据中医的理论进行辨证选用,限量饮服,不是每一种药酒人人皆宜,也不是人人都适合服用药酒的,如果服用不当,还会对人体造成伤害。

# 项目九　防治原则

## 项目简介

　　防治原则包括预防原则和治疗原则。预防原则是指防止疾病的发生与发展所必须遵循的基本法则,包括未病先防和既病防变两个方面;治疗原则简称"治则",是治疗疾病所必须遵循的基本法则。它们是在整体观念和辨证论治理论指导下制定的,充分反应出了中医预防和治疗的规律及特色。本项目共设置了两个学习任务,通过知识学习、互动交流,使学习者能够为辨证结论制定出正确的防治原则,为今后进一步学习中药学、方剂学提供理论依据。

# 任务一　学习预防原则

## 学习任务书

| 序号 | 学习任务 | 完成情况 |
| --- | --- | --- |
| 1 | 未病先防和既病防变的定义 | |
| 2 | 未病先防和既病防变的具体措施 | |

完成学习任务并填写学习任务书后,以小组为单位及时交送老师

## 活动一　研习未病先防

　　未病先防是指在疾病发生之前,做好各种预防工作,以防止疾病的发生。

　　疾病的发生关系到邪气和正气两个方面的因素,邪气是导致疾病发生的重要条件,而正气不足是导致疾病发生的内在依据,所以,未病先防包括两个方面。

　　(一)增强人体的正气

　　正气的强弱与机体的抗病能力密切相关,采取一定的有效方法可以增强体质,提高

正气,从而增强机体的抗病能力,达到预防疾病发生的目的。

1.重视精神调养 人的情志活动与脏腑气血的功能密切相关,情志愉悦则气机条畅,脏腑功能正常,气血平和,正气旺盛,减少疾病的发生。

2.加强身体锻炼 生命在于运动,正确的锻炼方法,可以调畅气机,使气血通畅,脏腑功能增强,提高抗病能力。例如我国古代的"五禽戏"以及太极拳、气功、广播操、健美操、舞蹈等,不仅对预防疾病起到了良好地作用,同时对一些慢性病也有一定的治疗作用。

3.注意生活起居 在日常生活中要做到饮食有节、起居有常、劳逸结合。饮食定时定量,合理搭配,不可偏食和过食肥甘厚味,注意饮食卫生;养成良好的生活习惯,顺应自然界的变化,根据不同季节合理调整衣着饮食,早睡早起不熬夜,禁抽烟少喝酒,起居规律;劳逸适度,避免过劳或过宜。

4.人工免疫 做好预防接种,通过人工免疫,增强体质,提高抵抗力,达到预防某些疾病的目的。如乙肝疫苗、白百破疫苗、破伤风疫苗、狂犬病疫苗、流感疫苗等。

(二)防止邪气的侵害

1.服用药物预防 事先服用某些药物,可提高机体的抗病能力,有效地防止病邪的侵袭,起到预防疾病的作用。如服用板蓝根、大青叶能够很好地预防流感和腮腺炎;服用茵陈、贯众能够预防肝炎等,都收到了良好的效果。

2.讲究环境卫生 注意自然环境清洁卫生,居所空气流通,保持空气清洁新鲜;饮用水源要洁净,避免传染病的流行。

3.避免病邪侵害 注意饮食卫生,避免六淫疫疬邪气的侵袭,少到人群聚集的场所,及时隔离传染病人等。

4.防范各种外伤 在日常生活和劳动中,必须时时留心防范,杜绝意外事故的发生,防止各种虫兽所伤。

✎ 课堂互动

1.什么是未病先防?
2.未病先防的具体措施有哪些?
3.怎样注意生活起居?

✎ 知识拓展

"冬病夏治穴位贴敷法"简称"三伏贴",是根据中医理论,以"冬病夏治"为原理,选用一定的药物制作成贴敷膏,在人体的穴位上进行贴敷,达到治病、防病目的的中医特色外治方法。"冬病夏治"体现了中医"治未病"思想。由于此法具有操作简便、安全有效、费用低廉等特点而深受患者的青睐。经过长期的临床实践,中医专家重点推荐的适宜病症是:

1.久咳、哮喘、肺痹(慢性支气管炎、支气管哮喘、慢性阻塞性肺病等)。

2.鼻渊、鼻鼽、喉痹(过敏性鼻炎、慢性鼻窦炎、慢性咽喉炎等)。

3.小儿体虚易感冒、反复咳喘(呼吸道感染)。

4.部分骨关节病(风湿性关节炎、类风湿性关节炎)。

传统穴位贴敷时间为农历三伏(初伏、中伏、末伏)的第一天,共贴敷3次。因贴敷的药物(如白芥子等)对皮肤有较强的刺激性,因此贴敷时间的长短,要根据患者的皮肤反应、个人体质和耐受能力而定,以患者能够耐受为度,一般以成人4~6小时,儿童1~4小时为宜。如果贴敷后自觉贴药局部有明显的不适感或小儿哭闹不止,不要强行留置,应及时取下。

## 活动二 研习既病防变

既病防变是指如果疾病已经发生,应争取早期诊断、早期治疗,防止疾病进一步的发展和传变,以达早日康复。

(一)早期诊断,早期治疗

在疾病的早期阶段,一般病位较浅,病情多轻,邪气尚未伤正,正气的抗邪、愈病能力均较强,此时治疗有利于疾病的早日康复。这就要求医生必须掌握不同疾病的发生、发展及变化规律,善于发现疾病的苗头,尽早做出正确的诊断,才能进行及时有效和彻底的治疗,使疾病愈于初期阶段。反之病邪就有可能由浅入深,使病情趋于复杂,治疗更加困难。

(二)控制疾病的传变

人体是一个有机的整体,在生理上相互联系,病理上相互影响、相互传变。不同的疾病有不同的传变途径和规律。只要早期诊断和早期治疗,及时而恰当的做出各种防治措施,阻截其病传途径,就能有效防止疾病的深化和恶化。如临床上治疗肝病时,常配合健脾和胃之法,使脾气旺盛而不受邪,以防肝病传脾。

**课堂互动**

1. 什么是既病防变?
2. 既病防变的具体措施有哪些?

# 任务二 学习治疗原则

**学习任务书**

| 序号 | 学习任务 | 完成情况 |
| --- | --- | --- |
| 1 | 治疗原则的概念 | |
| 2 | 标本先后、扶正祛邪、正治反之治则 | |
| 3 | 病治异同、调整阴阳、三因治宜治则 | |
| 4 | 治则指导下制定的各种治疗方法 | |

完成学习任务并填写学习任务书后,以小组为单位及时交送老师

## 活动一　认知治疗原则

治疗原则简称"治则",是治疗疾病时所必须遵循的基本法则。治则是用于指导治疗方法的总则,它是在中医整体观念和辨证论治精神指导下制定的,对临床治疗的立法、处方、用药等具有普遍指导意义。

治疗方法简称"治法",是在治则的具体指导下制定的,是治则的具体化,任何具体的治疗方法,总是从属于一定的治则。

任何疾病,在其发生和发展变化的过程中,都会出现不同的症状和体征,这些反映于外的症状和体征都属于疾病的外在现象,并不一定是疾病的本质,如阳盛格阴,阴盛格阳,真实假虚,真虚假实等,所以临床上必须运用四诊全面收集病人的症状和体征,经过辨证,综合分析判断,才能透过现象寻求出疾病的本质,从而确立正确的治则。因此"治病求本"是制定治疗原则的前提和依据。

常见的治疗原则有:标本先后、扶正祛邪、正治反之、病治异同、调整阴阳、三因治宜。

**课堂互动**

1. 什么是治疗原则?
2. 治疗原则的指导精神是什么?
3. 常见的治疗原则有哪些?

## 活动二　研习标本先后的治疗原则

"标"和"本"是中医治疗疾病时,用以区分各种病证的矛盾主次,解决主要矛盾的治疗原则。标即现象,本即本质,标与本的含义是多方面的。从正邪两方面来说,正气为本,邪气为标;以疾病而言,病因为本,症状是标;从病位内外而分,内脏为本,体表为标;从发病先后来分,原发病(先病)本为,继发病(后病)为标。总之,"本"含有主要方面和主要矛盾的意义,"标"含有次要方面和次要矛盾的意义。从治病而言,总以"治病求本"为要务。

疾病的发生与发展变化过程,常常是错综复杂和千变万化的。因此,在治疗时就需要运用"标本先后"的理论,分清其主次、缓急,便于及时合理的治疗。标本先后的治疗原则一般分为急则治标,缓则治本和标本同治(标本兼治)三种情况。

### (一)急则治标

急则治标是指标病危急,若不及时治疗会危及患者生命,或影响本病的治疗,此时必须先治其标,等病情缓解后,再针对其本进行治疗。如急性大量出血的病人,无论何种原因,均应采取紧急措施,先止血以治标,待血止病情缓解后,再针对病因治其本。再如膨胀、高热等,皆宜先利水、退热。由此看出,急则治标,只是一时权宜之计,最终目的仍是更好的治本。

（二）缓则治本

缓则治本是指在病情缓和、病程较长的情况下，要从根本上进行治疗。因标病源于本病，本病得治，标病随之而去。如脾气虚弱，不能统摄血液而出现的牙龈出血，以及不能运化水湿而出现的泄泻。脾虚为本，出血、泄泻为标，此时标病不至于危及生命，所以治疗就不能见血止血、见泻止泻以治标，而应健脾益气以治本，本病得愈则出血和泄泻自止。再如肺痨咳嗽、气虚自汗、阴虚发热、外感发热等，只要养肺、益气、滋阴、解表以治其本，则咳嗽、自汗、发热之标亦不治而退。

（三）标本同治

标本同治是指标病与本病并重俱急或俱不急时所采用的一种治疗原则。如热极生风、气虚感冒，本为热邪亢盛、卫气不固，标为肝风内动、外感表邪，治疗只能凉肝熄风、益气解表，标本同治。再如肾不纳气之咳喘病，本为肾气虚，标为肺失肃降，治疗只宜益肾纳气，肃肺平喘，标本兼顾。

标本同治并非不分主次，平等对待，而应根据临床证候的具体情况，对标本有所侧重，分别采取以治本为主，兼以治标或以治标为主，兼以治本。

**课堂互动**

1. 什么情况下适用急则治标？请举例说明。
2. 什么情况下适用缓则治本？请举例说明。
3. 什么情况下适用标本同治？请举例说明。

# 活动三 研习扶正祛邪的治疗原则

中医认为，疾病的整个过程就是邪气与正气相互斗争的过程。疾病的发生、发展与转归取决于正邪双方力量的对比，正能胜邪则病退，正不胜邪则病进。治疗疾病的关键在于改变正邪双方力量的对比，通过扶助正气与祛除邪气的方法，最终使疾病痊愈。益气、养血、滋阴、补阳等，就是扶正的具体方法，而发汗、涌吐、攻下等则是祛邪的具体方法。根据正气与邪气力量的对比，扶正祛邪的具体运用可分为下列五种情况：

（一）扶正

扶正即扶助正气，增强体质，提高机体的抗邪、愈病能力。适用于以正气虚为主，而邪气也不盛的虚证，即"虚则补之"。而益气、养血、滋阴、温阳、补养脏腑等方法，就是在扶正治则指导下确立的具体治疗方法。

（二）祛邪

祛邪即祛除邪气，消除病邪的侵袭和损害。适用于以邪气盛为主，而正气也不衰的实证，即"实则泻之"。而发汗、涌吐、攻下、消导、活血、化痰、清热、祛湿等方法，就是在祛邪治则指导下确立的具体治疗方法。

（三）先扶正后祛邪

先扶正后祛邪即先补后攻，适用于正虚邪实而以正虚为主，正气虚衰不耐攻的虚实夹杂证候,若先祛邪更伤正气,必须先用补法扶正,使正气恢复到能承受攻伐时再攻其邪。如臌胀病,当正气虚衰为主要矛盾,不耐攻伐时,必须先扶正,待正气适当恢复,能耐受攻伐时再泻其邪,以防发生意外。

### (四)先祛邪后扶正

先祛邪后扶正即先攻后补,适用于正虚邪实而以邪气盛为主,但正虚尚能耐攻的虚实夹杂证候,若兼顾扶正反会助邪,此时应先行祛邪,邪气速去而正气易复,然后再补虚以收全功。如瘀血所致的崩漏证,因瘀血不去,所以出血不止,故应先活血化瘀,然后再进行补血。

### (五)扶正与祛邪兼用

扶正与祛邪兼用即扶正与祛邪同时运用,适用于正虚邪实但二者均不甚重的虚实夹杂证候。扶正是为了更好的祛邪;祛邪是为了更好的扶正。扶正与祛邪同时运用,应以"扶正不留邪,祛邪不伤正"为原则。具体运用时必须区别正虚与邪实的主次关系,灵活运用。如以正虚为主时,单纯扶正又易留邪,单纯祛邪又易伤正,此时应以扶正为主兼祛邪。如气虚感冒,则应以补气为主兼解表。若以邪实为主时,单纯祛邪又易伤正,单纯扶正又易留邪,此时应以祛邪为主兼扶正。如食滞胃痛,则应以消食导滞为主兼健脾和胃。

**课堂互动**

1. 分别说出扶正和祛邪的适用范围及具体方法。
2. 什么情况下适用先扶正后祛邪和先祛邪后扶正?请举例说明。
3. 扶正与祛邪兼用的原则是什么?怎样灵活运用?

# 活动四　研习正治反治的治疗原则

正治与反之,是指选用药物的寒热、补泻性质与疾病本质和现象之间的从逆关系而言。中医认为,在疾病的整个过程中,疾病的本质和现象应该是一致的,但由于病理变化的错中复杂性,致使疾病的本质和现象有时不一致,出现了假象,如"真热假寒(热证见寒象),真寒假热(寒证见热象);真实假虚(实证见虚象),真虚假实(虚证见实象)"。治疗时若见热治热,见寒治寒;见实即泻,见虚即补,势必出现偏差。所以在临证时要依据"治病求本"的基本法则,认真辨证,不受假象的迷惑,去伪存真,辨析出疾病的本质,并针对本质制定正确的治疗原则。

### (一)正治

正治是指逆其证候性质而治的一种最常用的治疗原则,又称"逆治"。逆,是指选用方药的性质与证候性质相反,如热证用寒药,寒证用热药;实证用泻法,虚证用补法。适用于疾病的临床表现与其本质相一致的情况下,如热证见热象,寒证见寒象;实证见实象,虚证见虚象。在其原则指导下制定的具体方法有:热者寒之,寒者热之;实则泻之,虚则补之。

**1.热者寒之**　热者寒之是指热性病证出现热象,用寒凉性质的药物治疗,又称"治热以寒"。如表热证,用辛凉解表的药;里热证用苦寒清里的药。

2.寒者热之　寒者热之是指寒性病证出现寒象,用温热性质的药物治疗,又称"治寒以热"。如表寒证,用辛温解表的药;里寒证用温里散寒的药。

3.实则泻之　实则泻之是指实性病证出现实象,用攻下性质的药物治疗。如瘀血证,用活血化瘀的药;饮食积滞证,用消食导滞的药。

4.虚则补之　虚则补之是指虚性病证出现虚象,用补益性质的药物治疗。如阳气不足证,用扶阳益气的药;阴血不足证,用滋阴养血的药。

(二)反治

反治是指顺其证候性质的假象而治的一种治疗原则,又称"从治"。从,是指选用方药的性质与证候性质的假象相同,如热象用热药,寒象用寒药;实象用补法,虚象用泻法。适用于疾病的临床表现与其本质不相一致的情况下,如热证见寒象,寒证见热象;实证见虚象,虚证见实象。究其实质,仍是在"治病求本"基本法则指导下,针对疾病本质而制定的治疗原则。在其原则指导下制定的具体方法有:热因热用,寒因寒用;塞因塞用,通因通用。

1.热因热用　热因热用是指用热性药物治疗具有假热症状的病证。适用于阴寒内盛,格阳于外,反见热象,形成内真寒(本质)、外假热(现象)的真寒假热证,又称"以热治热"。从表面上看是用热药治疗热性的症状,但究其实质,仍是用热药治寒证。

2.寒因寒用　寒因寒用是指用寒性药物治疗具有假寒症状的病证。适用于里热盛极,阳气被郁,不能外达,反见寒象,形成内真热(本质)、外假寒(现象)的真热假寒证,又称"以寒治寒"。从表面上看是用寒药治疗寒性的症状,但究其实质,仍是用寒药治热证。

3.塞因塞用　塞因塞用是指用补益药物治疗具有闭塞不通症状的病证。适用于真虚假实证,又称"以补开塞"。如脾虚失运(本质)引起的腹胀痞满(现象),用健脾益气法治疗;气血亏虚(本质)引起的闭经(现象),用补气养血法治疗。究其本质,仍是虚则补之。

4.通因通用　通因通用是指用通利药物治疗具有通利滑泻症状的病证。适用于真实假虚证,又称"以通治通"。如食积(本质)引起的腹泻(现象),用消食导滞法治疗;瘀血(本质)引起的崩漏(现象),用活血化瘀法治疗。究其本质,仍是实则泻之。

**课堂互动**

1.什么是正治和反治?说出具体方法。

2.请解释热者寒之、寒者热之;实则泻之、虚则补之。

3.分别说出热因热用、寒因寒用;塞因塞用、通因通用的适应证。

# 活动五　研习病治异同的治疗原则

中医认为,同一种病在其发展过程中可以出现几种不同的证,即"同病异证"。此外,不同的病在其发展过程中也可以出现相同的证,即"异病同证"。因此在临床治疗中就产生了"同病异治"和"异病同治"的治疗原则。

## (一)同病异治

同病异治是指同一种疾病出现了不同的证候,因而治法就不同。如咳嗽有风寒咳嗽、风热咳嗽、燥热咳嗽等,治疗方法必然不同。

## (二)异病同治

异病同治是指不同的疾病出现了相同的病机,因而治法就相同。如头痛、眩晕是两个不同的病,但均可由肝阳上亢引起,因此都可采用平肝潜阳的方法治疗。

由此可见,中医治病不是着眼于"病"的异同,而更重视"证"的区别。"证异治也异,证同治也同",即是"同病异治,异病同治"的理论依据。

**课堂互动**

1.什么是同病异治和异病同治?
2.同病异治和异病同治的理论依据是什么?

# 活动六　研习调整阴阳的治疗原则

中医认为,疾病的发生用阴阳的理论来解释,即是阴阳的相对平衡遭到破坏,导致阴阳的偏盛或偏衰,出现阳盛则热(实热),阴盛则寒(实寒);阳虚则寒(虚寒),阴虚则热(虚热)的结果。调整阴阳就是针对阴阳的偏盛或偏衰变化,采用"损其有余,补其不足"的治疗原则,将阴阳调整到相对平衡的状态,以达到治愈疾病的目的。

## (一)损其有余

损其有余是针对阴阳偏盛的病理变化所制定的治疗原则。阴阳偏盛包括阴偏盛的实寒证和阳偏盛的实热证。根据"实则泻之"的原则,对于阳偏盛而阴未虚的实热证,应采用"热者寒之"的方法以清泻阳热;阴偏盛而阳未虚的实寒证,应采用"寒者热之"的方法以温散阴寒。

## (二)补其不足

补其不足是针对阴阳偏衰的病理变化所制定的治疗原则。阴阳偏衰包括阴偏衰的虚热证和阳偏衰的虚寒证。根据"虚则补之"的原则,对于阴偏衰的虚热证,应采用滋阴制阳的方法,又称"阳病治阴"和"壮水之主,以治阳光";对于阳偏衰的虚寒证,应采用补阳制阴的方法,又称"阴病治阳"和"益火之源,以消阴翳"。

**课堂互动**

1.阴阳失调的治疗原则是什么?
2.损其有余的适用范围和具体方法有哪些?
3.补其不足的适用范围和具体方法有哪些?

# 活动七　研习三因治宜的治疗原则

三因治宜是指因时、因地、因人制宜。中医认为,气候变化、地理环境、人的体质对疾病的发生、发展及转归均能产生不同程度的影响。同一种疾病，由于发病的季节、地区、人群不同，病理变化也不尽相同，治疗方法也存在着差异。因此，在治疗疾病时，必须全面参照这些具体因素，区别对待，从而制定出适宜的治疗原则。

（一）因时制宜

因时制宜是指在治疗疾病时，要结合当时的气候特点，制定适宜的治疗原则。

一年四季的寒热温凉变化，对人体的生理功能和病理变化均有不同程度的影响，用药特点也各不相同。如春夏之季气候温热，阳气升发，腠理疏松，即使外感风寒，也不宜过用辛温发散药物，剂量要酌减，以免发散太过，耗伤气阴。而秋冬之季，气候寒凉，阴盛阳衰，阳气内敛，腠理致密，除大热之证外，要慎用寒凉之剂，剂量要酌减，以防苦寒伤阳。古人说："用寒远寒、用凉远凉、用温远温、用热远热"。

（二）因地制宜

因地制宜是指根据不同的地域环境、气候特点及人们生活习惯的差异，制定适宜的治疗原则。

不同的地域，地势有高低，土质、气候、水质有差别，工作环境、生活习惯不尽相同，生理活动与病理变化也各有特点。所以在治疗疾病时要全面考虑，选择方药时应根据当地环境气候及生活习惯而有所区别。如西北高原地区，气候寒冷，腠理致密，风寒病证较多，宜多用辛温药物；东南沿海一带，气候温热，多雨潮湿，腠理疏松，湿热病证较多，宜多用苦寒药物。即使是同一种病证，治疗时也要考虑到不同地区的地域特点，如同为外感风寒证，西北严寒地区，辛温解表药量较重，常用麻黄、桂枝；东南沿海一带，辛温解表药量较轻，常用荆芥、防风。此外，山区与平原，城市与农村，人的体质状况、生活习惯、生活条件均不同，治疗时也要考虑这些因素。

（三）因人制宜

因人制宜是指根据病人的年龄、性别、体质等不同特点，制定适宜的治疗原则。

1.年龄 年龄不同其生理功能和病理变化也各异，用药时应区别对待。

如小儿生机旺盛，但脏腑娇嫩，气血未充，发病易寒易热，易虚易实，易患外感、胃肠疾患，病情变化迅速。因而，治疗小儿疾病要及时迅速，药量宜轻，疗程宜短，忌用峻剂，少用补宜，多用调理脾胃之药。

青壮年则脏腑功能强健，气血旺盛，发病多表现为实证，可侧重于攻邪泻实，药量也宜稍重。

老年人生机减退，脏腑功能衰减，气血日衰，病多表现为虚证，或虚中夹实，因而，多用补虚之法，或攻补兼施，实证攻之宜慎，药量要酌减。

2.性别 男女性别不同，各有其生理、病理特点，用药时也当有别。

妇女在生理上以肝为先天，以血为本。病理上以经、带、胎、产及乳房、胞宫之病为多见，故妇人疾病多属血亏血瘀。月经期、妊娠期当慎用或禁用峻下、破血、开窍、滑利、走窜、有毒之品。

男子生理上以精气为主，以肾为先天。病理上精气易亏，精室疾患及性功能障碍为常见，如阳痿、阳强、早泄、遗精、滑精及精液异常，治疗注重调肾。

**3.体质** 由于先天禀赋和后天调养的不同,每个人的体质不仅有强弱之分,还有偏寒偏热的不同,用药时也当有别。

体质强壮者,患病多实证,能耐攻下,用药剂量可偏重;体质虚弱者,患病多虚证或虚实夹杂,不耐攻下,用药剂量宜轻,以补为主;阳盛或阴虚之体,用药宜偏寒凉,慎用温热;阴盛或阳虚之体,用药宜偏温热,慎用寒凉。

**课堂互动**

1.什么是因时、因地、因人制宜?

2.因时制宜的原则是什么?

3.小儿有什么生理特点? 在用药时应注意什么?

# 第二篇

# 中药基础

## 项目一　总论

### 项目简介

中药是中华民族传统药物的总称。中药学是研究中药基本理论以及中药的来源、采制、性能、功效和临床应用等知识的一门学科。本项目主要围绕历代本草介绍及中药的性味、归经、升降沉浮、有毒无毒等方面的学习任务展开，通过分组讨论、案例解析、互动交流、自主学习、教师指导等活动使学习者具备中药调剂、指导用药及制剂养护等岗位的职业技能。

## 任务一　学习历代本草代表作

### 学习任务书

| 序号 | 学习任务 | 完成情况 |
| --- | --- | --- |
| 1 | 《神农本草经》、《本草经集注》、《新修本草》3 部本草的成书时代、作者、药数和主要贡献 | |
| 2 | 《证类本草》、《本草纲目》、《本草纲目拾遗》3 部本草的成书时代、作者、药数和主要贡献 | |
| 3 | 《中华本草》有哪些特点？ | |

完成学习任务并填写学习任务书后，以小组为单位及时交送老师

(一)本草学的起源

春秋战国至秦汉时期,随着治病经验的积累,受当时经济、文化、哲学的影响,我国医学理论体系逐步形成,出现了《黄帝内经》、《难经》、《伤寒杂病论》等重要医学典籍。与此同时,药物知识更加丰富,秦汉至魏晋南北朝是奠定中药学发展基础的重要时期,已有多种本草著作问世,其中影响最大的是《神农本草经》和《本草经集注》。

《神农本草经》(简称《本经》),作者不详,可能非一人一时之作,而是经历了较长时期的撰写、流传、补充、完善的过程,约成书于东汉时期,是中国现存最早的一部本草。该书共载药物365种,其中包括植物药252种,动物药67种,矿物药46种。每一药物记述了性味、有毒无毒、主治功用、别名等。全书分成总论、各论两大部分。所收载的药物功用大多朴实有验,如常山截疟,黄连治痢,大黄泻下,麻黄平喘,当归调经,阿胶止血,人参补虚,乌头止痛,半夏止呕,茵陈退黄等。《本经》总结了汉以前的药学成就,奠定了中药学发展的基础,对后世本草学具有深远的影响。

《本草经集注》作者陶弘景,为南北朝时期著名的学问家。《本草经集注》以陶弘景整理、订正的《本经》365种药物为基础,并增补"名医副品"365种,加上陶弘景本人的注解和评议而成。

(二)本草学的发展

《新修本草》又称《唐本草》,由苏敬、李勣等主持编纂。全书由本草、药图、图经三部分组成。本草部分共载药844种,分玉石、草、木、禽兽、虫鱼、果、菜、米、有名未用等9类,记述药物的性味、主治功用及产地、采制等内容。另有药图、图经两部分,对药物形态加以描述对照。这种图文对照的编写方式,开创了世界药学著作的先例,是我国历史上第一部官修药典性本草,并被誉为世界上第一部药典,比欧洲纽伦堡药典《科德药方书》早887年。

《经史证类备急本草》(简称《证类本草》)为北宋名医唐慎微所撰。本书以《嘉祐本草》、《本草图经》为基础,旁征博引,广泛搜集经、史、子、集中大量药学史料,参以民间和自己的经验。全书30卷,载药1746种,分为玉石、草、木、人、兽、禽、虫鱼、果、米谷、菜、有名未用共11类,附方3000余首,对药材的产地、品种鉴别等亦有贡献。

(三)本草学的成熟

金元明清时期,本草学日趋成熟,在药性理论、大型综合本草和各类专题本草方面,获得全方位的发展。南宋末年至金元时期,战争频繁,社会动乱,医学上出现学术争鸣,金元医药家通过临床实践提出了许多新的观点,促进了药性理论在深度和广度上的发展。影响较大的有:刘完素《素问药注》、《本草论》,张洁古《珍珠囊》,李东垣《药类法象》、《用药心法》,王好古《汤液本草》,朱丹溪《本草衍义补遗》等。

明代伟大的医药学家李时珍(1518~1593年)以毕生精力编成《本草纲目》,全书52卷,约200万字。药物部分按自然来源分为水、火、土、金石、草、谷、菜、果、木、服器、虫、鳞、介、禽、兽、人等16部,每部再行分类,共为60类。书中汇集了大量前人资料,也反映了作者丰富的研究成果和新发现、新经验,以及对过去本草中谬误的指正。它是中国16世纪以前本草学的全面总结,在所涉植物、动物、矿物、冶金、农学、气象等自然科学和历史、地理、文字、训诂等人文科学的许多方面均有重要贡献,被誉为"中国的百科全书"。该书17世纪先后传播海外,丰富了世界科学宝库。

清代赵学敏《本草纲目拾遗》,补充了《本草纲目》的不足,纠正了《本草纲目》的某些错误。卷首"正误"项下,纠正或补充《纲目》内容34条。全书共10卷,载药921种,其中新增716条之多,其中大多是疗效确切的民间药,和金鸡纳等外来药,极大地增加了药物数量,总结了我国16至18世纪本草学的新成就。

(四)现代中药学的形成与发展

"中华民国"时期(1912～1949),在西方文化进一步传播的影响下,出现了一股全盘否定传统文化的思潮,中医药的发展受到阻碍。但在医药界志士仁人的普遍抗争和共同努力下,中药学仍然有所发展。其中影响较大的是陈存仁主持编著的《中国药学大辞典》于1935年出版。全书270万字,收药目4300条,每药分别介绍命名、古籍别名、基本、产地、形态、性质、成分、效能、主治、历代记述考证、辨伪、近人学说、配合应用、用量、施用宜忌、参考资料等21项。资料丰富、全面,汇集古今论述,并有附图。它是中药发展史上第一部大型辞典。

1949年中华人民共和国建立后,中国共产党和人民政府高度重视中医药学的继承和发展,制定了一系列政策和措施。半个世纪来,在医药界人士共同努力下,中药学取得前所未有的成就。

中国医学科学院药物研究所等编写的《中药志》,原分4册,修订后为6册。《全国中草药汇编》上册、下册及图谱,载药3786种,彩图1152幅。江苏新医学院《中药大辞典》上册、下册及附编,载药5767味。《原色中国本草图鉴》25册,收载彩绘中药5000种。卫生部药品生物制品检定所等编纂《中国民族药志》,首次介绍多民族药物1200种。此外,徐国钧《药材学》、谢宗万《中药材品种论述》、刘寿山《中药研究文献摘要》、宋立人《现代中药学大辞典》等均从不同角度反映了中药学研究成果。

1999年9月,在中华人民共和国建立50周年大庆之际,新中国第一部官修本草——《中华本草》由上海科学技术出版社出版发行。《中华本草》的编纂由国家中医药管理局主持,南京中医药大学总编审,全国63所高等院校和科研院所507名专家参加,宋立人为总编,胡烈为常务副总编,吴贻谷为总审定。

《中华本草》以继承发扬、整理提高为宗旨,以中医药理论为指导,医药结合,多学科协作,系统总结了我国二千多年来本草学成就并反映当代中药学研究的成果。全书共30卷,分为10册,收载药物8980味,插图8534幅,篇幅达2808万字。内容分为总论、药物各论、附编、索引四大部分,涉及中药品种、栽培、药材、化学、药理、炮制、制剂、药性理论、临床应用等中药学科的各个方面。

## 讨论探究

表 2-1-1　学习讨论

| 议题 | 结论 |
| --- | --- |
| 秦汉至南北朝时期的本草有哪些? | |
| 唐宋时期的本草有哪些? | |
| 金元明清时期的本草有哪些? | |
| 现代的本草有哪些? | |

# 任务二　学习中药的性能

## 学习任务书

| 序号 | 学习任务 | 完成情况 |
| --- | --- | --- |
| 1 | 中药性能的概念 | |
| 2 | 四气的概念 | |
| 3 | 五味的概念 | |
| 4 | 升降沉浮的概念 | |
| 5 | 归经、功效的概念 | |
| 6 | 有毒无毒概念及安全用药的基本原则 | |

完成学习任务并填写学习任务书后,以小组为单位及时交送老师

## 活动一　学习中药的性能和四气

(一)中药的性能

中药的性能即指药物的性质和作用,简称药性。涉及的内容主要有四气五味、升降

浮沉、归经、功效和毒性等。中药治病的基本作用，就在于帮助机体祛除病邪，调整阴阳平衡，恢复脏腑经络的正常生理功能。药物所以具有上述作用，是由于各种药物具有各自的若干特性，前人称之为药物的偏性。以药物的偏性纠正疾病所表现的阴阳偏盛偏衰，谓之以偏纠偏。所以熟悉药物的性能，掌握每味药的特点，对于临床正确地使用药物，具有十分重要的意义。

（二）四气

四气，又称四性，是指药物的寒、热、温、凉四种不同的药性。四气中温热与寒凉属于两类不同的性质，温热属阳，寒凉属阴。温与热，凉与寒分别具有共性，但程度上又有差异。有些药物还标以大热、大寒、微温、微寒等，这也仅仅是四气程度不同的进一步区分。一般认为，微寒即凉，凉次于寒，寒次于大寒；微温次于温，温次于热，热次于大热。

此外，还有一种平性药，这类药物作用平和，温热或寒凉之性不显著，故称为平性。但所谓平性，并非绝对，仍有微温、微寒之偏，未越出四气范围。故四气从本质而言，实际上是寒热二性。

药性寒热温凉，是从药物作用于机体所发生的反应概括出来的，是与所治疾病的寒热性质相对应的。故药性的确定是以用药反应为依据，病证寒热为基准。能够减轻或消除热证的药物，一般属于寒性或凉性；能够减轻或消除寒证的药物，一般属于温性或热性。寒凉性质药物，大多有清热作用，如清热、泻火、凉血、解毒、攻下、滋阴等功效，主要用于阳证、热证；温热性质药物，大多有散寒作用，如散寒、温里、行气、活血、补气、助阳等功效，主要用于阴证、寒证。

**讨论探究**

表2-1-2　学习讨论

| 议题 | 结论 |
|---|---|
| 四气的概念及内容？ | |
| 四气特性确定的依据？ | |

## 活动二　学习五味

五味，是指辛、甘、酸、苦、咸五种不同的药味。此外，还有淡味和涩味。由于长期以来将涩附于酸，淡附于甘以合五行配属关系，故习称五味。

药味的确定，原则上基于口尝，定于临床。即经口尝辨别滋味，经临床证实，将口尝之味与临床作用联系起来，确定药物的药味。《内经》最早归纳了五味的基本作用，即辛散、酸收、甘缓、苦坚、咸软。按阴阳属性分，辛、甘、淡味属阳，酸、苦、咸味属阴。综合前人的论述和用药经验，五味的作用分述如下：

辛：能散、能行。散，可开腠发汗，解表散邪，如麻黄、薄荷等解表药多具有辛散作用，用于治疗表证。行，指有行气、行血作用，可以促使气血运行，疏通郁滞，消肿止痛，如木香行气止痛，红花、川芎活血化瘀，用于气血阻滞证。

一些具有芳香气味的药物往往也标上"辛"味，如麝香、冰片、苏合香等。这类芳香药物除有行、散作用特点外，还具有芳香辟秽，芳香开窍等作用，用于神昏窍闭证。

甘：能补、能和、能缓。补，可补益阴阳气血之虚，如人参大补元气，熟地滋补精血，分别用于治疗气虚、血虚证。和，协调、调和之意，如甘草调和诸药。缓，缓和急迫，用以治疗拘急疼痛，如白芍缓急止痛。

酸：能收、能涩。收，即收敛；涩，即固涩。具体表现为止咳、止汗、止血、止泻、固崩、止带、固精、缩尿等作用，用于久病体虚脏腑功能衰退所致的自汗、盗汗、久咳虚喘、久泻、遗精、滑精、遗尿、尿频、崩带不止等滑脱病证。如五味子敛汗涩精，五倍子涩汤止泻，乌梅止咳止泻等。

涩：能收敛固涩，与酸味作用相似。如龙骨、牡蛎涩精止遗，赤石脂涩肠止泻，乌贼骨收敛止血、止带。但涩味药的作用与酸味药相似而不尽相同。如酸味药大多具有生津或酸甘化阴的作用，涩味药则不具备。

苦：能燥、能泄。燥，即燥湿，用于湿证。如苍术味苦性温，用于寒湿证；黄连味苦性寒，用于湿热证。泄，有通泄、降泄、清泄之分。如大黄通泄荡涤肠道燥屎；杏仁降泄肺气以平咳喘；栀子清泄火热以除烦。

此外，尚有"苦能坚阴"的说法，实质上与苦能清泄直接相关。即通过苦味的清泄作用，达到保存阴液不使进一步受到伤害。如知母、黄柏清泄相火而坚肾阴，用于肾阴亏损，相火亢盛之证。

咸：能软、能下。软，即具有软坚散结作用，多用于瘰疬、瘿瘤、痰核、癥瘕病证，如海藻、昆布、鳖甲等；下，即泻下，用以治疗坚结便秘，如芒硝。

淡：能渗、能利。渗，即渗湿；利，即利水。多用于治疗水肿、小便不利等证，如茯苓、猪苓、薏苡仁等。

性和味分别从不同角度说明药物的作用，二者合参才能较全面地认识药物的作用和性能。例如桂枝、薄荷皆有辛味，能发散表邪，但桂枝辛温，能发散风寒；薄荷辛凉，能发散风热。生地黄、黄芪皆有甘味，但生地黄甘寒，有养阴生津、清热凉血作用；黄芪甘温，有温养中焦，补中益气作用。

由于药物的性和味只反映药物作用的共性和基本特点，对药物性能的全面了解和准确认识还必须与药物的具体功效结合起来。例如人参、黄芪性味皆为甘温，都有补气作用，但人参能大补元气，且有生津、安神作用，而黄芪则能升阳固表，托疮生肌，利水消肿，二者功效各有特点。因此，药物的性味和功效合参对药物性能的全面了解是至关重要的。

**讨论探究**

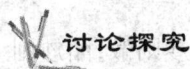

表2-1-3 学习讨论

| 议题 | 结论 |
| --- | --- |
| 五味的概念? | |
| 五味的确定依据? | |
| 五味的具体功效是什么? | |
| 举例说明药物的五味特点 | |

# 活动三 学习归经和升降沉浮

（一）归经

归经,是药物作用的定位概念,即表示药物作用部位。归,是指药物对作用部位的归属;经,是脏腑经络的概称。

（二）升降沉浮

升降浮沉,是指药物在体内的作用趋向。升,是上升举陷,趋 向于上;降,是下降平逆,趋向于下;浮,是发散向外,趋向于表;沉,是泄利向内,趋向于里。

气机升降出入是人体生命活动的基础。气机升降出入发生障碍,机体便处于疾病状态,产生不同的疾病趋向。病势趋向表现为向上,如呕吐、喘咳;向下,如泄利、脱肛;向外,如自汗、盗汗;向内,如麻疹内陷。能够针对病情,改善或消除这些病证的药物,相对而言也就分别具有向下、向上、向内、向外的作用趋向。一般具有升阳发表、祛风散寒、涌吐、开窍等功效的药物,都能上行向外,药性主升浮;具有泻下、清热、利水渗湿、重镇安神、潜阳息风、消导积滞、降逆止呕、收敛固涩、止咳平喘等功效的药物,则能下行向内,药性主沉降。但有些药物具有双向性,如麻黄既能发汗解表,又能止咳平喘,利水消肿。前者作用趋向表现为升浮,后者作用趋向表现为沉降。具有双向性的药物,在具体应用时可以通过炮制或配伍等方法,使其作用趋向呈现单一性,有利于提高疗效,减少或消除可能出现的副作用。

药物的升降浮沉与四气五味有一定的相关性。一般而言,药性温热、药味辛甘的药物大多主升浮;药性寒凉、药味酸苦咸涩者,大多主沉降。

药物升降浮沉与药物质地也有一定的相关性。前人认为花、叶、皮、枝等质轻的药物大多主升浮;种子、果实、根茎、矿物、贝壳等质重者大多主沉降。然而,前人也认识到,上述关系也并非是绝对的,如旋覆花降气消痰、止呕止噫,药性呈现沉降;苍耳子为植物种子,能祛风解表,善通鼻窍,药性表现为升浮。

此外,药物升降浮沉还受炮制和配伍的影响。例如,酒炒则升,姜汁炒则散,醋炒则收敛,盐水炒则下行。在复方配伍中,性属升浮的药物在同较多的沉降药配伍时,其升浮之性可受到一定的制约。反之,性属沉降的药物同较多的升浮药配伍时,其沉降之性亦能受到一定的制约。

## 讨论探究

表 2-1-4　学习讨论

| 议题 | 结论 |
| --- | --- |
| 归经的概念? | |
| 升降沉浮的概念? | |
| 举例说明药材的归经与升降沉浮? | |

# 活动四　学习功效与毒性

### (一)功效

功效,又称功能,即药物对机体治疗、保健作用的概括。

中药的功效是直接从临床实践中发现,并经归纳概括而成。其表述内容与中医理论密切相关。例如中医将疾病分为虚证、实证二大类,虚证宜扶正,实证宜祛邪。而人体之虚不外阴阳气血四个方面,所以药物功效也概括为补阴、补阳、补气、补血四个方面。实证为"邪气盛",邪气不外风、寒、暑、湿、燥、火(热)、食积、虫滞、痰饮、瘀血等,所以药物的功效也就概括为祛风、散寒、祛暑、化湿、润燥、泻火(清热)、消导、驱虫、化痰、蠲饮、祛瘀等。

中药功效是前人临床实践经验的积累和总结,但其功效的强弱与药物品种、产地、采集、炮制、制剂、配伍及用药剂量等因素有关,应用时亦须注意。

### (二)毒性

毒性,指药物对机体的伤害性能。

药物普遍具备药性和毒性两种性能。药物的毒性作用往往与用药剂量和用药时间密切相关。剂量过大,用药时间过久,即使"无毒"的药物,也会出现中毒的表现。例如,人参、艾叶、五加皮等皆有发生中毒反应的报告。反之,若严格控制合宜剂量和用药时间,即使有毒药物也并不一定出现毒性反应。古今利用某些有毒药物治疗恶疮肿毒、疥癣、麻风、瘰疬、瘿瘤、癌肿等积累了丰富经验,获得了肯定疗效。因此,可以这么认为,药物的有毒、无毒和毒性的大小强弱,都是相对的,但药物一般都具有潜在的毒性。

药物引起的毒性反应原因,除了剂量过大和用药时间过久外,还与药物贮存、加工炮制、配伍、剂型、给药途径及病人体质、证候性质等密切相关。因此,使用有毒药物时,应从上述各个环节进行控制,避免中毒发生。

学习和了解中药的毒性,还应注意以下三个方面:

(1)中药毒性,一般指的是药材生品或其炮制品的毒性。中药是多成分的天然药物,中药所含某一活性成分毒性与药材整体显示的毒性及毒性强弱大小不尽相同。

(2)古代文献有关药物毒性的记载大多是正确的,但由于历史条件和个人经验与认识的局限性,其中也有一些谬误之处。如《本经》认为丹砂无毒,且列为上品药之首;《本草纲目》认为马钱子无毒等。事实上,人们对中药毒性的认识是在临床实践和科学实验研究中不断加深,不断有所发现。例如,关木通对肾脏的毒性,黄药子对肝脏的毒性等。因此,我们应当既借鉴古人的用药经验,又重视当代毒理学研究和临床研究报告,以便更好地认识中药的毒性。

(3)毒性反应、副作用和过敏反应都是药物引起的不良反应,但三者是有区别的。古代本草文献中,往往将三者混为一谈,都被视为毒性。副作用,是指药物在防治某些疾病时,同时出现的不需要的药理作用,由此产生不适反应。一般症状轻微,对机体危害不大,停药后能消失。

## 讨论探究

表2-1-5　学习讨论

| 议题 | 结论 |
| --- | --- |
| 功效的概念? | |
| 中药材的功效都有哪些? | |
| 中药材毒性的分类? | |
| 影响中药材毒性的因素有哪些? | |

# 任务三　中药的应用

## 学习任务书

| 序号 | 学习任务 | 完成情况 |
| --- | --- | --- |
| 1 | 中药配伍的作用有哪些 | |
| 2 | 七情的概念 | |
| 3 | 七情配伍的临床作用 | |
| 4 | 中药材的用法 | |
| 5 | 服药时间确定的原则 | |
| 6 | 十八反、十九畏 | |

完成学习任务并填写学习任务书后,以小组为单位及时交送老师

## 活动一　学习中药的配伍

配伍,即根据病情需要和药性特点,选择两种以上药物配合应用的一种用药方法,是中医临床用药的主要形式,也是组成方剂的基础。

病情往往是复杂多变的,或数病相兼,或表里同病,或虚实并见,或寒热错杂,应用单味药治病,往往不能照顾全面。另外,某些药物有一定的毒副作用,于病人不利。因此,通过药物合理配伍,以适应复杂多变的病情,减少药物的毒副作用,从而提高疗效。

药物通过配伍,相互之间可以产生协同作用,或抑制作用,或对抗作用。前人将这种配伍关系总结为药物"七情"。"七情"的提出首见于《本经》,其序例云:"药……有单行者,有相须者,有相使者,有相畏者,有相恶者,有相反者,有相杀者。凡此七情,合和视之。"前人总结的药物"七情",除单行者外,其余六个方面都是讲配伍关系。现分述如下:

(1)单行　指用单味药治疗疾病,也称单方。适宜于病情比较单纯,或病证较轻者。如清金散单用一味黄芩治疗轻度肺热咳血,用鹤草芽驱除绦虫等。

(2)相须　指性能功效相类似的药物配合应用,可起协同作用,提高疗效。如石膏和知母配合,能明显增强清热泻火的功效;大黄和芒硝共用,能加强攻下泻热的疗效;麻黄和桂枝配伍,能加强解表发汗功效。

(3)相使　指在性能功效方面有些共性,或性能功效虽不相同,但治疗目的一致的药物配合应用,且以一种药为主,另一种药为辅,能提高主药疗效。如补气利水的黄芪与

利水健脾的茯苓配伍,茯苓能提高黄芪补气利水的治疗效果;黄连配木香治湿热泄痢,腹痛里急,以黄连清热燥湿,解毒止痢为主,木香行气止痛,调中宣滞,可增强黄连治疗湿热泻痢的效果;雷丸驱虫,常配伍泻下通便的大黄,可增强雷丸的驱虫效果。

(4)相畏　指一种药物的毒性或副作用,能被另一种药物减轻或消除。如生半夏和生南星的毒性能被生姜减轻或消除,所以说生半夏和生南星畏生姜。

(5)相杀　指一种药物能减轻或消除另一种药物的毒性和副作用。生姜能减轻或消除生半夏和生南星的毒性和副作用,所以说生姜杀生半夏和生南星的毒。由此可知,相畏、相杀实际上是同一配伍关系的两种提法,是药物间相互对待而言的。

(6)相恶　指两药合用,一种药物能使另一种药物原有功效降低,甚至丧失。如人参恶莱菔子。因莱菔子能削弱人参的补气作用。

应当指出的是:相恶只是两药配伍后在某方面或某几方面功效减弱或丧失,并非全部功效减弱或丧失。如生姜恶黄芩,只是因为生姜温肺、温胃的功效与黄芩清肺、清胃的功效互相牵制而影响疗效。但生姜尚有和胃止呕的功效,黄芩尚有清泄少阳邪热的功效,在这些方面,两药合用不一定相恶。如小柴胡汤中生姜与黄芩合用,并不相恶。

因此,两药配伍是否相恶,与所治证候有关。仍以人参与莱菔子配伍为例,如用于脾肺气虚,并无邪实之证,两者配伍属相恶;如用于脾虚兼有食积气滞之证,则相得益彰,并不相恶。因为此时若单用人参益气,则不利于积滞胀满之证;单用莱菔子消积导滞,又会加重气虚。唯两者结合,相制而相成。

总之,相恶概念上应当避免,但根据病证需要,也有可利用的一面。

(7)相反　指两种药物合用,能产生或增强毒性反应或副作用。如甘草与甘遂相反。

以上七个方面,除单行外,其配伍关系的临床意义是:①相须、相使,因药物配伍后能产生协同作用,增进疗效,是临床用药时要充分利用的。②相畏、相杀:因药物配伍后能减轻或消除原有的毒性或副作用,故临床在应用毒性药或烈性药时必须考虑选用的配伍方法。③相恶:因药物配伍后可能互相拮抗而抵消、削弱原有的功效或部分功效,因此,临床用药时应加以注意。④相反:因药物配伍后相互作用而产生或增强毒副作用,属于配伍禁忌,原则上应避免配伍同用。

## 讨论探究

表2-1-6　学习讨论

| 议题 | 结论 |
| --- | --- |
| 配伍的概念? | |
| 中药七情的具体内容有哪些? | |
| 中药材毒性的分类? | |
| 中药配伍的意义有哪些? | |

## 活动二　学习中药的用法

中药的传统给药途径,主要是口服和皮肤给药两种,如供口服用的汤剂、丸剂、散剂、酒剂、滋膏剂、露剂等;供皮肤外用的软膏剂、硬膏剂、散剂、丹剂、涂擦剂、浸洗剂、熏剂等。还有体腔使用的栓剂、药条、钉剂等等。近代,中药给药途径又增加了肌内注射、穴位注射、静脉注射等。另外,增加了胶囊剂、冲剂、气雾剂、膜剂等新剂型。临床合理选择适宜的给药途径,正确掌握各种制剂的使用方法,以保证临床用药能达到预期疗效。

传统汤剂仍为目前临床常用剂型,富用特色。其煎煮方法,使用器具,煎药用水,煎煮火候十分讲究。

（一）煎煮方法

汤剂是临床常用的中药剂型,而且大多由病家自己煎煮制备,为了保证临床用药能获得预期疗效,医师应将汤剂的正确煎煮法向病家交待清楚。

1.煎药器具　最好用陶瓷器皿中的砂锅、砂罐。因其化学性质稳定,不易与药物成分发生化学反应,并且导热均匀,保暖性能好。其次,可用白色搪瓷器皿或不锈钢锅。煎药忌用铁、铜、铝等金属器具。因金属元素容易与药液中的中药成分发生化学反应,可能使疗效降低,甚至产生毒副作用。

2.煎药用水　煎药用水必须洁净澄清,无异味,含矿物质及杂质少。一般生活上可作饮用的水都可用来煎煮中药。

3.煎前浸泡　中药饮片煎前浸泡既有利于有效成分的充分溶出,又可缩短煎煮时间,避免因煎煮时间过长,导致部分有效成分耗损、破坏过多。多数药物宜用冷水浸泡,一般药物可浸泡20~30 min,以种子、果实为主的药可浸泡1小时。夏季气温高,浸泡时间不宜过长,以免腐败变质。

4.中药特殊煎法　一般药物可以同时入煎,但部分药物因其性质、性能及临床用途不同,所需煎煮时间不同,有的还需作特殊处理,甚至同一药物因煎煮时间不同,其性能与临床应用也存在差异。所以,煎煮汤剂还应讲究入药方法。

（1）先煎　如磁石、牡蛎等矿物、贝壳类药物,因其有效成分不易煎出,应先入煎30 min左右,再纳入其他药同煎;川乌、附子等药因其毒烈之性经久煎后可以降低,也宜先煎。即使炮制过的乌头、附子也宜先煎30 min,再入其他药物,以确保用药安全。

（2）后下　如薄荷、白豆蔻、大黄、番泻叶等药物,因其有效成分在煎煮时容易挥发或破坏,不耐久煎,故入药宜后下,待他药煎煮将成时投入,煎沸几分钟即可。大黄、番泻叶等药甚至可以直接用开水泡服。

（3）包煎　如蒲黄、海金沙等药材质地过轻、过细,煎煮时易飘浮在药液面上,或成糊状,不便于煎煮及服用;车前子、葶苈子等药材较细,又含淀粉、黏液质较多,煎煮时容易黏锅糊化、焦化;辛夷花、旋覆花等药材有绒毛,对咽喉有刺激性。这几类药入煎时宜用纱布包裹。

（4）另煎　如人参等贵重药物,宜另煎,以免煎出的有效成分被其他药渣吸附,造成浪费。

（5）烊化 如阿胶等胶类药,容易黏附于其他药渣及锅底,既浪费药材,又容易熬焦,宜另行烊化,再与其他药汁兑服。

（6）冲服 如芒硝等入水即化的药及竹沥等汁液性药物,宜用煎好的其他药液或开水冲服。

5.煎煮火候及时间 煎一般药宜先武火后文火,即未沸前用大火,沸后用小火保持微沸状态,以免药汁溢出或过快熬干。解表药及芳香性药物,一般武火迅速煮沸,改用文火维持10~15 min即可。有效成分不易煎出的矿物类、骨质类、贝壳类、甲壳类及补益药,一般宜文火久煎,使有效成分充分溶出。

6.榨渣取汁 一般药物加水煎煮后都会吸附一定药液,有些已溶入药液中的有效成分可能被药渣再吸附。所以,汤剂煎成后,应榨渣取汁,如药渣不经压榨取汁就抛弃,会造成有效成分损失。尤其是不宜久煎或煎第二次的药物,药渣中所含有效成分所占比例会更大,榨渣取汁的意义就更大。

7.煎煮次数 一般可煎三次,最少应两次。因为煎药时药物有效成分首先会溶解在进入药材组织的水液中,然后再扩散到药材外部的水液中。待药材内外溶液的浓度达到平衡时,因渗透压平衡,有效成分就不再溶出了。这时只有将药液滤出,重新加水煎煮,有效成分才能继续溶出。为了充分利用药材,避免浪费,一剂药应煎煮两次或三次。

（二）内服方法

口服,是临床使用中药的主要给药途径。口服给药的效果,除受到剂型等因素的影响外,还与服药时间、服药次数、服药寒热等内服方法有关。

1.服药时间 适时服药也是合理用药的重要方面,古代医家对此甚为重视。《汤液本草》:"药气与食气不欲相逢,食气消则服药,药气消则进食,所谓食前食后盖有义在其中也。"具体服药时间应根据胃肠的状况、病情需要及药物特性来确定。

清晨空腹服药,可避免食物混合,能迅速入肠充分发挥药效。如峻下逐水药宜早晨空腹服,既有利于药物迅速发挥作用,又避免晚上频频起床影响睡眠。

饭前,胃中亦空虚,这时服药有利于药物吸收发挥作用。如驱虫药、攻下药及其他治疗胃肠道疾病的药物宜饭前服用。

饭后,胃中存有较多食物,药物与食物混和,可减轻其对胃肠的刺激,故对胃肠道有刺激性的药宜饭后服。消食药亦宜饭后及时服用,以利充分发挥药效。无论饭前饭后服,一般服药与进食都应间隔1小时左右,以免影响药物与食物消化吸收与药效的发挥。

此外,为了使药物能充分发挥作用,有的药还应在特定的时间服用。如安神药宜在睡前30分钟至1小时服用;缓下剂宜睡前服,以便翌日清晨排便;涩精止遗药应晚间服一次药;截疟药应在疟疾发作前两小时服;急性病则不拘时服。

2.服药次数 一般疾病多采用每日一剂,每剂分二服或三服。重病、急病可每隔4小时服药一次,昼夜不停,使药物在血液中保持有效浓度,药力持续,利于控制病势。应用发汗药、泻下药时,注意病人个体差异,以得汗或泻下为度,适可而止,不必尽剂,以免汗、下太过,损伤正气。呕吐病人服药宜小量频服。小量,药物对胃的刺激小,不致药入即吐;频服,才能保证有效的服药剂量。

3.服药冷热　一般汤剂宜温服。但发散风寒的药物,或治疗寒性病证的药物宜热服;治疗热性病证的药物宜凉服。对于真热假寒证或真寒假热证,常常采用凉药热服或热药凉服法,所谓服药反佐,以防因寒热格拒引起呕吐。

一般丸、散等固体制剂,除特别规定外,宜温开水送服。

(三)外用方法

中药外用制剂主要有硬膏、软膏、橡皮膏、霜剂、贴膜剂、散剂、油剂、酊剂等。外用制剂主要是通过皮肤、黏膜吸收发挥疗效。使用方法比较简单,一般根据疾病需要选用合适剂型,敷贴或涂抹局部皮肤。使用硬膏,先要用酒精灯烘烤加热,使膏药软化,再敷贴患处。注意不能过烫,以免灼伤皮肤。使用橡皮胶制剂,注意皮肤过敏。皮肤如出现红疹瘙痒等过敏现象,则不宜继续使用。敷贴处如毛发多者,应先剃毛发,以免撕揭时疼痛甚至撕伤皮肤。烧烫伤使用外敷中草药制剂时,一般涂布面积不宜过大。如鞣质类药物,涂布面积过大,可能对肝脏有损伤。有毒外用药,不宜涂布太多,也不宜持续使用,以免产生毒副反应。

中医自古就有内病外治法,此为中医特色,近年来已越来越受到重视。内科疾病使用外治方法,大大拓展了外治法适应范围,适宜外治的中药新剂型、新品种也应运而生。新的外用制剂有效安全,而且使用更方便。

## 讨论探究

表2-1-7　学习讨论

| 议题 | 结论 |
| --- | --- |
| 中药材煎煮的方法有哪些? | |
| 中药材煎煮的火候和时间怎么掌握? | |
| 外用药物的使用方法有哪些? | |

# 活动三　学习中药的禁忌

(一)配伍禁忌

用药禁忌主要有配伍禁忌、妊娠用药禁忌、服药饮食禁忌。《本经·序例》指出:"勿用相恶、相反者"。但如前面药物"七情"所述,相恶与相反所导致的后果不一样。相恶配伍可使药物某些方面的功效减弱,而并不是所有功效都减弱,它仍有可以利用的一面,故并非绝对禁忌。相反,原则上属配伍禁忌。目前医药界共同认可的配伍禁忌有"十八反"和"十九畏"。

十八反:甘草反甘遂、大戟、海藻、芫花;乌头反贝母、瓜蒌、半夏、白蔹、白及;藜芦反人参、苦参、沙参、丹参、玄参、细辛、芍药。

十九畏：硫黄畏朴硝，水银畏砒霜，狼毒畏密陀僧，巴豆畏牵牛子，丁香畏郁金，川乌、草乌畏犀角、牙硝畏三棱，官桂畏赤石脂，人参畏五灵脂。

对于十八反、十九畏作为配伍禁忌，目前医药界亦有持不同意见者。有人认为两者并非绝对禁忌。相反药配伍同用，古代经方中就有，现代临床上也有。认为相反药同用，能相反相成，产生较强的功效，若运用得当，可愈沉疴痼疾。

但是，由于十八反、十九畏的实验研究尚处在初期阶段，目前决定其取舍还为时过早，有待进一步深入研究。为了用药安全，凡属十八反、十九畏的药对，若无充分根据和应用经验，一般不应使用。

（二）妊娠用药禁忌

妊娠禁忌，主要讨论妊娠禁忌药。妇女妊娠期间，由于生理等方面的特点，使用药物时必须注意动胎、堕胎或其他有碍孕妇健康及胎儿发育的不良作用。如剧毒药、峻泻药、子宫收缩药、破气破血药、大寒大热药、滑利沉降药、辛温香窜药、消导药等均为禁用或慎用之列。

1. 禁用药　一般毒性较强，药性猛烈及有堕胎作用的药物属于禁忌使用的药物。如巴豆、芫花、甘遂、大戟、商陆、牵牛子、瓜蒂、藜芦、干漆、三棱、莪术、水蛭、虻虫、麝香、穿山甲、皂荚、水银、砒霜、木鳖子、斑蝥、川乌、草乌、生附子、轻粉、雄黄、马钱子、蟾酥、胆矾等。

2. 慎用药　一般通经祛瘀，行气破滞、辛热滑利的药物属于慎用的药物。如枳实、槟榔、桃仁、红花、丹皮、王不留行、乳香、没药、蒲黄、牛膝、五灵脂、苏木、瞿麦、天南星、附子、肉桂、常山、姜黄、大黄、芦荟、芒硝等。

凡禁用药一般都不能使用，慎用药应根据孕妇病情，斟酌使用。若无必要，都应尽量避免，以防发生事故。如孕妇患病非用不可，则应注意辨证准确，掌握好剂量与疗程，并通过恰当炮制和配伍，尽量减轻药物对妊娠的危害，做到用药有效而安全。

（三）服药食忌

服药食忌指服药期间对某些食物的禁忌，简称食忌，俗称忌口。服药期间，有些食物可减弱或消除药物的功能，或产生不良反应，因此应禁食这类食物。

一般而言，服药期间应忌食生冷、辛辣、油腻、腥膻、有刺激性的食物。此外，根据病情的不同，饮食禁忌也有区别。如热性病应忌食辛辣、油腻、煎炸类食物；寒性病应忌食生冷；胸痹患者应忌食肥肉、脂肪、动物内脏及烟、酒；肝阳上亢、头晕目眩、烦躁易怒等应忌食胡椒、辣椒、大蒜、白酒等辛热助阳之品；脾胃虚弱者应忌食油炸黏腻、寒冷坚硬、不易消化的食物；疮疡、皮肤病患者，应忌食鱼、虾、蟹等腥膻发物及辛辣刺激性食品。

服中药时，不要用茶水、牛奶等送服，以免影响药物的吸收。

## 讨论探究

表 2-1-8　学习讨论

| 议题 | 结论 |
| --- | --- |
| 中药材煎煮的方法有哪些? | |
| 中药材煎煮的火候和时间怎么掌握? | |
| 内服药物的时间有哪来? | |
| 外用药物的使用方法有哪些? | |

## 项目简介

　　本项目主要围绕解表药的认知、辛温解表药和辛凉解表药的应用三个方面的学习任务展开,通过分组讨论、案例解析、互动交流、自主学习,教师指导等活动使学习者掌握解表药的分类、性能特点、功效适应范围以及使用方法和注意事项,具备中药调剂、指导用药及制剂养护等岗位的职业技能。

# 任务一　认知解表药

### 学习任务书

| 序号 | 学习任务 | 完成情况 |
| --- | --- | --- |
| 1 | 表证的分类及临床表现 | |
| 2 | 解表药的概念及性能特点 | |
| 3 | 解表药的功效及主治病证 | |
| 4 | 解表药的配伍应用 | |
| 5 | 解表药的使用注意 | |

完成学习任务并填写学习任务书后,以小组为单位及时交送老师

## 活动一　区分表证的临床表现

☆你是否有过感冒的患病经历? 医生是如何用中药治疗的?

☆看过治疗感冒的广告吗？留下什么印象？

表证(感冒)是六淫、疠气等邪气从皮毛、口鼻侵入人体时所产生的证候,多见于外感病的初期,具有起病急、病程短的特点,其临床特征见表2-2-1。

表2-2-1　表证的临床特征

| 表证 | 分类 | 临床表现 | | |
|---|---|---|---|---|
| 恶寒、发热、头痛、身痛、口不渴舌苔薄白、脉浮 | 风寒表证 | 恶寒重、发热轻、鼻塞流清涕、舌苔薄白而润 | 风寒表实证 | 无汗、脉浮紧 |
| | | | 风寒表虚证 | 恶风、汗出。脉浮缓 |
| | 风热表证 | 恶寒轻、发热重、鼻塞、流黄浊鼻涕、口渴咽痛、舌红、舌苔薄白而干、脉浮数 | | |

**讨论探究**

表2-2-2　学习讨论

| 议题 | 结论 |
|---|---|
| 表证的概念、病因和总体表现 | |
| 如何运用四诊方法区别表证的不同类型 | |

# 活动二　学习解表药的基本特征

1.解表药概念　以发散表邪为主要作用,主治表证的药物。

2.性能特点　多有辛味,主归肺与膀胱经。可使肌表之邪外散或从汗而解。性偏温、发散风寒者为辛温解表药,性偏寒凉、发散风热者为辛凉解表药。

3.效用

(1)主效　发散解表。主治外感风寒或风热所致的恶寒发热头身疼痛、无汗或有汗脉浮等表证。

(2)兼效　宣肺、利水、透疹、祛风湿等作用。兼治风湿痹痛、咳喘、水肿、麻疹初期有表证者。

4.使用注意　①发汗力强的解表药,要注意掌握用量,中病即止,不可过汗。②体虚多汗及热病后期津液亏耗者忌服。③久患疮痈、淋病及失血者慎用。④入汤剂不宜久煎。

## 讨论探究

表2-2-3 学习讨论

| 议题 | 结论 |
|---|---|
| 解表药的概念和性能功效 | |
| 解表药的适应范围 | |
| 使用解表药的注意事项 | |
| 解表药如何分类 | |

# 任务二 辛温解表药

## 学习任务书

| 序号 | 学习任务 | 完成情况 |
|---|---|---|
| 1 | 辛温解表药的性能特点与适应范围 | |
| 2 | 辨识药材标本并写出十种常用辛温解表 | |
| 3 | 麻黄、荆芥、辛夷的用法和细辛的用量 | |
| 4 | 麻黄配苦杏仁,麻黄配石膏,桂枝配白芍,细辛配干姜、五味子的意义 | |
| 5 | 麻黄与桂枝、荆芥与防风的效用异同点 | |

完成学习任务并填写学习任务书后,以小组为单位及时交送老师

## 活动一 学习辛温解表常用药物

辛温解表药又称发散风寒药,性味多辛温,主能发散风寒,发汗力强,主治外感风寒表证,兼治风寒湿痹、咳喘、水肿兼表等病证。

### 麻 黄

【来源】 麻黄科植物草麻黄、中麻黄或木贼麻黄的干燥草质茎。

【性味归经】 辛、微苦,温。归肺、膀胱经。

【性能特点】 重在宣肺,药力较强。外能开腠理散风寒,发汗解表;内能开宣肺气,以平喘;并能通调水道而利水消肿。

【功效主治】

1. 发汗解表 主治风寒表实无汗证。

2. 宣肺平喘 主治肺气不宣之喘咳证。

3. 利水消肿 主治水肿兼有表证者。

【用法用量】 煎服,1.5~10 g。解表宜生用,平喘宜蜜炙用或生用。

【使用注意】 表虚自汗、阴虚盗汗及肾虚咳喘者均应忌用。儿童、年老体弱者宜用麻黄绒。

【药理作用】 本品有促进发汗、解热、镇痛、抗炎、抗菌、抗病毒、抗过敏、镇咳、祛痰、平喘、利尿、强心、升高血压及兴奋中枢等作用。

# 桂 枝

【来源】 本品为樟科植物肉桂的干燥嫩枝。

【性味归经】 辛、甘,温。归心、肺、膀胱经。

【性能特点】 辛温发散,甘温助阳,既走表,又走里。发汗力虽不如麻黄,但长于助阳、温通经脉。对于风寒感冒,无论表实表虚皆可应用。

【功效主治】

1. 发汗解肌 主治风寒表虚有汗、风寒表实无汗证。

2. 温通经脉 主治寒凝血滞诸痛证。如胸痹心痛、脘腹冷痛,妇女月经不调、经闭痛经、产后腹痛,风寒湿痹、肩臂疼痛等证。

3. 助阳化气 主治:①阳虚所致痰饮、水肿等证。②阳虚心悸。

【用法用量】 煎服,3~10 g。

【使用注意】 温热病、阴虚火旺等证忌用。孕妇及月经过多者慎用。

【药理作用】 本品有促进发汗、解热、镇静、抗惊厥、抗炎、抗菌、抗病毒、抗过敏、扩张皮肤血管、利尿、强心、增加冠脉血流量、健胃、促进胃肠蠕动及抑制肿瘤等作用。

# 紫 苏

【来源】 唇形科植物紫苏的干燥茎、叶。

【性味归经】 辛,温。归肺、脾经。

【性能特点】 既散肺经风寒,又理脾胃气滞,兼安胎、解鱼蟹毒。对于风寒感冒兼气滞胀满者尤为适宜。

【功效主治】

1. 解表散寒 主治风寒感冒。

2. 行气宽中 主治脾胃气滞,胸闷呕吐。

3. 安胎 主治气滞胎动不安、妊娠呕吐。

【用法用量】 煎服,5~10 g,治鱼蟹中毒可单用至30~60 g。不宜久煎。其叶长于发表散寒,梗长于理气宽中、安胎。

【使用注意】 本品辛温耗气,故气虚和表虚者慎服。

# 生 姜

【来源】 姜科草本植物姜的新鲜根茎。

【性味归经】 辛,微温。归肺、脾经。

【性能特点】 入肺经,能散风寒而发汗解表,温肺寒而化痰止咳,入脾经善温中止呕,有"呕家圣药"之称,并解鱼蟹及半夏、天南星之毒。

【功效主治】

1. 发汗解表 主治风寒感冒。

2. 温中止呕 主治胃寒呕吐。

3. 温肺止咳 主治肺寒咳嗽。

4. 解鱼蟹及半夏、天南星之毒。

【用法用量】 煎服,3~10 g,或捣汁服。

【使用注意】 本品辛温,故阴虚内热及热盛者忌用。

## 荆 芥

【来源】 唇形科植物荆芥的干燥地上部分或花穗。

【性味归经】 辛,微温。归肺、肝经。

【性能特点】 辛香、微温不烈、药力平和;生用能祛风解表,透疹止痒。为解表散风的通用药,对于表证及疹痒无论风寒风热皆可应用。炒炭善止血,可治各种出血症。

【功效主治】

1. 散风解表 主治风寒表证、风热表证。

2. 透疹止痒 主治麻疹不透、风疹瘙痒。

3. 消疮 主治疮疡肿毒初起兼有表证者。

4. 止血 荆芥炒炭可用于吐血、衄血、便血、崩漏等多种出血证。

【用法用量】 煎服,3~10 g。不宜久煎。发表透疹消疮宜生用;止血宜炒用。荆芥穗发汗力强。

【使用注意】 本品辛温发散、耗气伤阴,故体虚多汗阴虚头痛者忌用。

## 防 风

【来源】 伞形科植物防风的干燥根。

【性味归经】 辛、甘,微温。归膀胱、肝、脾经。

【性能特点】 甘缓不峻,药力和缓,为治风通用药。无论外风、内风病证或兼否寒热皆可投用,并可用于风寒湿痹,风湿疹痒,破伤风,小儿惊风等。"为风药中之润剂"。

【功效主治】

1. 祛风解表 主治风寒表证、风热表证、表证夹湿。

2. 胜湿止痛 主治风湿痹痛。风湿疹痒。

3. 止痉 主治破伤风、小儿惊风证。

【用法用量】 煎服,5~10 g。

【使用注意】 本品易伤阴血而助火,血虚发痉及阴虚火旺者慎服。

## 羌 活

【来源】 伞形科植物羌活或宽叶羌活的干燥根茎及根。

【性味归经】 辛、苦,温。归膀胱、肾经。

【性能特点】 升浮发散,药力较强,作用偏上偏表,主散肌表游风及寒湿而通利关节止痛,尤善治太阳头痛及上半身风湿痹痛。

【功效主治】

1.解表散寒　主治风寒表证、表证夹湿、风寒头痛。

2.祛风胜湿、止痛　主治风寒湿痹。

【用法用量】　煎服,3～10 g。

【使用注意】　但本品气味浓烈,用量过多,易致呕吐。又辛温燥烈,伤阴耗血。故脾胃虚弱、血虚痹痛、阴虚头痛者慎服。

## 细　辛

【来源】　马兜铃科植物北细辛或华细辛的根及根茎。

【性味归经】　辛,温;有小毒。归肺、肾、心经。

【性能特点】　既善祛风散寒、通窍止痛,为治感受风寒、风湿之多种痛证及鼻渊鼻塞头通之良药;又能温散肺寒、化痰饮,为治寒饮伏肺之要药。

【功效主治】

1.祛风散寒　主治风寒表证,阳虚外感。宜于外感风寒,鼻塞不通,头身疼痛较甚者。

2.通窍止痛　主治鼻渊头痛,头风头痛、牙痛,风湿痹痛。

3.温肺化饮　主治寒饮咳喘。

【用法用量】　煎服,1～3 g;散剂每次服 0.5～1 g。外用适量。本品有小毒,用量不宜过大。前人有"细辛不过钱"之说。

【使用注意】　阴虚阳亢头痛,肺燥伤阴干咳者忌用。不宜与藜芦同用。

【药理作用】　本品解热、镇痛、镇静、抗炎、抗组织胺、抗变态反应、抑菌、松弛支气管平滑肌的作用。

## 白　芷

【来源】　伞形科植物白芷或杭白芷的干燥根。

【性味归经】　辛,温。归肺、胃经。

【性能特点】　辛香走窜,外散风寒而解表,上通鼻窍而止痛。又可入阳明而燥湿止带,走肌肤而消肿排脓。本品最善治阳明头痛,牙痛鼻塞病证。

【功效主治】

1.发散风寒　主治外感风寒或表证夹湿兼见头痛、鼻塞者。

2.通窍止痛　主治阳明头痛、眉棱骨痛、鼻渊头痛、牙痛,牙痛。

3.燥湿止带　主治风寒湿痹、寒湿带下。

4.消肿排脓　用于疮疡肿痛。

【用法用量】　煎服,3～10 g。

【使用注意】　本品辛香温燥、血虚有热或阴虚阳亢者忌用。

表 2-2-4　其他辛温解表药

| 药名 | 性味 | 归经 | 功效特点 | 主治 | 用法用量、注意事项 |
|---|---|---|---|---|---|
| 香薷 | 辛、微温 | 肺、脾、胃经 | 发汗解表,化湿和中利水消肿。有"夏月麻黄"之称 | ①夏季乘凉饮冷、阳气被阴邪所遏之阴暑证(风寒表实证兼腹满、纳差、恶心呕吐,泄泻)②水肿,小便不利等 | 煎服,3～10 g。发表用量宜小,不宜久煎;用于利水,量宜稍大,且须浓煎。表虚有汗者忌用 |
| 藁本 | 辛,温 | 膀胱、肝经 | 发表散寒,祛风除湿,止痛 | ①风寒表证,表证夹湿,巅顶疼痛②风寒湿痹 | 煎服,3～10 g。血虚头痛及热证忌服 |
| 苍耳子 | 辛、苦、温。有小毒 | 肺经 | 散风寒,通鼻窍,除湿止痛,止痒 | ①鼻渊头痛,风寒头痛,表证夹湿②风湿痹痛,风湿疹痒 | 煎服,3～10 g。过量易致中毒(引起呕吐、腹痛、腹泻等)。血虚头痛忌用 |
| 辛夷 | 辛,温 | 肺、胃经 | 散风寒,通鼻窍 | 鼻渊头痛,风寒头痛鼻塞 | 煎服,3～10 g 内服宜用纱布包煎。阴虚火旺者忌用 |
| 西河柳(柽柳) | 辛,微温 | 肺、胃、心经 | 发表透疹,祛风除湿 | ①麻疹不透,风疹瘙痒②风湿痹痛 | 煎服,3～10 g 过量易致心烦、呕吐 |

## 讨论探究

表 2-2-5　学习讨论

| 议题 | 结论 |
|---|---|
| 高血压和虚喘病人能用麻黄吗? 为什么? | |
| 麻黄、桂枝、紫苏、羌活的功效特点? | |
| 哪些辛温解表药能透疹或安胎? | |
| 细辛、白芷、苍耳子、辛夷共有的主治病证? | |

# 活动二　病例解析

王二小,男,16 岁,学生。三日前与同学游龙亭公园失足落水,经救上岸则一身衣服尽湿。当晚体温达 39.2 ℃,恶寒甚重,虽覆盖棉被,仍身冷发抖,周身肢节酸痛沉重,头项强痛前额尤甚,无汗,鼻塞流清涕而咳嗽不止。自服双黄连口服液不效。感觉没食欲、腹胀欲呕;观其舌苔薄白,脉浮紧有力。

**讨论探究**

表2-2-6　学习讨论

| 议题 | 结论 |
| --- | --- |
| 病例中患者使用双黄连为何无效? | |
| 诊断患者为何种病证? | |
| 针对病情,你认为该用那些中药? 解释用药机理 | |

# 活动三　学会相似药物的比较和重点药物的配伍

(一)相似药物的比较

1. 麻黄与桂枝　相同点:均能发散风寒,治风寒表证及风寒湿痹证。

不同点:麻黄善于宣肺气、开腠理、透毛窍,发汗力强,主治风寒表实无汗证,又善宣肺平喘,利水退肿。桂枝发汗力弱,无论有汗无汗的表虚、表实证均为适宜,并善温通血脉、助阳化气行水、温中散寒,用于寒凝血滞经寒血滞之月经不调,胸痹冷痛,阳虚水肿及虚寒腹痛等。

2. 麻黄与香薷　相同点:均能发汗解表、利水退肿。

不同点:麻黄性温,发汗力强,善治风寒表实无汗,且善宣肺平喘。香薷微温,兼和中化湿而祛暑,习称"夏月麻黄",善治暑天感寒饮冷、阳气被遏之头痛及腹痛吐泻。

3. 紫苏与生姜　相同点:均能发汗解表而治风寒感冒。又均能解鱼蟹毒而治腹痛吐泻。不同点:紫苏发汗力强,兼理气宽中、安胎;生姜发汗力弱,又能温中止呕,温肺止咳,解半夏、南星之毒。

4. 荆芥与防风　相同点:均能发表散风,无论风寒、风热表证均为适宜。不同点:防风微温而甘缓不峻,为"风药之润剂",治风通用之品,并能胜湿止痛、祛风解痉,可用于破伤风、小儿惊风;荆芥发汗透散之力较强,生用能透疹疗疮止痒,炒炭可止血。

(二)重点药物的配伍

1. 麻黄配桂枝　相须为用,增强发汗解表之效,长于治疗风寒表实无汗证。

2. 麻黄配苦杏仁　二药合用,长于宣肺降气而平喘止咳,主治治风寒束肺咳喘气逆证。

3. 麻黄配石膏　合用善于清肺平喘兼透表热,用于肺热咳喘者效佳。

4. 桂枝配白芍　合用后收散并举,共奏调和营卫、解肌发表之功,多用于风寒表虚有汗者。

　　5.细辛配干姜、五味子　细辛、干姜均可温肺化饮;五味子酸温,能敛肺气,滋肾阴。三药合用,既善温肺化饮,又不耗气伤阴,适于治疗寒饮喘咳日久者。

## 讨论探究

表2-2-7　学习讨论

| 议题 | 结论 |
|---|---|
| 麻黄为辛温之性,为何配石膏能治肺热咳喘? | |
| 荆芥与防风的功效异同点? | |
| 解释桂枝配白芍治疗风寒表虚证的机理 | |
| 麻黄与香薷的功效异同点? | |

# 任务三　辛凉解表药

## 学习任务书

| 序号 | 学习任务 | 完成情况 |
|---|---|---|
| 1 | 辛凉解表药的性能特点与适应范围 | |
| 2 | 辨识药材标本并写出八种以上辛凉解表药的功效特点 | |
| 3 | 薄荷、菊花、柴胡的不同用法 | |
| 4 | 蝉蜕配胖大海、柴胡配黄芩的意义 | |
| 5 | 菊花配枸杞子的意义 | |
| 6 | 生葛根配黄芩、黄连的意义 | |
| 7 | 桑叶与菊花的效用异同点 | |
| 8 | 柴胡、升麻、葛根的效用异同点 | |

完成学习任务并填写学习任务书后,以小组为单位及时交送老师

# 活动一    学习辛凉解表药常用药物

辛凉解表药又称发散风热药,性味多辛凉,以疏散风热为主效,发汗力缓弱,长于透解表热,主治外感风热表证,兼治风热咳嗽、麻疹不透、目赤多泪等病证。

## 薄 荷

【来源】 唇形科草本植物薄荷的干燥地上部分。

【性味归经】 辛,凉。归肺、肝经。

【性能特点】 气味芳香,质轻上浮。既善散上焦风热而清利头目和咽喉,又能透发疹毒和疏肝。

【功效主治】

1.疏散风热    主治风热表证及温病初起。

2.清利头目、利咽    主治风热头痛目赤,咽喉肿痛。

3.透疹    主治麻疹不透或风疹瘙痒。

4.疏肝解郁    主治肝郁气滞,胸胁胀痛等症。

【用法用量】 煎服,1～10 g;宜后下。薄荷叶长于发汗解表,薄荷梗偏于行气和中。

【使用注意】 本品芳香辛散,发汗耗气,故表虚自汗者不宜用。

## 牛蒡子

【来源】 菊科植物牛蒡的干燥成熟果实。

【性味归经】 辛、苦,寒。归肺、胃经。

【性能特点】 外散风热,内解热毒,上宣肺气,下利二便,发汗不如薄荷,但长于清热解毒。

【功效主治】

1.疏散风热    主治风热表证,温病初起。

2.宣肺利咽    主治肺热咳嗽,咳嗽咯痰不利,咽喉肿痛。

3.消肿疗疮    主治热毒疮肿及痄腮。

4.解毒透疹    主治麻疹不透或风疹瘙痒、荨麻疹。

【用法用量】 煎服,3～10 g。

【使用注意】 因能滑肠,脾虚便溏者慎用。

## 蝉 蜕

【来源】 蝉科昆虫黑蚱若虫羽化时脱落的皮壳。

【性味归经】 甘,寒。归肺、肝经。

【性能特点】 其发汗不如薄荷,清热不如牛蒡子,但长于祛风解痉与明目开音。

【功效主治】

1.疏散风热、利咽开音    主治外感风热及温病初起,咽痛音哑。

2.透疹止痒    主治麻疹不透或风疹瘙痒。

3.明目退翳    主治风热或肝热目赤翳障。

4.息风止痉    主治小儿夜啼惊风、面瘫、破伤风证。

【用法用量】 煎服,3～10 g;治破伤风可用15～30 g。

【使用注意】 孕妇慎服。

# 桑　叶

【来源】　桑科植物桑经霜后的干燥叶。

【性味归经】　甘、苦,寒。归肺、肝经。

【性能特点】　质轻疏散,苦寒清泄,味甘兼润,疏散风热,清肺润燥,入肝能清火益阴,平肝明目,并能凉血止血。

【功效主治】

1.疏散风热　主治风热表证或温病初起。

2.清肺润燥　主治肺热燥咳。

3.平肝明目　主治肝阳眩晕证。目赤涩痛,视物不清。

4.凉血止血　主治血热吐衄。

【用法用量】　煎服,5～10 g。外用煎水洗眼。润肺止咳多蜜炙用。

【使用注意】　脾胃虚寒者慎服。

# 菊　花

【来源】　菊科植物菊的干燥头状花序。

【性味归经】　辛、甘、苦,微寒。归肺、肝经。

【性能特点】　辛香轻散,苦寒清泄。甘而略兼益阴,疏散又可清降。主治风热、肝热、热毒诸证

【功效主治】

1.疏散风热　主治风热表证或温病初起。

2.平肝明目　主治:①肝阳眩晕,视物昏花;②风热上攻、肝火上炎所致的目赤涩痛、多泪,风热头痛

3.清热解毒　主治热毒疮痈。

【用法用量】　煎服,10～15 g。疏散风热多用黄菊花,平肝明目多用白菊花。

【使用注意】　脾胃虚寒者慎服

# 葛　根

【来源】　本品为豆科植物野葛或甘葛藤的干燥根。

【性味归经】　甘、辛,凉。归脾、胃经。

【性能特点】　既长于疏散肌腠经络之邪气而解肌发表退热,为治项背强痛之要药;又善鼓舞脾胃清阳之气上行,具生津止渴、升阳止泻及透发疹毒之功。

【功效主治】

1.解肌退热　主治表证发热、头痛无汗、项背发紧等症。无论外感风寒与风热,均可选用本品。尤以治项背强痛为其擅长。

2.透疹　主治麻疹初起,透发不畅。

3.生津　主治热病口渴及阴虚消渴证。

4.升阳止泻　用于脾虚泄泻或湿热泻痢。

【用法用量】　煎服,10～15 g。解表透疹宜生用,止泻宜煨用。

# 柴　胡

【来源】　伞形科植物柴胡或狭叶柴胡的干燥根。

【性味归经】　苦、辛,微寒。归肝、胆经。

【性能特点】　芳香疏泄,轻清升散。既疏散少阳半表半里之邪而和解退热,又为升阳举陷之要药。

【功效主治】

1. 解表退热　主治表证发热,少阳证。

2. 疏肝解郁　主治肝郁气滞证。

3. 升阳举陷　主治气虚下陷,脏器脱垂。

【用法用量】　煎服,3~10 g。解表退热宜生用,用量宜大;疏肝解郁宜醋炒用;升阳可生用或酒炙,用量宜小。

【使用注意】　本品性能升发,故阴虚火旺、肝阳上亢及气机上逆者忌用。

# 升　麻

【来源】　毛茛科植物大三叶升麻、兴安升麻或升麻的干燥根茎。

【性味归经】　辛、微甘,微寒。归肺、脾、胃、大肠经。

【性能特点】　既入太阴肺、脾经发表透疹,又归阳明胃、大肠经升阳举陷,并善清热解毒,治热毒上攻诸证。

【功效主治】

1. 解表透疹　主治麻疹初起及疹发不畅。

2. 清热解毒　主治齿痛口疮,咽喉肿痛,瘟毒发斑。

3. 升阳举陷　主治气虚下陷,脏器脱垂,崩漏下血。

【用法用量】　煎服,3~10 g。解表透疹、清热解毒宜生用;升阳举陷宜蜜炙用。

【使用注意】　阴虚火旺、麻疹已透、肝阳上亢、气逆不降者忌用。

表 2-2-8　其他辛凉解表药

| 药名 | 性味 | 归经 | 功效特点 | 主治 | 用法用量、注意事项 |
|------|------|------|----------|------|-------------------|
| 蔓荆子 | 辛、苦,微寒 | 膀胱、肝、胃经 | 疏散风热,清利头目,祛风止痛 | ①风热感冒,头昏头痛、牙痛;②风热目赤肿痛,耳鸣耳聋;③风湿痹痛,肢体拘急 | 煎服,6~12 g |
| 淡豆豉 | 辛,甘、微苦、凉 | 肺、胃经 | 解表除烦,宣发郁热 | ①风热表证;②热郁胸中之烦闷不眠 | 煎服,10~15 g。胃气虚弱易呕恶者慎用 |
| 浮萍 | 辛,寒 | 肺、膀胱经 | 发汗解表,透疹止痒,利水消肿 | ①风热表证;②麻疹不透、风疹瘙痒;③水肿、小便不利 | 煎服,3~10 g。鲜品15~30 g。本品发汗力强,体虚多汗者慎用 |
| 木贼 | 苦,微寒 | 肺肝经 | 疏散风热,明目退翳,止血 | ①风热目赤,迎风流泪,目生翳障;②血热下血 | 煎服,3~10 g。本品疏散清泄,故气血亏虚者慎服 |

讨论探究

表2-2-9　学习讨论

| 议题 | 结论 |
| --- | --- |
| 辛凉解表药有什么性能特点？应用时为何常配清热解毒药？ | |
| 薄荷、牛蒡子、蝉蜕、升麻、葛根、浮萍的共治病证？ | |
| 薄荷、菊花、柴胡的功效特点和不同用法？ | |

## 活动二　学会相似药物的比较和重点药物的配伍

（一）相似药物的比较

1.薄荷、牛蒡子、蝉蜕　相同点：均能疏散风热，利咽透疹，止痒。皆可用治风热感冒或温病初起，发热头痛、咽喉肿痛及麻疹不透、风疹瘙痒等证。

不同点：但薄荷辛凉疏散，芳香走散，质轻上浮，其气轻清，长于疏散上焦风热而清利头目、以疏散风热为主，发汗之力较强，风热表证无汗者多用之，且能疏肝解郁，用治肝郁气滞，胁肋胀痛；牛蒡子则辛苦性寒，清宣滑利，发汗之力不如薄荷，但解毒散肿作用较好，长于清热宣肺祛痰，常用治外感风热，咳嗽咯痰不爽以及热毒疮痈肿毒、痄腮喉痹等证；蝉蜕甘寒质轻，清热之力不及牛蒡子，发汗之力不如薄荷，但长于疏散肝经风热而明目退翳，可凉肝息风止痉，用于风热上攻，目赤翳障及惊痫夜啼、破伤风等证。

2.桑叶与菊花　相同点：均善疏散风热、平肝明目，治风热感冒或温病初起，肝火上炎之目赤肿痛及肝阴不足之视物昏花。

不同点：桑叶性寒，疏散风热之力较强，并善于清肺润燥，兼能凉血止血。菊花性微寒，平肝明目之力较强，兼治肝风头痛；又善清热解毒，治热毒疮肿。

3.柴胡、升麻、葛根　相同点：解表、升阳。

不同点：柴胡苦辛微寒，入肝胆经，主散少阳半表半里之邪，善疏散退热，又善疏肝解郁，治肝郁气滞、月经不调、胸胁疼痛；升麻甘性寒，入肺与脾胃经，主清散而解表，并善清热解毒，治咽喉肿痛及热毒疮肿等。葛根辛甘性凉主入脾胃经，善发表解肌退热，主治表证项背强痛；又能鼓舞清阳之气上升而止泻痢；还可生津止渴治热病伤津及内热消渴。

（二）重点药物的配伍

1.菊花配枸杞子　二药合用可增强补肝肾明目之力，最宜于肝肾亏虚之视物昏花者。

2.生葛根配黄芩、黄连　生葛根能解肌退热，升阳止泻；黄芩、黄连苦寒清热，善于燥湿泻火解毒。三药合用，既清热燥湿解毒，又透热升阳止泻，常用于湿热泻痢初起病证。

3. 柴胡配黄芩　二药相合,善于清解半表半里之邪热,主治少阳寒热往来。

4. 桑叶配菊花　二药相须为用,增强疏散风热、平肝明目之功,适用于风热感冒、温病初起、风热或肝热目赤、肝阳眩晕及肝肾亏虚目暗不明。

5. 桑叶配黑芝麻　桑叶能平肝益阴明目,黑芝麻可补精血润肠,合用后增强了补肝肾明目之力,肝肾亏虚视物昏花,兼肠燥便秘者用之效佳。

## 讨论探究

表2-2-10　学习讨论

| 议题 | 结论 |
| --- | --- |
| 桑叶与菊花的功效异同点? | |
| 柴胡、升麻、葛根的功效异同点? | |
| 治疗湿热泻痢初起为何用生葛根配黄芩、黄连? | |
| 解释柴胡配黄芩的意义 | |

项目简介

本项目主要围绕认知清热药基本特征、清热泻火药、清热燥湿药、清热解毒药、清热凉血药和清虚热药六个方面的学习任务展开,通过分组讨论、案例解析、互动交流、自主学习,教师指导等活动使学习者掌握清热的分类、性能特点、功效适应范围以及使用方法和注意事项,具备中药调剂、指导用药及制剂养护等岗位的职业技能。

# 任务一　认知清热药基本特征

## 学习任务书

| 序号 | 学习任务 | 完成情况 |
|------|----------|----------|
| 1 | 清热药的概念及性能特点 | |
| 2 | 清热药的功效及主治病证 | |
| 3 | 清热药的分类 | |
| 4 | 清热药的配伍应用 | |
| 5 | 清热药的使用注意 | |

完成学习任务并填写学习任务书后,以小组为单位及时交送老师

1.清热药概念　　以清泄里热为主要功效的药物。主治表邪已解,内无积滞的里热证。

2.性能特点及分类　　清热药药性寒凉,多具苦味,根据其作用特点和主治病证方面

的差异,常分为清热泻火药、清热燥湿药、清热解毒药、清热凉血药和清退虚热药五类。

3. 效用　①主效:清热、泻火、解毒、凉血、退虚热,主治温病高热、湿热泻痢、阴伤内热、血热妄行、温毒发斑、痈肿疮毒及阴虚发热等证。②兼效:滋阴、利湿、燥湿、发表等。

4. 使用注意　①药性大多苦寒,易损伤阳气,故脾胃虚寒,食少便溏者慎用。②清热燥湿药易伤津耗液,阴虚或热证伤阴者慎用。③使用清热药应中病即止,勿使过剂,以免损伤正气。④对于真寒假热者,尤应辨清,决不可误用。

## 讨论探究

表2-3-1　学习讨论

| 议题 | 结论 |
| --- | --- |
| 结合生活经历,谈一下自己对清热药的认识 | |
| 清热药的概念和性能功效 | |
| 清热药的适应范围 | |
| 使用清热药的注意事项 | |
| 清热药如何分类 | |

# 任务二　学习清热泻火药

## 学习任务书

| 序号 | 学习任务 | 完成情况 |
| --- | --- | --- |
| 1 | 辨识药材标本并写出五种以上清热泻火药的功效特点 | |
| 2 | 石膏、栀子、知母的不同用法<br>天花粉的用药禁忌 | |
| 3 | 知母配黄柏、知母配川贝母的意义 | |
| 4 | 栀子配茵陈的意义 | |
| 5 | 石膏与知母、芦根与天花粉的效用异同点 | |

完成学习任务并填写学习任务书后,以小组为单位及时交送老师

# 活动一 学习清热泻火药的常用药物

清热泻火药性味为苦寒、甘寒或咸寒,善于清泄实热郁火,主治:①温病热入气分实热证,表现为高热汗出、烦渴、甚则神昏谵语、发狂、小便短赤、舌红苔黄或燥、脉洪数有力等;②脏腑火热实热证,如肺热、胃热、心火、肝火等。

## 石 膏

【来源】 硫酸盐类矿物石膏。主要含含水硫酸钙($CaSO_4 \cdot 2H_2O$)。

【性味归经】 辛、甘,大寒。归肺、胃经。

【性能特点】 主以清泄,兼以透解,生用既清泄气分实热和肺胃实火,又能解肌透热,为治气分高热和肺胃实火之要药。煅后外用,收敛之中又兼清热之性,可治疮疡不敛及湿疹。

【功效主治】

1. 生用清热泻火,除烦止渴 主治:①温热病气分实热证。②肺热喘咳证。③胃火牙痛、头痛、口舌生疮。

2. 煅用收湿敛疮、生肌止血 主治溃疡不敛、湿疹瘙痒、水火烫伤、外伤出血等。

【用法用量】 生石膏打碎煎服,15~60 g;煅石膏外用研末撒敷患处,不宜内服。

【使用注意】 本品大寒伤胃,脾胃虚寒及阴虚内热者忌服。

## 知 母

【来源】 百合科植物知母的干燥根茎。

【性味归经】 苦、甘,寒。归肺、胃、肾经。

【性能特点】 苦寒清泄,甘寒滋润;上能清肺润燥,中能清胃生津,下能滋阴降火,善清上、中、下三焦之热而滋润,有良好的清热泻火、滋阴润燥之功。

【功效主治】

1. 清热泻火 主治热病壮热烦渴。

2. 滋阴润燥 主治:①肺热咳嗽,燥热咳嗽、虚劳咳嗽、内热消渴证。②阴虚骨蒸、潮热盗汗。③阴虚肠燥便秘证。

【用法用量】 煎服,6~12 g。泻火宜生用,滋阴降火宜盐水炙用。

【使用注意】 本品寒润滑肠,故脾胃虚寒溏泄者忌用。

【药理作用】 具有抗炎、抗菌、抗肿瘤、解热、镇静、降血糖、降低交感-肾上腺系统机能,抑制 $K^+$-$Na^+$-ATP 酶、抑制血小板聚集作用。

## 栀 子

【来源】 茜草科植物栀子的干燥成熟果实。

【性味归经】 苦,寒。归心、肺、胃、三焦经。

【性能特点】 苦寒降泄、善清心、肺、三焦之火,导湿热之邪从小便而出。入气分能泻火而除烦,入血分能凉血解毒而止血疗疮,入三焦能清利湿热而退黄。外用又能消肿止痛。

【功效主治】

1. 泻火除烦 主治热病心烦、郁闷、躁扰不宁。

2. 清热利湿 主治:①湿热黄疸。②热淋、血淋。

3. 凉血解毒　主治血热妄行之吐血、衄血、尿血。

4. 消肿止痛　主治火毒疮疡、跌打肿痛。

【用法用量】　煎服,3~10 g。生用走气分而泻火除烦,清利湿热;炒黑入血分而止血,姜汁炒又除烦止呕。

【使用注意】　本品苦寒伤胃,脾虚食少便溏者,无湿热证者忌用。

【药理作用】　具有抗菌、抗炎、抗病毒、解热、镇静、镇痛、降血压、保肝利胆、促进胰液分泌、减少胃液分泌、利尿、泻下、止血及防治动脉粥样硬化等作用。

# 天花粉

【来源】　葫芦科植物栝楼的干燥根。又名瓜蒌根。

【性味归经】　微甘、苦,寒。归肺、胃经。

【性能特点】　苦寒清泄,微甘而润,并兼行散,既善清肺胃之热生津液,润肺燥,又能消肿痛,排疮脓。制成注射液又能引产。

【功效主治】

1. 清热生津　主治:①热病烦渴。②内热消渴。

2. 清肺润燥　主治肺热燥咳、咳痰带血。

3. 消肿排脓　主治痈肿疮疡、跌打肿痛。

【用法用量】　煎服,10~15 g。外用研末,水或醋调敷。

【使用注意】　脾胃虚寒,大便滑泻者忌用。不宜与川乌、草乌、附子同用。未成脓者可使消散,脓已成者可溃疮排脓,本品内服、外用均可。孕妇忌服。

# 夏枯草

【来源】　唇形科植物夏枯草的干燥带花的果穗。

【性味归经】　辛、苦,寒。归肝、胆经。

【性能特点】　苦辛而寒,专入肝胆,主清泄散郁,既长于清肝火而明目,又善散郁结、降血压,为治肝阳眩晕、目珠夜痛及瘰疬肿结之要药。

【功效主治】

1. 清肝明目　主治:①肝阳上亢头目眩晕。②肝火上炎目赤肿痛、目珠夜痛。

2. 散结消肿　主治痰火郁结之瘰疬、瘿瘤。

【用法用量】　煎服,10~15 g。或熬膏内服。

【使用注意】　脾胃虚寒者慎用。

表 2-3-2　其他清热泻火药

| 药名 | 性味 | 归经 | 功效特点 | 主治 | 用法用量、注意事项 |
|---|---|---|---|---|---|
| 竹叶 | 辛、甘、淡寒 | 心、肺、胃经 | 清热除烦、生津、利尿。竹叶卷心清心除烦力强,善治热入心包证 | ①热病烦渴。心火上炎之口舌生疮;②热淋,小便不利;③热入心包之神昏谵语 | 煎服,6~15 g;脾胃虚寒者勿用 |

续表2-3-2

| 药名 | 性味 | 归经 | 功效特点 | 主治 | 用法用量、注意事项 |
|---|---|---|---|---|---|
| 淡竹叶 | 甘、淡寒 | 心、胃、小肠经 | 清热除烦、利尿 治热病更烦渴及火炎口疮之要药 | ①热病烦渴；②心火上炎并移热于小肠之口疮尿赤；③水肿、热淋、湿热黄疸 | 煎服，6～15 g。脾胃虚寒及阴虚火旺者勿用 |
| 芦根 | 甘、寒 | 肺，胃经 | 清热生津、除烦止呕、利尿 | ①热病烦渴、舌燥少津；②胃热呕哕；③肺热或外感风热咳嗽、肺痈吐脓；④小便短赤、热淋涩痛 | 煎服，10～30 g 脾胃虚寒者慎用 |
| 决明子 | 甘、苦、微寒 | 肝、肾、大肠经 | 清肝明目、润肠通便 | ①肝热目赤肿痛、羞明多泪、目暗不明；②热结肠燥便秘 | 煎服，10～15 g；用于润肠通便不宜久煎 |
| 青葙子 | 苦、微寒 | 肝经 | 清泻肝火，明目退翳 | 肝火上炎，目赤肿痛，目生翳膜、视物昏花 | 煎服，6～15 g 青光眼患者禁用 |
| 密蒙花 | 甘，微寒 | 肝、胆经 | 清热养肝、明目退翳 | ①肝热目赤肿痛，羞明多泪、眼生翳膜；②肝虚目暗、视物昏花 | 煎服，6～10 g |
| 谷精草 | 辛、甘，平 | 肝、胃经 | 疏散风热，明目退翳 | ①风热目赤肿痛，目生翳膜；②风热头痛 | 煎服，6～15 g。本品疏散力强，血虚目疾慎用 |

## 讨论探究

表2-3-3 学习讨论

| 议题 | 结论 |
|---|---|
| 煅石膏可以内服吗？为什么？ | |
| 知母、栀子、夏枯草的功效特点？ | |
| 天花粉有哪些用药禁忌？ | |
| 夏枯草、决明子、密蒙花、谷精草、青葙子共有的主治病证？ | |

## 活动二　病例解析

张惠妹、女,16岁,学生。一周前在网吧整夜聊天,次日即感头晕咽痛,在家中服用金嗓子喉片效果不佳,两天后出现胸痛咳喘不止,发热至39.6 ℃,大汗淋漓,自诉烦渴喜饮,小便短黄涩痛大便干,舌苔黄燥,牙龈红肿,脉象洪数有力。

根据所获得的知识完成表2-3-4。

表2-3-4　学习讨论

| 议题 | 结论 |
| --- | --- |
| 诊断患者为何种病证? | |
| 针对病情,你认为该用那些中药? | |
| 解释用药机理 | |

## 活动三　学会相似药物的比较和重点药物的配伍

(一)相似药物的比较

1.石膏与知母　相同点:均归肺胃经,皆能清热泻火,除烦止渴,治热病高热烦渴及肺热咳嗽。不同点:石膏大寒,泻火力强生用重在清解,偏重清肺胃实火。故肺热喘咳,胃火上炎、头痛、牙龈肿痛等多用石膏。又善治肺热咳喘,胃火头痛,牙痛及口舌生疮,煅用则收湿敛疮,而知母则苦甘性寒,重在清润,偏重滋润肺胃之燥。又兼滋阴通肠,常用于燥热咳嗽,骨蒸潮热及阴虚肠燥便秘等。

2.芦根与天花粉　相同点:均为甘寒之品,同归肺、胃经,均可清热生津止渴,同治热病津伤烦渴。不同点:芦根清热之力较强,善清肺胃之热而兼透散,主治外感热病初期兼表证、中后期烦渴、又能清胃止呕,清肺止咳,利尿祛痰排脓均宜;天花粉则生津作用较好,又兼清肺润燥治肺热燥咳带血,还能消肿排脓,治痈疮肿毒,其针剂并可引产。

(二)重点药物的配伍

1.石膏配知母　二药相须为用,增强清热泻火,滋阴生津之效,适用于气分实热证和肺胃火热伤津证。

2知母配黄柏　合用能清热降火坚阴,主治阴虚火旺证。

3.知母配川贝母(二母散)　合用既滋阴润肺,又清热化痰,常用于阴虚劳嗽、肺燥咳嗽证。

4.栀子配茵陈　二药合用,增强清热利湿退黄之效,主治湿热黄疸证。

## 讨论探究

表 2-3-5  学习讨论

| 议题 | 结论 |
|---|---|
| 石膏与知母的功效异同点？ | |
| 解释知母配黄柏治疗阴虚火旺证的机理 | |
| 二母散的配伍意义？ | |

# 任务三  学习清热燥湿药

## 学习任务书

| 序号 | 学习任务 | 完成情况 |
|---|---|---|
| 1 | 辨识药材标本并写出五种清热燥湿药的功效特点 | |
| 2 | 说明黄连配木香、黄连配吴茱萸、黄连配半夏、瓜蒌的意义 | |
| 3 | 说明黄柏配苍术的意义 | |
| 4 | 黄芩、黄连、黄柏的效用异同点 | |

完成学习任务并填写学习任务书后，以小组为单位及时交送老师

## 活动一  学习清热燥湿药的常用药物

清热燥湿药的性味多苦寒，主效清热燥湿，兼以清热泻火，常用于湿热火毒诸证。如湿热泻痢、黄疸、湿温、暑湿、湿热中阻、淋浊带下、关节肿痛、湿疹、痈疮及脏腑火热证。本类药苦寒多能伐胃、伤阴，故用量一般不宜过大。对脾胃虚寒和津液亏耗者应慎用。

### 黄 芩

【来源】 唇形科植物黄芩的干燥根。断面中央呈棕黑色枯朽片状的老根称"枯芩"；外呈黄色，中实色青的细条嫩根为"条芩"。

【性味归经】 苦，寒。归肺、胆、胃、大肠经。

【性能特点】　苦寒清泄,善清肺与大肠之火,除上中焦湿热。兼入血分,能凉血而止血,清热而安胎。

【功效主治】

1.清热燥湿　主治多种湿热病证(湿热黄疸、泻痢、湿热胸闷、淋热及湿温、暑湿证)。

2.泻火解毒　主治:①肺热咳喘、热病烦渴、少阳寒热往来、咽痛、目赤。②痈肿疮毒。

3.止血　主治血热吐衄、便血、崩漏出血。

4.安胎　用于胎热不安。

【用法用量】　煎服,3～10 g。清热宜生用,安胎炒用,清上焦热宜酒制;止血多炒炭用。传统认为,枯芩善清肺火,条芩善清大肠火。

【使用注意】　本品苦寒燥泄,脾胃虚寒、食少便溏及孕妇胎寒者忌用。

【药理作用】　具有解热、抗炎、抗菌、抗病毒、抗过敏、抗凝血、抗血栓形成、抗氧化、抗肿瘤、促进细胞免疫、降血压、降血脂、护肝、利胆、利尿作用。

# 黄　连

【来源】　毛茛科植物黄连、三角叶黄连或云连的干燥根茎。

【性味归经】　苦,寒。归心、肝、胃、大肠经。

【性能特点】　清热燥湿,药力颇强,主归心胃经,兼归肝与大肠。作用偏于心及中焦,善清心胃之火,除中焦湿热,为治湿热火郁之要药。

【功效主治】

1.清热燥湿　主治:①湿热泻痢、黄疸。②湿热痞满,肝火犯胃呕吐吞酸。

2.泻火解毒　主治:①高热神昏,心烦不寐。②胃火牙痛、口舌生疮。③血热吐衄。④痈肿疮毒,目赤肿痛、耳道疖肿、湿热疮疹。

【用法用量】　煎服,2～10 g。外用适量。多为生用。呕吐者宜姜汁炒用。

【使用注意】　胃寒呕吐,脾胃虚寒者忌用。

【药理作用】　具有解热、抗炎、抗菌、抗病毒、抗过敏、抗原虫、抗溃疡、抗心律失常和心肌缺血、抗肿瘤、促进免疫功能、降血压、降血糖、利胆、抑制胃肠平滑肌、抑制血小板聚集及抑制中枢作用。

# 黄　柏

【来源】　芸香科植物黄檗(关黄柏)或黄皮树(川黄柏)的干燥树皮。

【性味归经】　苦,寒。归肾、膀胱、大肠经。

【性能特点】　作用偏于下焦,善清相火,退虚热,除下焦湿热。药力虽不及黄连,但长于退虚热。

【功效主治】

1.清热燥湿　主治:①湿热泻痢、黄疸、湿疹湿疮。②湿热下注之足膝肿痛、淋浊带下。

2.泻火解毒　主治口舌生疮、血热出血、疮疡肿毒。

3.退虚热　主治阴虚火旺之骨蒸潮热、遗精盗汗。

【用法用量】　煎服,3～10 g。清相火退虚热宜盐炙用,清热燥湿解毒宜生用。止血应炒炭。

【使用注意】　脾胃虚寒者忌用。

# 龙　胆

【来源】　龙胆科植物条叶龙胆、龙胆、三花龙胆或坚龙胆的干燥根及根茎。

【性味归经】　苦,寒。归肝、胆、膀胱经。

【性能特点】 大苦大寒,清泻燥湿,药力较强,主归肝胆,兼归膀胱。既清下焦湿热,又泻肝胆实火,为治肝经湿热,实火之要药。

【功效主治】

1.清热燥湿 主治湿热下注之阴肿阴痒,阴部湿疹、湿热带下、黄疸等。

2.泻肝胆火 主治:①肝火上炎头痛、目赤肿痛、耳聋耳肿、口苦、胁痛等。②肝热惊风抽搐、带状疱疹。

【用法用量】 煎服,3～6 g。

【使用注意】 本品苦寒之力较强,极易伤胃,脾胃虚寒者忌用,阴虚津伤者慎用。

# 苦 参

【来源】 豆科植物苦参的干燥根。

【性味归经】 苦,寒。归心、肝、胃、大肠、膀胱经。

【性能特点】 苦寒清燥,沉降下行。具有清热燥湿、祛风杀虫止痒之功,能利尿导湿热之邪从小便而出。

【功效主治】

1.清热燥湿 主治湿热黄疸、泻痢、痔漏便血,湿热带下。

2.杀虫止痒 主治湿疮湿疹、阴肿阴痒、疥癣、麻风。

3.利尿 用于湿热淋痛、小便不利。

【用法用量】 煎服,3～10 g。外用适量,研末敷或煎汤熏洗。

【使用注意】 脾胃虚寒者忌用。反藜芦。

## 讨论探究

表2-3-6 学习讨论

| 议题 | 结论 |
| --- | --- |
| 清热燥湿药的功效特点及适用范围? | |
| 黄芩、黄连、黄柏的不同用法? | |
| 龙胆和苦参的用药禁忌? | |

# 活动二 学会相似药物的比较和重点药物的配伍

(一)相似药物的比较

黄芩、黄连、黄柏比较相同点:均味苦性寒,皆能清热燥湿、泻火解毒。常相须为用治泻痢黄疸、疮痈肿痛、湿疹湿疮等湿热、火毒诸证。不同点:黄芩作用偏于上焦及大肠,善清肺、胆与大肠之火,并能安胎,炒炭止血。又常用治肺热咳嗽,邪在少阳寒热往来证;黄连大苦大寒,泻火解毒力最强,作用偏于心及中焦,善清心胃之火,尤长于清中焦湿热,为肠胃湿热泻痢证首选;黄柏药力弱于黄连,苦寒下达,尤长于清下焦湿热,善清相(肾)火,退虚热,除下焦湿热,又治阴虚火旺、骨蒸潮热、盗汗遗精等。

(二)重点药物的配伍

1.黄连配木香(香连丸)　两药合用,既清热燥湿,又理气止痛,常用于湿热泻痢腹痛、里急后重。

2.黄连配吴茱萸(左金丸)　合用后具有清热泻火燥湿,疏肝和胃制酸之效,多用于肝火犯胃、湿热中阻之呕吐泛酸。

3.黄连配半夏、瓜蒌　三药合用既泻火化痰,又消痞散结,善治痰火互结之结胸证。

4.黄柏配苍术(二妙散)　合用增强燥湿之效,偏走下焦,长于治下焦湿热证。

## 讨论探究

表2-3-7　学习讨论

| 议题 | 结论 |
|---|---|
| 黄芩、黄连、黄柏的效用异同点? | |
| 解释黄柏配苍术治疗下焦湿热证的机理? | |
| 香连丸、左金丸及黄连配半夏、瓜蒌的配伍意义? | |

# 任务四　学习清热解毒药

## 学习任务书

| 序号 | 学习任务 | 完成情况 |
|---|---|---|
| 1 | 辨识药材标本并写出十种清热解毒药的功效特点 | |
| 2 | 金银花与连翘的效用异同点 | |
| 3 | 牛黄配珍珠的意义 | |
| 4 | 鱼腥草、青黛、熊胆、牛黄、鸦胆子的特殊用法 | |

完成学习任务并填写学习任务书后,以小组为单位及时交送老师

# 活动一　学习清热解毒药的常用药物

清热解毒药性味苦寒或甘寒、辛寒,主治各种热毒病证,如疮痈肿毒、丹毒、斑疹、咽喉肿痛、痄腮、肠痈、肺痈、热毒下痢等。部分药物兼治蛇虫咬伤、癌证、水火烫伤以及其他的急性热病。使用时可酌情配伍其他清热药。如热毒在血分,应配凉血药;夹湿者,配伍燥湿药;对于疮疡、喉痹病证,可与外用药合用。

## 金银花

【来源】　忍冬科植物忍冬的干燥花蕾。又名二花、忍冬花。

【性味归经】　甘,寒。归肺、胃、大肠经。

【性能特点】　甘寒质轻,芳香疏透,为清解疏散之品,长于清解热毒,还可疏散风热。风热表证或热毒诸证均可选用。

【功效主治】

1. 清热解毒　主治:①热毒疮痈、肠痈、肺痈、乳痈。②热毒泻痢。

2. 疏散风热　主治外感风热,温病初起。

【用法用量】　煎服,10~20 g。一般生用;治热毒血痢宜炒炭用。

【使用注意】　脾胃虚寒及气虚疮疡脓清者忌用。

【药理作用】　具有解热、抗菌、抗炎、抗病毒、抗内毒素、抗肿瘤、抗艾滋病毒、抗早孕、降血脂、保肝、利胆、兴奋子宫作用。

## 连　翘

【来源】　木犀科植物连翘的干燥果实。

【性味归经】　苦,微寒。归肺、心、胆经。

【性能特点】　苦寒清解,质轻浮散主。既清解热毒,又疏散风热,且兼利尿,消痈散结。前人称之为"疮家圣药"。

【功效主治】

1. 清热解毒,消肿散结　主治:①痈肿疮毒、乳痈、肺痈。②痰火郁结之瘰疬痰核。

2. 疏散风热　主治外感风热,温病初起。

【用法用量】　煎服,6~15 g。连翘心长于清心火。

【使用注意】　脾胃虚寒及气虚疮疡脓清者忌用。

## 板蓝根

【来源】　十字花科植物菘蓝的干燥根。

【性味归经】　苦,寒。归心、胃经。

【性能特点】　苦寒清解,长于清热解毒,尤善凉血利咽。

【功效主治】　清热解毒、凉血、利咽,主治:①外感头痛发热,温病初起,温毒发斑。②咽喉肿痛、痄腮,丹毒、痈肿疮毒、大头瘟疫。

【用法用量】　煎服,9~15 g。

【使用注意】　体虚而无实火热毒者忌服,脾胃虚寒者慎用。

# 大青叶

【来源】　十字花科植物菘蓝的干燥叶。

【性味归经】　苦,寒。归心、胃、肺经。

【性能特点】　大寒苦泄、力强质轻。功效类似板蓝根。善于清热解毒,凉血消斑,还可利咽消肿,为治热毒诸证之要药。

【功效主治】

清热解毒、凉血消斑、利咽消肿,主治:①热入营血,高热神昏,温毒发斑。②咽喉肿痛、痄腮丹毒、口疮、热毒痈肿。

【用法用量】　煎服,10～15 g。外用适量。

【使用注意】　脾胃虚寒证忌用。

【药理作用】　具有解热、抗菌、抗炎、抗病毒、促进免疫功能、抑制血小板聚集、扩张血管及抑制心肌收缩作用。

# 牛　黄

【来源】　牛科动物牛的干燥胆结石,称天然牛黄。由牛胆汁或猪胆汁经提取加工而成的为人工牛黄。

【性味归经】　苦,凉。归心、肝经。

【性能特点】　苦凉清泄,清热解毒力强,长于凉肝息风止痉,还能清心豁痰开窍。常用于热毒,痰热及惊风病证。

【功效主治】

1. 清热解毒　主治热毒疮痈、咽喉肿痛、口疮、瘰疬。

2. 息风止痉　主治温病高热动风、痰热癫痫、小儿惊风抽搐。

3. 化痰开窍　主治温病热入心包及中风痰热神昏。

【用法用量】　入丸散剂,每次0.2～0.5 g。外用适量,研末敷患处。

【使用注意】　非实热证不宜用,孕妇慎用。

【药理作用】　具有抗病毒,抗炎,抗惊厥,抗实验性心律失常,镇静,镇痛,强心,降血压,解毒,调节胆汁排泄及保肝等作用。

# 蒲公英

【来源】　菊科植物蒲公英及多种同属植物的带根全草。又名黄花地丁。

【性味归经】　苦、甘,寒。归肝、胃经。

【性能特点】　苦寒清泄,甘寒清解,既可清热解毒而消痈散结,又能利湿通淋与通乳,治乳痈效佳,前人称之为"乳痈良药、通淋妙品"。

【功效主治】

1. 清热解毒　主治咽喉肿痛、目赤肿痛、毒蛇咬伤。

2. 消痈散结　主治乳痈、痈肿疮毒、各种内痈。

3. 利湿通淋　主治湿热黄疸、热淋涩痛。

【用法用量】　煎服,10～20 g。外用适量,鲜品捣敷。

【使用注意】　用量过大可致缓泻。

# 鱼腥草

【来源】 三百草科植物蕺菜的新鲜全草或干燥地上部分。

【性味归经】 辛,微寒。归肺经。

【性能特点】 辛寒质轻,专入肺经。善清热解毒,排脓消痈,为治肺痈之要药。又兼利尿通淋,常治热淋涩痛。

【功效主治】

1. 清热解毒 主治热毒疮疡、湿热泻痢。

2. 消痈排脓 主治肺痈咳吐脓血、肺热咳嗽痰稠。

3. 散结消肿 主治热淋涩痛。

【用法用量】 煎服,15~30 g。鲜品加倍,不宜久煎。外用适量。

【药理作用】 具有抗炎、抗菌、抗病毒、抗肿瘤、利尿、镇静、镇咳平喘、促进免疫功能作用。

# 败酱草

【来源】 败酱科植物黄花或白花败酱的干燥全草。

【性味归经】 辛,苦,微寒。归胃、大肠、肝经。

【性能特点】 辛苦微寒,清解行散。长于消痈排脓,清热解毒,兼可祛瘀止痛。

【功效主治】

1. 清热解毒、消痈排脓 主治肠痈、肝痈、肺痈、痈肿疮毒。

2. 祛瘀止痛 主治血滞胸痛腹痛,产后瘀阻腹痛。

【用法用量】 煎服,6~15 g。鲜品捣服。外用适量。

【使用注意】 脾胃虚寒、少食、便溏者不宜用。

# 白头翁

【来源】 毛茛科植物白头翁的干燥根。

【性味归经】 苦,寒。归大肠经。

【性能特点】 苦寒降泄,专归大肠经。善除大肠热毒蕴结而凉血止痢,为治热毒血痢之要药,也常用治阿米巴痢。

【功效主治】 清热解毒,凉血止痢主治热毒血痢、阿米巴痢。

【用法用量】 煎服,6~15 g。

【使用注意】 虚寒泻痢忌服。

# 射 干

【来源】 鸢尾科植物射干的干燥根茎。又名乌扇。

【性味归经】 苦,寒。归肺经。

【性能特点】 苦寒清泄,专归肺经。善治痰热互结之咽痛,可单用捣汁含咽;兼治痰多咳喘,久疟疟母、经闭及痈肿瘰疬等。

【功效主治】

1. 清热解毒、祛痰利咽 主治热结痰盛之咽喉肿痛、痰多咳喘。

2. 散结消肿 主治久疟疟母、经闭、痈肿、瘰疬。

【用法用量】 煎服,6~10 g。外用适量。研末吹喉。

【使用注意】 脾虚便溏及孕妇不宜用。

表 2-3-8　其他清热解毒药

| 药名 | 性味 | 归经 | 功效特点 | 主治 | 用法用量、注意事项 |
|------|------|------|----------|------|---------------------|
| 穿心莲（一见喜） | 苦,寒 | 肺、胃、大肠、小肠经 | 清热解毒、燥湿 | ①外感风热,温病初起。肺热咳喘,肺痈吐脓,咽喉肿痛<br>②痈肿疮毒,蛇虫咬伤<br>③湿热泻痢、热淋涩痛、湿疹瘙痒 | 煎服,6～15 g。味极苦难咽,且易致呕吐,故多作丸、散、片剂。脾胃虚寒者不宜用 |
| 青黛 | 咸,寒 | 肝、肺经 | 清热解毒,凉血消斑,定惊 | ①温毒发斑,血热吐衄<br>②咽喉肿痛,口舌生疮,痄腮及热毒疮痈<br>③肝火犯肺之咳嗽胸痛痰中带血<br>④小儿惊风,发热抽搐 | 内服1.5～3 g。不入煎剂,冲服<br>胃寒慎用。也能影响肝功,抑制骨髓引起血小板减少 |
| 紫花地丁 | 苦、辛,寒 | 心、肝经 | 清热解毒凉血消肿 | ①疗疮肿毒,痈疽发背,丹毒,乳痈,肠痈<br>②目赤肿痛<br>③毒蛇咬伤 | 煎服,10～20 g<br>阴疽疮疡慎用 |
| 白鲜皮 | 苦,寒 | 脾、胃、膀胱、小肠经 | 清热解毒,祛风燥湿,止痒 | ①湿热疮毒、湿疹、疥癣<br>②湿热黄疸、风热湿痹 | 煎服,5～10 g。脾胃虚寒者慎用 |
| 秦皮 | 苦、涩,寒 | 大肠、肝、胆经 | 清热解毒,燥湿止带,清肝明目 | ①湿热泻痢<br>②赤白带下、阴痒<br>③肝热目赤肿痛、目生翳膜 | 煎服,3～12 g;外用适量,水煎洗眼。脾胃虚寒者忌用 |
| 野菊花 | 苦、辛,微寒 | 肝、肺经 | 清热解毒疏风平肝 | ①疔疮痈肿<br>②风热感冒,咽喉肿痛<br>③目赤肿痛,头痛眩晕 | 煎服,10～15 g。脾胃虚寒者慎服 |
| 重楼（蚤休、七叶一枝花） | 苦,微寒。有小毒 | 肝经 | 清热解毒,消肿止痛,息风定惊 | ①痈肿疔疮、毒蛇咬伤<br>②小儿惊风抽搐<br>③跌打损伤,外伤出血 | 煎服,3～10 g。孕妇及阴疽患者忌用 |
| 土茯苓 | 甘、淡,平 | 肝、胃经 | 解毒,除湿,通利关节 | ①梅毒,肢体拘挛<br>②淋浊带下,湿疹瘙痒,脚气<br>③热痹关节肿痛 | 煎服,15～60 g。肝肾阴虚者慎服;服药时忌茶 |

续表 2-3-8

| 药名 | 性味 | 归经 | 功效特点 | 主治 | 用法用量、注意事项 |
|---|---|---|---|---|---|
| 大血藤（红藤） | 苦,平 | 大肠、肝经 | 清热解毒,活血止痛,祛风通络 | ①肠痈腹痛,热毒疮痈<br>②跌打损伤,经闭痛经,产后瘀阻<br>③风湿痹痛 | 煎服,10～15 g<br>孕妇慎服 |
| 垂盆草 | 甘、淡,凉 | 肝、胆、小肠经 | 清热解毒,利湿退黄 | ①疮疡肿毒,毒蛇咬伤,水火烫伤<br>②湿热黄疸,小便不利 | 煎服,干品 10～30 g<br>鲜品 30～100 g |
| 木蝴蝶（云故纸、千张纸） | 苦、甘,凉 | 肺、肝、胃经 | 清肺利咽,疏肝和胃 | ①咽喉肿痛,音哑<br>②肝胃气痛 | 煎服,1.5～3 g |
| 马勃 | 辛,平 | 肺经 | 清肺解毒,利咽,止血 | ①咽喉肿痛,咳嗽失音<br>②血热吐衄,外伤出血 | 煎服,3～6 g。宜包煎 |
| 马齿苋 | 酸,寒 | 大肠、肝经 | 清热解毒,凉血止血,通淋 | ①热毒血痢,热毒疮疡<br>②血热崩漏、便血<br>③热淋血淋 | 煎服,9～15 g。脾胃虚寒,肠滑易泻者忌服 |
| 半枝莲 | 辛、苦,寒 | 肺、肝、肾经 | 清热解毒,散瘀止血,利水消肿 | ①热毒疮痈,毒蛇咬伤,癌肿<br>②跌打损伤,吐血衄血<br>③大腹水肿,血淋涩痛 | 煎服,干品 15～30 g;鲜品 30～60 g;孕妇慎用 |
| 半边莲 | 甘、淡,寒 | 心、小肠、肺经 | 清热解毒,利水消肿 | ①疮痈肿毒,蛇虫咬伤<br>②腹胀水肿,小便不利,黄疸尿少 | 煎服,10～20 g<br>虚证水肿忌用 |
| 白花蛇舌草 | 苦、甘,寒 | 肺、胃、大肠、小肠经 | 清热解毒,消痈,利湿 | ①痈肿疮毒,咽喉肿痛,肠痈肺痈,毒蛇咬伤<br>②热淋涩痛,小便不利<br>③胃癌,食管癌,直肠癌 | 煎服,15～60 g 阴疽及脾胃虚寒者忌用 |
| 山豆根 | 苦,寒,有毒 | 肺、胃经 | 清热解毒,消肿利咽 | ①火毒蕴结之咽喉肿痛,肺热咳嗽<br>②痈肿疮毒,牙龈肿痛,湿热黄疸 | 煎服,3～6 g。内服不宜过量。脾胃虚寒忌服 |
| 鸦胆子 | 苦,寒。有小毒 | 大肠、肝经 | 清热解毒,燥湿杀虫<br>截疟,止痢,腐蚀赘疣 | ①热毒血痢,休息痢<br>②各型疟疾<br>③鸡眼、赘疣(外用) | 内服 0.5～2 g,以龙眼肉包裹或装入胶囊。不宜入煎剂;不宜久服 |

续表2-3-8

| 药名 | 性味 | 归经 | 功效特点 | 主治 | 用法用量、注意事项 |
|------|------|------|---------|------|------------------|
| 熊胆 | 苦,寒 | 肝、胆、心经 | 清热解毒,明目,止痉 | ①热毒疮痈、咽喉肿痛、痔疮肿毒<br>②目赤翳障<br>③热极生风,小儿急惊、癫痫、子痫 | 内服1.5~2.5 g,不入煎剂,入丸、散。虚寒证禁用 |
| 金荞麦 | 苦,微寒 | 肺、脾、肝经 | 清热解毒,祛痰排脓,祛瘀止痛 | ①肺痈,瘰疬疮疖,毒蛇咬伤<br>②肺热咳嗽,咽喉肿痛<br>③跌打损伤,风湿痹痛,痛经 | 煎服,15~30 g<br>脾虚便溏者慎用 |

讨论探究

表2-3-9 学习讨论

| 议题 | 结论 |
|------|------|
| 蒲公英、鱼腥草、败酱草各长于治疗什么痈疮? | |
| 连翘、牛黄、白头翁的功效特点? | |
| 青黛、牛黄、熊胆、鱼腥草、鸦胆子、马勃的特殊用法? | |

# 活动二　学会相似药物的比较和重点药物的配伍

(一)相似药物的比较

1.金银花与连翘　相同点:均能清热解毒,疏散风热,均可用治痈肿疮毒,外感风热及温病邪在卫、气、营、血等证。不同点:金银花甘寒香散,长于发散肺经邪热,清透解毒力强,疮肿热毒重者尤宜,又可治肠痈肺痈及热毒血痢。而连翘轻清上浮,善于清心火,解疮毒,散上焦风热,又能消痈散结,有"疮家圣药"之称。又常用治瘰疬痰核。且兼可清心利尿,亦治热淋涩痛。

2.蒲公英与紫花地丁　相同点:均能清热解毒,消痈散结,均可用治痈肿疔疮,丹毒肿痛及肝热目赤肿痛等证。不同点:蒲公英兼能消痈散结并通乳,尤长于治乳痈肿痛,且能利湿通淋,故可用治热淋涩痛、湿热黄疸等证。紫花地丁能凉血解毒,药力较强,尤善治疗疮肿毒,并可解蛇毒,常用于毒蛇咬伤。

3. 大青叶、板蓝根、青黛　相同点：同出一物，均能清热解毒，凉血。主治温毒发斑、喉痹疹腮，火毒疮疡、丹毒等证。不同点：大青叶大寒，长于凉血消斑，多用于斑疹吐衄；板蓝根则以解毒利咽散结见长，多用于咽痛疹腮、大头瘟疫等证。青黛长于清肝泻火，定惊，故多用治肝火犯肺、咳嗽胸痛、痰中带血以及暑热惊痫，惊风抽搐等证。

4. 射干、山豆根、马勃　均归肺经，清热解毒而长于消肿利咽，为喉科常用要药。不同点：射干又能祛痰，多用于热结痰盛之咽喉肿痛，又能散结消肿，善治久疟疟母、瘰疬疮肿；山豆根为治疗火毒蕴结，咽喉肿痛之要药。山豆根又可用于胃火上炎，牙龈肿痛、湿热黄疸，肺热咳嗽等证；马勃则清热之力较弱，又能止血，兼散肺经风热，适用于风热、肺火咽喉肿痛、咳嗽失音及吐血、衄血、外伤出血等证。

（二）重要药物配伍

牛黄配珍珠：合用既能清热解毒生肌，又具清心凉肝、化痰开窍之功，主治口舌生疮、痰热神昏，中风痰迷等证。

**讨论探究**

表2-3-10　学习讨论

| 议题 | 结论 |
| --- | --- |
| 金银花与连翘的效用异同点？ | |
| 射干与山豆根、马勃的效用异同点？ | |
| 牛黄与珍珠合用的配伍意义？ | |

# 任务五　学习清热凉血药

**学习任务书**

| 序号 | 学习任务 | 完成情况 |
| --- | --- | --- |
| 1 | 辨识药材标本并写出五种清热凉血药的功效特点 | |
| 2 | 生地黄与玄参、牡丹皮与赤芍的效用异同点 | |
| 3 | 水牛角的用法用量 | |

完成学习任务并填写学习任务书后，以小组为单位及时交送老师

# 活动一　学习清热凉血药的常用药物

清热凉血药性味多为苦甘寒或咸寒,入心、肝经,主效为清解营血热邪,兼有滋阴活血功效。主治:①温病热入营血,心烦不寐,神昏谵语。②血热妄行诸证:吐衄出血,斑疹,咳血、血淋、崩漏或疮痈红肿等。兼能养阴的凉血药,有一定滋腻性,湿滞便溏、纳差者慎用;而兼活血化瘀者,孕妇当忌。

## 生地黄

【来源】　玄参科植物地黄的干燥或新鲜块根。

【性味归经】　甘、苦,寒。归心、肝、肾经。

【性能特点】　苦寒清泄,味甘质润,有清滋润滑之效。善于清解血分之热,又能滋阴生津、润燥滑肠。

【功效主治】

1.清热凉血　主治:①温热病热入营血证。②血热妄行之吐衄出血、尿血、崩漏下血。

2.养阴生津润肠　主治:①热病后期、阴虚发热,内热消渴。②阴虚肠燥便秘。

【用法用量】　煎服,10~30 g。鲜品用量加倍或以鲜品捣汁入药。鲜地黄偏于清热凉血;干地黄偏于滋阴凉血。炒炭多用于止血。

【使用注意】　本品性寒而滞,脾虚湿滞,中满食少便溏者忌用。

【药理作用】　具有抗菌、抗炎、抗皮肤真菌、抗凝、止血、镇静、促进免疫功能、降低耗氧量、降血糖、降血压、抑制心脏、利尿、抑制钠泵等作用。

## 玄　参

【来源】　玄参科植物玄参的干燥块根。又名元参。

【性味归经】　甘、苦、咸,寒。归肺、胃、肾经。

【性能特点】　味苦甘咸,性寒质润,为清凉滋润解散之品。既可清热凉血,养阴护营,又能滋阴降火,润燥滑肠,兼有泻火解毒、消散肿结之效。

【功效主治】

1.清热凉血　主治温病热入营血,温毒发斑、口渴烦热等症。

2.滋阴降火　主治热病伤阴心烦不眠,阴虚火旺骨蒸潮热证。

3.解毒散结　主治咽喉肿痛、痈肿疮毒,阳毒脱疽,痰核瘰疬。

4.润肠　主治阴虚肠燥便秘。

【用法用量】　煎服,10~15 g。

【使用注意】　脾胃虚寒,胸闷食少便溏者不宜用。反藜芦。

## 牡丹皮

【来源】　毛茛科植物牡丹的干燥根皮。

【性味归经】　辛、苦,微寒。归心、肝、肾经。

【性能特点】　辛苦微寒,行散清泄。具有清热凉血,活血化瘀之良效,且兼清虚热,透阴分伏热,其药用特点是凉血而不留瘀,活血而不动血。

【功效主治】

1. 清热凉血 主治温病热入营血发斑疹、吐血、衄血。

2. 活血散瘀 主治:①血瘀经闭、痛经、产后瘀阻、癥瘕、跌打伤肿。②肠痈腹痛、痈肿疮毒。

3. 退虚热 主治温病后期阴虚发热,久病伤阴无汗骨蒸。

【用法用量】 煎服,6~12 g。清热凉血宜生用,活血散瘀宜酒炙用,止血宜用丹皮炭。

【使用注意】 血虚有寒、月经过多及孕妇忌用。

# 赤 芍

【来源】 毛茛科植物芍药或川芍药的干燥根。

【性味归经】 苦,微寒。归肝经。

【性能特点】 苦而微寒,专入肝经,有行散清泄之效,既善清肝火除血分郁热而凉血,又善活血化瘀止痛。

【功效主治】

1. 清热凉血 主治温病热入营血之斑疹、吐血、衄血。

2. 散瘀止痛 主治血瘀经闭、痛经、产后瘀阻、癥瘕、跌打损伤。

3. 清肝火 主治肝郁化火胁痛,目赤肿痛,痈肿疮毒。

【用法用量】 煎服,6~12 g。或入丸散。

【使用注意】 血虚有寒无瘀之经闭、痛经及孕妇等均不宜用。反藜芦。

表 2-3-11 其他清热凉血药

| 药名 | 性味 | 归经 | 功效特点 | 主治 | 用法用量、注意事项 |
|---|---|---|---|---|---|
| 紫草 | 甘、咸,寒 | 心、肝经 | 凉血活血,解毒透疹 | ①温病血热毒盛之斑疹紫黑,麻疹<br>②湿疹,阴痒,疮疡,水火烫伤 | 煎服,3~10 g。脾虚便溏者忌用 |
| 水牛角 | 咸、苦,寒 | 心、肝、胃经 | 清热凉血,泻火解毒定惊 | ①高热神昏,惊风<br>②血热斑疹吐衄出血。 | 煎服 15~30 g。大剂量 60~120 g,宜锉碎先煎 3 小时以上。或用水牛角浓缩粉冲服,每次 1.5~3 g。脾胃虚寒者忌用 |

# 活动二 相似药物的比较

1. 生地黄与玄参 相同点:均味甘苦性寒,皆能清热凉血,滋阴生津润肠,同治热入营血、口干舌绛,血热出血;温病伤阴之骨蒸劳热、内热消渴及肠燥便秘等证。

不同点:生地黄长于滋阴凉血、为凉血生津之要药,还常用治温病伤阴、夜热早凉,血热妄行、斑疹吐衄,津伤口渴等证。而玄参味咸,泻火解毒、散结消痈的力量强。还常用于温毒发斑,咽喉肿痛,瘰疬痰核,痈肿疮毒等证。

2.牡丹皮与赤芍　相同点:均味苦性微寒归肝经,皆可清热凉血,活血散瘀,尤宜于血热瘀滞者。常治热入营血,斑疹吐衄;血滞经闭,痛经癥瘕,跌打损伤,痈肿疮毒等证。不同点:牡丹皮清热凉血力强,尤善清透阴分伏热,还常用于温邪伤阴,阴虚发热以及肠痈腹痛等证。而赤芍则活血散瘀止痛力强,尤多用于血滞诸证。并能清泻肝火,用治肝热目赤肿痛。

### 讨论探究

表 2-3-12　学习讨论

| 议题 | 结论 |
| --- | --- |
| 生地黄与玄参的效用异同点? | |
| 牡丹皮、赤芍和紫草的共治病证是什么? | |
| 水牛角的用法用量? | |

# 任务六　学习清虚热药

### 学习任务书

| 序号 | 学习任务 | 完成情况 |
| --- | --- | --- |
| 1 | 辨识药材标本并写出青蒿、地骨皮的功效特点 | |
| 2 | 青蒿配鳖甲,青蒿配白薇的意义 | |
| 3 | 地骨皮配桑白皮,白薇配玉竹的意义 | |
| 4 | 青蒿与白薇的效用异同点 | |

完成学习任务并填写学习任务书后,以小组为单位及时交送老师

## 活动一　学习清虚热药的常用药物

清虚热药性味苦咸甘寒,多归肝、肾经,主要作用为清虚热、除疳热,兼能凉血。主治温热病后期阴液耗伤,余热未尽之低热不退或久病伤阴之骨蒸潮热盗汗,五心烦热及小儿疳积发热等病证。

# 青 蒿

【来源】 菊科植物黄花蒿的地上部分。

【性味归经】 苦、辛，寒。归肝、胆、肾经。

【性能特点】 辛香苦寒，主以清凉，兼以透散。虚热、实热两清。既善退虚热、凉血热、除疟热、解暑热，又能透阴分伏热、透营热、透表热。

【功效主治】

1.清透虚热 主治：①温病后期之夜热早凉，低热不退。②阴虚发热，骨蒸潮热，虚热兼表。

2.凉血 主治血热疹痒，吐衄出血。

3.解暑 主治暑热外感，暑热烦渴。

4.截疟 用于疟疾寒热。

【用法用量】 煎服，6～12 g；不宜久煎。治疟可用至30 g，或用鲜品加水捣汁服。

【使用注意】 脾虚便溏，汗多者不宜用。

【药理作用】 具有解热、镇痛、抗炎、抗菌、抗病毒、抗疟原虫、抗肿瘤、调节免疫功能、祛痰、镇咳、平喘作用。

# 地骨皮

【来源】 茄科植物枸杞或宁夏枸杞的干燥根皮。

【性味归经】 甘，寒。归肺、肝、肾经。

【性能特点】 性味甘寒，为清凉益阴之品。长于泻肺热，退虚热，凉血热，还略兼益阴而生津，尤善治有汗骨蒸及肺热咳嗽。

【功效主治】

1.清退虚热 主治阴虚发热。

2.凉血 主治血热吐衄出血、尿血。

3.清肺降火 主治肺热咳嗽。

4.生津 主治内热消渴。

【用法用量】 煎服，6～15 g。

【使用注意】 表邪未解及脾虚便溏者不宜用。

表2-3-13 其他清虚热药

| 药名 | 性味 | 归经 | 功效特点 | 主治 | 用法用量、注意事项 |
|---|---|---|---|---|---|
| 白薇 | 苦、咸，寒 | 肺、肝、胃经 | 退虚热、凉血清热，利尿通淋，解毒疗疮 | ①阴虚发热，骨蒸潮热，产后虚热，阴虚外感 ②温病热入营血证，肺热咳嗽 ③热淋、血淋 ④疮痈肿毒，咽喉肿痛及毒蛇咬伤 | 煎服，3～12 g。脾虚食少便溏者不宜用 |

续表 2-3-13

| 药名 | 性味 | 归经 | 功效特点 | 主治 | 用法用量、注意事项 |
|------|------|------|----------|------|---------------------|
| 胡黄连 | 苦,寒 | 心、肝、胃、大肠经 | 退虚热,除疳热,清湿热,解热毒 | ①骨蒸潮热,盗汗<br>②小儿疳热<br>③湿热泻痢,黄疸<br>④咽痛、疮肿、痔肿便血 | 煎服 3~9 g<br>脾胃虚寒者忌用 |
| 银柴胡 | 甘,微寒 | 肝、胃经 | 退虚热,除疳热 | ①阴虚发热,骨蒸劳热<br>②小儿疳积发热 | 煎服,3~10 g<br>外感风寒,血虚无热者忌用 |

**讨论探究**

表 2-3-14　学习讨论

| 议题 | 结论 |
|------|------|
| 青蒿和地骨皮各有什么清热特点? | |
| 胡黄连与银柴胡共有的主治病证有哪些? | |

## 活动二　学会相似药物的比较和重点药物的配伍

(一)相似药物的比较

1.青蒿与白薇　相同点:二药均性味苦寒入肝经,均能退虚热、凉血,兼透散。用于阴虚发热、虚热兼外感表证以及血热吐衄。不同点:青蒿善于解暑热、除疟热,治暑热外感或暑热烦渴,疟疾寒热。白薇凉血力强,又可利尿通淋,解毒疗疮,治热入营血,阴虚外感,产后发热及血淋痈疮肿毒诸证。

2.牡丹皮与地骨皮　相同点:均能退虚热、凉血。皆治血热吐衄,阴虚发热、骨蒸劳热等证。不同点:牡丹皮善治无汗骨蒸,专入血分,长于清热凉血,主治热入营血,斑疹吐衄等症,又能活血散瘀,常用于血滞经闭,痛经癥瘕,跌打损伤,痈疡肿毒及肠痈腹痛等证。地骨皮善于治有汗骨蒸,又入气分,长于清退虚热,又能清降肺火,常用于肺热咳喘,兼治内热消渴。

3.黄连与胡黄连　相同点:均味苦性寒,皆能清热燥湿解毒,治湿热泻痢火毒诸证。不同点:胡黄连源于玄参科植物,质重色黑,苦寒沉降,善治胃肠湿热及下焦湿火蕴结,多用于湿热泻痢及痔疮肿痛。又能除疳热,常用于骨蒸潮热以及小儿疳积发热。黄连源于毛茛科植物,大苦大寒,清热燥湿力强,长于清心胃火、解热毒,主治中焦湿火郁结及肝火犯胃、呕吐吞酸诸证。

（二）重要药物配伍

1.青蒿配白薇　二药合用,清热凉血兼透散,共治阴虚发热、小儿疳热、热入营血及阴分伏热诸证。

2.青蒿配鳖甲　合用既清虚热,又滋阴凉血,治阴虚发热效佳。

3.地骨皮配桑白皮　二药相合,既清肺火,又利尿导热邪从小便出,且润肺脏而不苦泄伤阴,善治肺热咳嗽。

4.白薇配玉竹　二药合用滋阴解表,主治阴虚外感。

**讨论探究**

表2-3-15　学习讨论

| 议题 | 结论 |
| --- | --- |
| 青蒿与白薇的效用异同点? | |
| 地骨皮与牡丹皮的效用异同点? | |
| 地骨皮配桑白皮、青蒿配鳖甲的配伍意义? | |

## 项目简介

　　泻下药是以泻下通便为主要功效,治疗里实积滞证或便秘的一类药物,在医药工作中具有重要实用价值。本项目主要围绕泻下药的基本概况、泻下药的应用两方面的学习任务展开,通过分组讨论、案例解析、互动交流、自主学习,教师指导等活动使学习者掌握泻下药的分类、性能特点、功效适应范围以及使用方法和注意事项,具备中药调剂、指导用药及制剂养护等岗位的职业技能。

# 任务一　泻下药的基本概况

## 学习任务书

| 序号 | 学习任务 | 完成情况 |
|---|---|---|
| 1 | 便秘的分类及临床表现 | |
| 2 | 泻下药的概念及性能特点 | |
| 3 | 泻下药的功效及主治病证 | |
| 4 | 泻下药的配伍应用及使用注意 | |

完成学习任务并填写学习任务书后,以小组为单位及时交送老师

## 活动一　区分便秘的临床表现

☆你是否有过便秘的患病经历? 医生是如何用中药治疗的?
☆看过治疗便秘的广告吗? 留下什么印象?

便秘是指脾失健运,大肠传导功能失常而引起的大便干结不通,或排便时间延长,或便质虽不干结但排出困难,甚至伴有饮食不下、腹胀、腹痛的病证。便秘大多属大肠传导失常,病位在大肠,与脾、胃、肝、肾等脏腑的功能失调有关,其临床特征见表2-4-1。

表2-4-1 便秘的临床特征

| 便秘 | 分类 | | 临床表现 |
|---|---|---|---|
| 次数减少,周期延长;周期不长,但粪干难排;粪质不硬,排便无力,便出不畅。腹痛,头晕头胀,心烦易怒,左下腹部可扪及条索状包块 | 虚秘 | 一般起病缓,病程长,症状虽轻,但治疗不易获效,有阴虚、血虚、气虚之别 | 气虚 患者虽有便意,临厕努挣乏力,挣则汗出气短,便后乏力,大便并不干硬,面色青白,神疲气怯。舌质淡嫩,苔薄,脉虚 |
| | | | 血虚 大便秘结如栗,努挣难下,面色苍白无华,头晕目眩,心悸,健忘失眠,唇甲色淡。舌淡,脉细涩 |
| | | | 阳虚 大便艰涩,排出困难,腹中冷痛,四肢不温,腰膝酸冷。舌淡,苔薄,脉沉迟 |
| | | | 阴虚 大便干结,努挣难下,口干心烦,潮热盗汗,耳鸣,腰膝酸软。舌红,苔少,脉细数 |
| | 实秘 | 一般起病急,病程短,症状重 | 热秘 大便干结,腹部胀满,按之疼痛,口干口臭,舌质红,苔黄燥,脉滑数 |
| | | | 气滞便秘 大便干结,欲便不出,嗳气频作,胸胁满闷,食欲不振,肠鸣矢气,便后不畅。舌苔薄白腻,脉弦 |

**讨论探究**

表2-4-2 学习讨论

| 议题 | 结论 |
|---|---|
| 便秘的概念、病因和总体表现 | |
| 如何运用四诊方法区别便秘的不同类型 | |

## 活动二 学习泻下药的概况

1. **泻下药的概念** 凡以泻下通便为主要功效,常用以治疗便秘证或其他里实积滞证的药物,称为泻下药。

2. **性能特点** 攻下药兼有清热功效,其性味苦寒;润下药常兼有滋养之性,其性味多为甘平;峻下药则以苦寒为主,部分为辛温。排泄大便是大肠的生理功能,所以本类药的通便作用主要归大肠经;而峻下药逐水泻饮的功效还与肺、肾两脏相关,故又可归此二经。

3.效用

(1)主效　①泻下通便主治大便秘结、胃肠积滞。②清热泻火:主治实热内结。③逐水退肿:主治水肿、鼓胀、胸胁停饮及痰饮喘满。

(2)兼效　逐瘀、消癥、杀虫等作用,兼治风痰癫痫、疮毒及虫积等。

4.使用注意　①攻下药与峻下药容易损伤正气或脾胃,故小儿、老人、久病体虚及脾胃虚弱者慎用,必要时应攻补兼施;②对体壮里实者,应攻邪而不伤正,当奏效即止,切勿过剂,以免损伤胃气;③妇女妊娠期忌用、月经期及哺乳期慎用攻下和峻下药,以免损害胎儿和孕妇;④对于峻猛而有毒的泻下药,应严格注意其炮制、配伍禁忌、用法及用量的特殊要求,确保用药安全而有效。

## 讨论探究

表2-4-3　学习讨论

| 议题 | 结论 |
| --- | --- |
| 泻下药的概念、分类、性能功效 | |
| 泻下药的临床应用、注意事项 | |

# 任务二　泻下药

## 学习任务书

| 序号 | 学习任务 | 完成情况 |
| --- | --- | --- |
| 1 | 泻下药的性能特点与适应范围 | |
| 2 | 辨识药材标本并写出5种常用泻下药的功效特点 | |
| 3 | 大黄、芒硝、火麻仁、甘遂、巴豆的用法和用量 | |
| 4 | 大黄配芒硝,大黄配巴豆、干姜的意义 | |
| 5 | 大黄与芒硝、番泻叶与芦荟的效用异同点 | |
| 6 | 火麻仁与郁李仁的效用异同点 | |
| 7 | 京大戟与红大戟、牵牛子与巴豆的效用异同点 | |

完成学习任务并填写学习任务书后,以小组为单位及时交送老师

# 活动一　学习泻下药常用药物

泻下药主要适用于大便秘结、胃肠积滞、实热内结及水肿停饮等里实证。①攻下药：多苦寒，主入胃、大肠经，既能通便又能泻火，泻下力强，主治实热积滞、大便秘结及燥屎坚结等证。还可用于外感热病所致的高热神昏、谵语发狂，或火热上攻所致的头痛目赤、咽喉肿痛、血热吐衄等，不论有无便秘，均可采用本类药物，以清除实热，或导热下行，起到"上病下治"，"釜底抽薪"的作用。②润下药：多为植物的种子或种仁，富含油脂，味甘质润，多入脾、大肠经，泻下力缓，有的略有滋补作用，故适用于年老、体虚、久病、产后、月经期所致津枯、阴虚、血亏便秘者。③峻下逐水药：大多苦寒有毒，泻下作用峻猛，能引起剧烈腹泻，使体内潴留的水液从大便排出。

## ◆攻下药

### 大　黄

【来源】　蓼科植物掌叶大黄、唐古特大黄或药用大黄的干燥根及根茎。

【性味归经】　苦，寒。归大肠、脾、胃、心、肝经。

【性能特点】　本品苦寒沉降，作用强烈，有将军之称。入大肠、脾、胃经，既善荡涤肠胃实热，清除肠道积滞，为治疗积滞便秘之要药；又能导湿热外出，促进黄疸消退。入心、肝血分，既善下泄血中实热火毒而凉血止血解毒，又能通利血脉而活血逐瘀通经。

【功效主治】

1. 泻下攻积　主治胃肠积滞，大便秘结，湿热泻痢初起。

2. 泻火解毒　主治火热上攻之头痛目赤、热毒疮疡及烧烫伤等。

3. 凉血止血　主治血热妄行的出血证。

4. 逐瘀通经　主治瘀血证。

5. 清泄湿热　主治湿热泻痢、黄疸，淋证涩痛。

【用法用量】　煎服，一般用5~10 g，热结重症用15~20 g。外用适量，研末敷于患处。生大黄泻下力较强，欲攻下者宜生用，入汤剂应后下，久煎则泻下力减弱；或用开水泡服。酒（炙）大黄，取酒上行之性，用于上部火热之证。熟（酒蒸）大黄泻下力较弱，活血作用较好，宜用于瘀血证。大黄炭则多用于出血证。

【使用注意】　本品为峻烈攻下之品，易伤元气，如非实证，不宜妄用；本品苦寒，易伤胃气与气血，脾胃虚弱、气血亏虚、阴疽或痈肿溃后脓清者慎用；其性沉降，善活血逐瘀通经，故妇女妊娠期忌用、月经期及哺乳期慎用。

【药理作用】　本品有泻下、利尿、抗菌、抗病毒、抗炎、解热、调节免疫功能、抗肿瘤、降血脂、利胆保肝、促进胰腺分泌、抑制胰酶活性、改善肾功能等作用。

### 芒　硝

【来源】　硫酸盐类矿物芒硝族芒硝，经加工精制而成的结晶体，主含含水硫酸钠。

【性味归经】　咸，苦，寒。归胃、大肠经。

【性能特点】　本品咸苦寒，其性降泄，有较强的泻热通便，润下软坚作用，为治实热内结、燥屎坚硬难下之要药。外用既能清热,又能消除坚硬之肿块,为治疮肿、痔肿所常用。

【功效主治】

1. 泻下软坚　主治实热积滞,大便燥结。

2. 清热消肿　主治咽喉肿痛,口舌生疮,目赤肿痛,痈肿疮疡等症,多为外用。

3. 外用回乳　用于妇女不需继续哺乳者。

【用法用量】　10~15 g,冲入药汁内或开水溶化后服用。外用喷撒、含漱、滴眼、化水坐浴。

【使用注意】　本品咸寒攻下,故脾胃虚寒及孕妇忌用。不宜与三棱同用。

【药理作用】　本品有泻下、抗菌、利胆等作用。

# ◆润下药

## 火麻仁

【来源】　桑科植物大麻的干燥成熟果实。

【性味归经】　甘,平。归脾、胃、大肠经。

【性能特点】　本品甘平油润,既善润滑大肠通便,又兼滋养补虚作用,为治肠燥便秘之要药,兼体虚者尤宜。

【功效主治】　润肠通便:主治老人、产妇及体弱之津血不足的肠燥便秘证。

【用法用量】　煎服,10~15 g,打碎入煎。外用适量,研末、熬油或煮汁涂洗。

【使用注意】　本品虽无毒,但超大量食入,可引起中毒,症状为恶心、呕吐、腹泻、四肢麻木、烦躁不安、精神错乱、昏迷及瞳孔散大等。

# ◆峻下逐水药

## 甘　遂

【来源】　大戟科植物甘遂的干燥块根。

【性味归经】　苦、甘,寒。有毒。归肺、肾、大肠经。

【性能特点】　本品苦泄辛开,微温主降,既下气行水消痰,又降胃气止呕哕,为治肺胃气逆之要药。

【功效主治】

1. 泻水逐饮　主治面目浮肿,大腹臌胀,胸胁停饮;风痰癫痫之证。

2. 消肿散结　主治痈肿疮疡,可研末水调外敷。

【用法用量】　入丸散,每次 0.5~1 g。本品有效成分难溶于水,故不入汤剂。醋制后内服,可降低毒性。外用生品适量,捣敷。

【使用注意】　本品峻泻有毒,故孕妇及虚寒阴水者忌用,体弱者慎用,不可连续或过量服用。反甘草,不宜与甘草同用。

## 巴　豆

【来源】　大戟科植物巴豆的干燥成熟种子。

【性味归经】　辛,热;有大毒。归胃、大肠经。

【性能特点】　本品大辛大热,力强毒大,生用能峻下寒积、开通闭塞,既能荡涤肠胃之沉寒痼冷、宿食积滞,又能逐水退肿、祛痰利咽,有"斩关夺门之功"。外用可蚀疮去腐。

【功效主治】

1. 峻下冷积　主治寒积便秘、腹满胀痛。
2. 逐水退肿　主治大腹水肿。
3. 祛痰利咽　主治喉痹痰阻。
4. 外用蚀疮　主治痈肿成脓未溃、疥癣、恶疮。

【用法用量】　入丸散或装胶囊服，每次 0.1~0.3 g。止泻必须炒炭用。外用适量，研末涂患处，或捣烂以纱布包擦患处。大多制成巴豆霜用，以降低毒性。

【使用注意】　本品辛热峻下有大毒，故虚证、体弱及妇女妊娠、哺乳、月经期忌用。服巴豆时，不宜食热粥、饮开水等热物，以免加剧泻下。畏牵牛子。

表 2-4-4　其他泻下药

| 药名 | 类别 | 性味 | 归经 | 功效特点 | 主治 | 用法用量、注意事项 |
|---|---|---|---|---|---|---|
| 芦荟 | 攻下药 | 苦、寒 | 归肝、胃、大肠经 | 泻下通便，清肝泻火，杀虫疗疳 | ①热结便秘②惊痫抽搐③小儿疳积；外治癣疮 | 0.6~1.5 g，宜入丸散，或研末入胶囊壳服用。外用研末干撒，或调敷患处。本品苦寒通泻，故脾胃虚寒、食少便溏者忌用孕妇忌用 |
| 番泻叶 | 攻下药 | 甘、苦、寒 | 归大肠经 | 泻热通便，行滞健胃，利水 | ①热结便秘②食积胀满③水肿胀满 | 开水泡服，1.5~3 g；煎服，2~6 g，宜后下。妇女哺乳期、月经期及孕妇忌用。大剂量服用，有恶心、呕吐、腹痛等副作用 |
| 郁李仁 | 润下药 | 辛、苦、甘、平 | 归脾、大肠、小肠经 | 润肠通便，下气利水 | ①肠燥便秘②水肿胀满，脚气浮肿 | 打碎入煎 6~10 g，入丸剂，每次 1.5~3 g。本品滑肠，孕妇慎服，大便不实者忌服 |
| 京大戟 | 峻下逐水药 | 苦，寒。有毒 | 肺、脾、肾经 | 泻水逐饮，消肿散结 | ①水肿，臌胀，胸胁积液②痈肿疮毒，瘰疬痰核 | 煎服，1.5~3 g；入丸散服，每次 1 g；内服醋制用。外用研末调敷。本品峻泻有毒，孕妇忌用，体弱者慎服，反甘草 |
| 红大戟 | 峻下逐水药 | 苦，寒。有小毒 | 肺、脾、肾经 | 泻水逐饮，消肿散结 | ①水肿，臌胀，胸胁积液②痈肿疮毒，瘰疬痰核 | 煎服，1.5~3 g；研末，0.3~1 g；或入丸散。外用捣敷或煎汤洗。本品峻泻有毒，孕妇忌服，体虚者慎服 |

续表2-4-4

| 药名 | 类别 | 性味 | 归经 | 功效特点 | 主治 | 用法用量、注意事项 |
|---|---|---|---|---|---|---|
| 牵牛子 | 峻下逐水药 | 苦,寒。有毒 | 肺、肾、大肠经 | 泻下逐水,杀虫攻积 | ①水肿,臌胀,痰饮积聚;热结便秘,食积停滞 ②虫积腹痛 | 煎服,3~6 g;入丸散,每次1.5~3 g。孕妇忌服,体弱者慎服,不宜多服、久服;不宜与巴豆、巴豆霜同用 |
| 芫花 | 峻下逐水药 | 苦、辛,温。有毒 | 肺、脾、肾经 | 泻水逐饮,祛痰止咳,杀虫疗疮 | ①水肿,臌胀,胸胁积液 ②寒痰咳喘 ③疥癣、秃疮、冻疮 | 煎服,1.5~3 g。醋芫花研末吞服,一次0.6~0.9 g,一日1次。外用适量。孕妇、体虚或有严重心脏病、严重溃疡病者忌用;反甘草 |
| 千金子 | 峻下逐水药 | 辛,温。有毒 | 肝、肾、大肠经 | 泻下逐水,破血消癥,外用疗癣蚀疣 | ①水肿,臌胀 ②癥瘕,经闭 ③顽癣,赘疣,毒蛇咬伤 | 煎服,1~2 g;去壳,去油用,多入丸散服。外用捣烂敷患处。孕妇、体虚或有严重心脏病、严重溃疡病者忌服 |

✂ 讨论探究

表2-4-5　学习讨论

| 议题 | 结论 |
|---|---|
| 大黄、芒硝、火麻仁、甘遂、巴豆的功效特点? | |
| 哪些泻下药能祛痰止咳,或外用回乳? | |

## 活动二　病例解析

　　张某,女性,20岁。患者从14岁开始,大便干结如羊屎,排出乏力,伴有腹胀闷不适,身体瘦弱,面色苍白无华,精神倦怠,唇甲色淡,气短乏力,口干不欲多饮,心烦失眠,长期服用排毒养颜胶囊或润肠茶,能保持3~5天一次大便,但排出困难。1周前因吃炒花生米后,大便已7天未解,腹部胀满较甚,曾3次上厕所排便均未排出,且每次排便时汗出湿衣,头晕不适。舌淡,苔薄白,脉细无力。

　　根据所获得的知识完成表2-4-6。

表2-4-6　学习讨论

| 议题 | 结论 |
| --- | --- |
| 病例中患者使用排毒养颜胶囊或润肠茶为何无效? | |
| 诊断患者为何种病证? | |
| 针对病情,你认为该用那些中药? 解释用药机理 | |

# 活动三　学会相似药物的比较和重点药物的配伍

(一)相似药物的比较

1. 大黄与芒硝　共同点为均苦寒,能泻下通便、清热泻火;用于大便秘结,目赤咽痛,牙龈肿痛,肠痈及痔疮肿痛。不同点是大黄苦寒沉降力猛,泻下通便作用强,是治疗积滞便秘之要药,尤善治热结便秘证;芒硝味咸,长于软坚润燥通便,为治燥屎坚结之要药。此外大黄兼解毒,善泻血分实热而止血,用于血热妄行之吐血,衄血,咯血;清泄湿热,治湿热黄疸、淋证涩痛;活血祛瘀,用于淤血证。芒硝外用可回乳。

2. 番泻叶与芦荟　共同点为均性寒而善泻下通便,治热结便秘。不同点是番泻叶力强效速,又能行水消胀,治腹水水肿;少量用还能助消化,治食积腹胀。芦荟则又善清肝、杀虫,治肝经实火诸证、小儿疳积、虫积腹痛;外用还治癣疮。

3. 火麻仁与郁李仁　共同点为均性味甘平,能润肠通便:用于肠燥便秘。不同点是火麻仁兼能滋养补虚,尤宜于老人,产妇及体弱津血不足之便秘。郁李仁味辛、苦,润肠通便力强于火麻仁,兼能行气,多用于大肠气滞,肠燥便秘之证;又能利水消肿,用于水肿胀满及脚气浮肿。

4. 京大戟与红大戟　共同点为均性寒有毒,既善泻水逐饮,治身面浮肿、大腹水肿、胸胁积液;又善消肿散结,治痈肿未溃及瘰疬痰核。不同点是京大戟源于大戟科,毒大而泻下逐水力强;红大戟则源于茜草科,毒小而散结消肿力强;此外醋制可减其毒性。

5. 牵牛子与巴豆　共同点为均为有毒之品,均能泻下逐水,治水肿、鼓胀;又能除积,治食积便秘。不同点是牵牛子性寒毒小力缓,大量用泻水,少量用去积,多用于湿热积滞、大便秘结;又能杀虫,治虫积腹痛;此外兼治痰饮咳喘。巴豆性热毒大力猛,多去油用霜,善攻下冷积,治寒积便秘腹满胀痛;又能祛痰利咽,治寒实结胸、痰阻喉痹;外用能蚀疮祛腐,治痈肿未溃、恶疮烂肉及疥癣等。

(二)重点药物的配伍

1. 大黄配芒硝　大黄苦寒,功能泻下功积、清热泻火、解毒;芒硝咸寒,功能泻下、软坚、清热。两药合用,既善泻下攻积,又善润软燥屎,还善清热泻火。治实热积滞,大便燥结,坚硬难下效佳。

2.大黄配巴豆、干姜　大黄苦寒,功善泻火通便、功积导滞;巴豆辛热,功善峻下冷积;干姜辛热,功善温中散寒。三药合用,巴豆得大黄,其泻下之力变缓而持久,大黄得巴豆,寒性可去,加之温中散寒之干姜,助散寒之力。善治寒积便秘。

**讨论探究**

表2-4-7　学习讨论

| 议题 | 结论 |
|---|---|
| 大黄为苦寒之性,为何配巴豆、干姜能治寒积便秘? | |
| 火麻仁与郁李仁,大黄与芒硝的功效异同点? | |

**项目简介**

　　祛风湿药是以祛除风湿,解除痹痛为主要作用的药物。本项目主要围绕祛风湿药的基本概况、祛风湿药的应用两个方面的学习任务展开,通过分组讨论、案例解析、互动交流、自主学习,教师指导等活动使学习者掌握祛风湿药的分类、性能特点、功效适应范围以及使用方法和注意事项,具备中药调剂、指导用药及制剂养护等岗位的职业技能。

# 任务一　了解祛风湿药的基本概况

**学习任务书**

| 序号 | 学习任务 | 完成情况 |
| --- | --- | --- |
| 1 | 祛风湿药的概念及性能特点 | |
| 2 | 祛风湿药的功效及主治病证 | |
| 3 | 祛风湿药的配伍应用 | |
| 4 | 祛风湿药的使用注意 | |

完成学习任务并填写学习任务书后,以小组为单位及时交送老师

　　1.祛风湿药的概念　以祛除风湿,解除痹痛为主要作用的药物。

　　2.性能特点　本品多辛散苦燥,微温能通,功能祛风胜湿,通痹止痛,适用于风湿痹痛,肢节不利,酸楚麻木以及腰膝痿弱等症,有的偏于祛除风湿,有的偏于通利经络,有的具有补肝肾强筋骨作用,可根据病情适当选用。

　　3.效用

（1）主效　祛风湿,通经络主治风寒湿痹,肢体拘挛,瘫痪麻木。

（2）兼效　解表、止痛、利水消肿等作用。兼治主治少阴头痛,皮肤湿痒、水肿、小便不利、腹水,脚气浮肿。

4.使用注意　①素体阴虚及血燥者慎用、内风证忌用;②易伤胃气,体弱阴虚,胃纳不佳者慎用;③胃酸过多者不宜用。

**讨论探究**

表2-5-1　学习讨论

| 议题 | 结论 |
| --- | --- |
| 祛风湿药的概念和性能功效 | |
| 祛风湿药的适应范围 | |
| 使用祛风湿药的注意事项 | |
| 祛风湿药如何分类 | |

# 任务二　祛风湿药

## 活动一　学习祛风湿药常用药物

### 独　活

【来源】　伞形科植物重齿毛当归的干燥根。

【性味归经】　辛、苦,微温。归肝、肾、膀胱经。

【性能特点】　本品辛散苦燥,微温能通,功能祛风胜湿,通痹止痛,凡风寒湿痹,关节疼痛,无论新久,均可应用,尤以下部之痹痛、腰膝酸痛、两足痿痹、屈伸不利等症为适宜。还能发散风寒湿邪而解表。

【功效主治】

1.祛风湿　主治风寒湿痹,腰膝酸软。

2.止痛　主治少阴头痛,皮肤湿痒。

3.解表　主治表证夹湿。

【用法用量】　内服:煎汤,3～10 g;入丸散、浸酒。

【使用注意】　本品有化燥伤阴之弊,素体阴虚及血燥者慎用。内风证忌用。

【药理作用】　本品具有抗炎、镇痛、抗血小板凝聚、抗血栓、抗凝、抗心律失常、抑菌、抗肿瘤等作用。

# 威灵仙

【来源】 毛茛科植物威灵仙、棉团铁线莲或东北铁线莲的干燥根及根茎。

【性味归经】 辛、咸、温。归膀胱经。

【性能特点】 本品辛散善走,性温通利,功能祛除风湿,有较好的通络止痛作用。还能软化鲠骨、消痰水,治诸骨鲠咽。

【功效主治】

1. 祛风湿,通经络 主治风寒湿痹,肢体拘挛,瘫痪麻木。

2. 消痰水,治骨鲠 主治痰饮积聚,诸骨鲠喉。

【用法用量】 内服:煎汤,5~10 g,治骨鲠30 g;或入丸散。外用:适量,捣敷。

【使用注意】 体弱者慎用。

【药理作用】 本品具有镇痛、抗疟、抗菌、引产、利胆、抗利尿等作用。

# 防 己

【来源】 防己科植物粉防己的干燥根。习称汉防己。

【性味归经】 苦、辛,寒。归膀胱、肾、脾经。

【性能特点】 本苦寒,既能祛风湿,清热通络止痛,又能利水、清下焦湿热。

【功效主治】

1. 祛风湿,止痛 主治风湿痹痛。

2. 利水消肿 主治水肿,小便不利,腹水,脚气浮肿。

【用法用量】 内服:煎汤,5~10 g;或入丸散。

【使用注意】 本品大苦大寒,易伤胃气,体弱阴虚,胃纳不佳者慎用。

【药理作用】 本品有镇痛、解热、消炎、抗过敏性休克、利尿、降压、抗心肌缺血、抗心律失常、抗菌、抗肿瘤、肌肉松弛等作用。在体内汉防己和木防己均有抗阿米巴原虫的作用。

# 秦 艽

【来源】 龙胆科植物秦艽、麻花秦艽、粗茎秦艽或小秦艽的干燥根。

【性味归经】 辛、苦,微寒。归胃、肝、胆经。

【性能特点】 本品药性润而不燥,无论寒湿、湿热、痹证新久,皆可应用。还能化湿退黄、退除虚热,治疗骨蒸潮热,湿热黄疸。

【功效主治】

1. 祛风湿,舒筋络 主治风湿热痹,风寒湿痹,表证夹湿。

2. 退虚热 主治骨蒸潮热。

3. 清湿热 主治湿热黄疸。

【用法用量】 内服:煎汤,5~10 g;或入丸散。外用:适量,研末敷。

【使用注意】 久病虚羸,便溏者慎用。

【药理作用】 本品具有镇静、镇痛、解热、抗炎、抗过敏、抗菌、抑制中枢神经系统、升高血糖等作用。

# 徐长卿

【来源】 萝藦科植物徐长卿的干燥根及根茎。

【性味归经】　辛,温。归肝、胃经。

【性能特点】　本品温通辛散,有较好的祛风止痛作用,广泛地用于风湿、寒凝、气滞、血瘀所致的各种痛症。还能祛风止痒作用品,解蛇毒。

【功效主治】

1.祛风止痛　主治风湿痹痛、跌打损伤疼痛、脘腹痛、牙痛等各种痛症。

2.活血通络　主治跌打损伤。

3.止痒　主治湿疹、风疹块、顽癣等皮肤病。

4.解蛇毒　主治毒蛇咬伤。

【用法用量】　内服:煎汤,3~10 g,不宜久煎;散剂,1.5~3 g,或浸酒。外用:适量,研末敷,或煎汤熏洗。

【药理作用】　本品具有镇痛、镇静、降温、抗炎、抗变态反应、降压、缓解心肌缺血、抗氧化、降血脂、抗动脉粥样硬化、抗菌等作用。

# 五加皮

【来源】　五加科植物细柱五加的干燥根皮。

【性味归经】　辛、苦,微甘,温。归肝、肾经。

【性能特点】　本品辛散、苦泄,善祛风湿,通经络,治风湿痹痛,筋脉拘挛。还可补肝肾,强筋骨,治腰膝软弱。

【功效主治】

1.祛风湿　主治风湿痹痛,四肢拘挛。

2.补肝肾,强筋骨　主治肝肾不足,腰膝软弱及小儿行迟。

3.利水消肿　主治水肿,脚气浮肿。

【用法用量】　内服:煎汤,5~10 g;或入丸散、浸酒。

【药理作用】　本品具有抗炎、增强免疫功能、抗胃溃疡、性激素样作用、抑菌等作用。

# 桑寄生

【来源】　桑寄生科植物桑寄生的干燥带叶茎枝。

【性味归经】　苦、甘,平。归肝、肾经。

【性能特点】　本品能祛风湿,舒筋络,善于补肝肾,强筋骨,故适用于肝肾不足,腰膝酸痛,筋骨无力者。

【功效主治】

1.祛风湿,补肝肾,强筋骨　主治风湿痹痛,腰膝酸痛等。

2.安胎　主治肝肾虚损,冲任不固之胎漏、胎动不安。

【用法用量】　内服:煎汤,10~20 g;或入丸散、浸酒。

【药理作用】　本品具有抗菌、抗病毒、镇静、利尿作用,对心血管系统有降压、舒张冠脉、增加冠脉流量等作用。

# 木　瓜

【来源】　蔷薇科植物贴梗海棠的干燥近成熟果实。

【性味归经】　酸,温。归肝、脾经。

【性能特点】　本品酸、温,既有较好的舒筋活络作用,又能开胃生津消食止渴。是治疗吐泻转筋,风顽痹、筋脉拘急之要药。

【功效主治】

1. 舒筋活络 主治风湿痹痛,筋脉拘挛,脚气肿痛。

2. 化湿和胃 主治吐泻转筋。

3. 生津开胃 主治消化不良证。

【用法用量】 内服:煎汤,6～12 g;或入丸散、浸酒。外用:适量,煎汤熏洗。

【使用注意】 阴虚腰膝酸软及胃酸过多者忌服。

【药理作用】 具有保肝、抗菌、抗肿瘤、抗炎、免疫抑制等作用。

# 蕲 蛇

【来源】 蝰科动物五步蛇除去内脏的干燥体。

【性味归经】 甘、咸、温。有毒。归肝经。

【性能特点】 本品具有走窜之性,性温通络,能走内脏,外达肌表,能祛风湿,通经络,又能息内风,定惊搐。

【功效主治】

1. 祛风通络 主治风湿痹痛、中风半身不遂、肢体麻木。

2. 定惊止痉 主治破伤风、麻风、顽癣、皮肤瘙痒。

【用法用量】 内服:煎汤,3～10 g;研末,1～1.5 g。亦可泡酒服。

【使用注意】 阴虚血热者慎用。

【药理作用】 本品具有镇静、催眠、镇痛、降血压、预防动、静脉血栓形成等作用。

表 2-5-2 其他祛风湿药

| 药名 | 性味 | 归经 | 功效特点 | 主治 | 用法用量、注意事项 |
|---|---|---|---|---|---|
| 豨莶草 | 辛、苦,寒 | 归肝、肾经 | 祛风湿<br>利关节<br>解毒 | ①风湿痹痛,肢体麻木<br>②中风手足不遂<br>③痈肿疮毒,湿疹瘙痒<br>④高血压 | 内服:煎汤,10～15 g。外用:适量,捣敷。风寒湿痹宜制用,热痹、痈肿、湿疹宜生用。大剂量易致呕吐 |
| 络石藤 | 苦,微寒 | 归心、肝、经 | 祛风通络<br>凉血消肿 | ①风湿痹痛,筋脉拘挛<br>②喉痹,痈肿 | 内服:煎汤,6～15 g。外用鲜品适量,捣敷患处。阳虚畏寒、脾虚便溏者忌用 |
| 桑枝 | 苦,平 | 归肝经 | 祛风湿<br>利关节 | ①风湿痹痛<br>②水肿,脚气浮肿 | 内服:煎汤,10～30 g。或入丸散。外用:适量,煎汤熏洗 |
| 海风藤 | 辛、苦,微温 | 归肝经 | 祛风湿<br>通经络<br>止痹痛 | ①风湿痹痛,筋脉拘挛<br>②跌打损伤,瘀血肿痛 | 内服:煎汤,5～10 g。或入丸散,或酒浸。外用:适量,煎汤熏洗 |

续表2-5-2

| 药名 | 性味 | 归经 | 功效特点 | 主治 | 用法用量、注意事项 |
|---|---|---|---|---|---|
| 川乌 | 辛、苦,热。有大毒 | 归心、肝、肾、脾经 | 祛风除湿温经止痛 | ①风寒湿痹,寒湿头痛<br>②心腹冷痛,寒疝腹痛<br>③腹部麻醉 | 内服:煎汤,1.5~3 g。或入丸散。宜炮制后用。入汤剂应先煎30~40 min,以减低毒性。孕妇忌用,不宜过量或久服 |
| 雷公藤 | 苦,辛,凉。有大毒 | 归心、肝经 | 祛风除湿活血通络消肿止痛杀虫解毒 | ①风湿顽痹,拘挛疼痛<br>②疔疮肿毒,腰带疮,湿疹,麻风,疥癣 | 内服:煎汤,10~25 g。制粉或胶囊。外用:适量,鲜品捣敷。孕妇忌用,患有心、肝、肾器质性病变或白细胞减少症者慎用 |
| 香加皮 | 辛、苦,温。有毒 | 归肝、肾、心经 | 祛风湿强筋骨 | ①风寒湿痹,腰膝酸软<br>②水肿,小便不利 | 内服:煎汤,4~9 g。或入丸散,或酒浸。外用:适量,煎汤熏洗。阴虚火旺者慎用。含强心苷而有毒,不宜大量或长期服用。不宜与西药西地兰地高辛等强心苷类药同用 |
| 千年健 | 苦、辛,温 | 归肝、肾经 | 祛风湿强筋骨 | 风寒湿痹,腰膝冷痛,下肢拘挛麻木 | 内服:煎汤,5~10 g。或酒浸、入丸散。外用:适量,研末敷 |
| 臭梧桐 | 辛、苦、凉 | 归肝经 | 祛风湿活络 | ①风湿痹痛<br>②肢体麻木,半身不遂<br>③湿疹瘙痒<br>④高血压 | 内服:煎汤,5~15 g。用于降血压不宜久煎。外用:适量,煎汤熏洗。内服不宜过量,无风湿者慎用 |
| 青风藤 | 苦、辛,平 | 归肝、脾经 | 祛风湿通经络利小便 | ①风湿痹痛,关节肿痛,拘挛麻木<br>②脚气浮肿 | 内服:煎汤,6~12 g。或入丸散,浸酒。外用:适量,煎汤熏洗 |
| 丝瓜络 | 甘,平 | 归肺、胃、肝经 | 通络活血祛风 | ①风湿痹痛,拘挛麻木<br>②咳嗽胸痛,熊痹胸痛,肝郁胸胁胀痛<br>③乳痈肿痛,疮肿 | 内服:煎汤,6~10 g。或入丸散。外用:适量,煅后研末调敷 |

续表 2-5-2

| 药名 | 性味 | 归经 | 功效特点 | 主治 | 用法用量、注意事项 |
|------|------|------|----------|------|------------------|
| 伸筋草 | 苦、辛,温 | 归肝、脾、肾经 | 祛风除湿 舒筋活络 | ①风湿痹痛,关节酸痛,屈伸不利 ②跌打损伤 | 内服:煎汤,6~15 g。或入丸散、浸酒。外用:适量,研末敷。孕妇及月经过多者慎用 |
| 鹿衔草 | 甘、苦,平 | 归肝、肾、肺经 | 祛风湿 强筋骨 止血 | ①风湿痹痛,腰膝酸软 ②崩漏多经,白带不止 ③肺虚久咳,肺痨咳血 ④劳伤吐血,外伤出血 | 内服:煎汤,10~30 g。或入丸散。外用:适量,研末敷,或鲜品捣敷 |
| 乌梢蛇 | 甘,平 | 归肝经 | 祛风 通络 止痉 | ①风湿痹痛,筋脉拘挛 ②中风半身不遂,肢体麻木 ③破伤风,急慢惊风 ④麻风,顽痹,皮肤瘙痒 | 内服:煎服,9~12 g。研末,2~3 g,;或泡酒 |
| 路路通 | 辛、苦,平, | 归肝、胃、膀胱经 | 祛风通络 利水除湿 | ①风湿痹痛,肢麻拘挛,跌打损伤 ②水肿,小便不利 ③经闭,乳房胀痛,乳汁不下 ④风疹瘙痒 | 内服:煎汤,5~10 g。或入丸散。外用:适量,研末撒。孕妇及月经过多者慎用 |
| 穿山龙 | 苦、辛,平 | 归肝、肺经 | 活血通络 消肿排脓 风止痛 | ①风湿痹痛,跌打损伤 ②咳嗽痰多 ③经闭,疮肿 | 内服:煎汤,6~10 g。鲜品 30~45 g。或入丸散,浸酒。外用:适量,捣敷。孕妇及月经期慎用 |

## 讨论探究

表 2-5-3　学习讨论

| 议题 | 结论 |
|------|------|
| 痹症的主要临床表现有哪些? | |
| 独活、威灵仙、防己、秦艽的功能特点? | |
| 既能祛风湿又能清热的药有哪些? | |
| 既能祛风湿又能散寒的药有哪些? | |

# 活动二　学会相似药物的比较和重点药物的配伍

（一）相似药物的比较

1. 羌活与独活　共同点为二者味均辛、苦、温，归肺、肝及肾经。均能散风寒、祛风湿，止痛。可治风寒湿诸痹、外感风寒湿表证及多种疼痛证。

不同点：羌活发散解表力强，善治上部风邪，故病邪在上在表者宜之，如风寒湿表证、太阳经头痛及项背强痛。而独活药力缓和，善偏下行而入里，善于祛腰膝筋骨间风湿及少阴伏风头痛，且祛风湿力强，是治风湿痹痛之常用要药。

2. 秦艽与防己　共同点为二者均能祛风除湿、止痹痛。

不同点：秦艽质润，药力平和，兼舒筋络，还能退虚热、清湿热，治疗湿热黄疸，骨蒸潮热，疳积发热。防己性寒，清热力强，是治疗热痹之要药，还能利水消肿，清热燥湿，治疗水肿，小便不利，湿疹疮毒。

3. 汉防己与广防己　共同点为二者均能祛风湿止痛、利水肿，治疗风湿热痹、水肿、小便不利。

不同点：汉防己利水消肿作用较强，多用于水肿、腹水、脚气浮肿及小便不利。木防己祛风止痛作用较好，多用于风湿痹痛，关节肿痛。

4. 蕲蛇与乌梢蛇　共同点：二者均能祛风通络，用于风湿顽痹、肢体麻木、筋脉拘挛、中风不遂、口眼歪斜，还能定惊止痉，用于小儿急慢惊风、破伤风。

不同点：蕲蛇药力较强，是治风湿顽痹之要药；乌梢蛇药力较缓。

（二）重点药物的配伍

1. 羌活配独活　羌活性温，能祛风散寒、除湿止痛，能散肌表游风及寒湿，治上半身风寒湿痹；独活微温，能祛风除湿，止痛，能散在里伏风及寒湿，治腰以下风寒湿痹。两药合用，走里达表，散风寒湿力强，治风湿痹痛上下均可。

2. 桑寄生配独活　独活辛苦微温，气芳香，为疗风湿痹痛之要药；桑寄生味甘苦，气平和，既能补肝肾、强筋骨，又可祛风湿、调血脉；桑寄生以扶正为主，独活以祛邪为要，二药合用，扶正祛邪并施，标本证治兼顾，临床用于腰背酸痛、转侧不能、足膝痿痹屈伸不利、麻木难行之肾虚伏风痹证，疗效较著。

3. 豨莶草配臭梧桐　臭梧桐能祛风除湿，活血降压；豨莶草能祛风通络，降压。两药合用，既能祛风湿、通经络，治疗湿痹、筋脉拘挛；又能降血压，治疗高血压。

## 讨论探究

表 2-5-4　学习讨论

| 议题 | 结论 |
| --- | --- |
| 羌活与独活功效的不同点? | |
| 羌活与独活配伍的优点有哪些? | |
| 汉防己与广防己功效的异同点? | |
| 桑寄生与独活配伍的优点有哪些? | |

# 项目六 芳香化湿药的应用

## 项目简介

芳香化湿药是以化湿运脾为主要功效,主治湿阻中焦证的一类药物,在医药工作中具有重要实用价值。本项目主要围绕芳香化湿药的基本概况、芳香化湿药的应用两个方面的学习任务展开,通过分组讨论、案例解析、互动交流、自主学习,教师指导等活动使学习者掌握芳香化湿药的分类、性能特点、功效适应范围以及使用方法和注意事项,具备中药调剂、指导用药及制剂养护等岗位的职业技能。

## 任务一 芳香化湿药的基本概况

### 学习任务书

| 序号 | 学习任务 | 完成情况 |
|---|---|---|
| 1 | 湿阻中焦证的分类及临床表现 | |
| 2 | 芳香化湿药的概念及性能特点 | |
| 3 | 芳香化湿药的功效及主治病证 | |
| 4 | 芳香化湿药的配伍应用、使用注意 | |

完成学习任务并填写学习任务书后,以小组为单位及时交送老师

### 活动一 区分湿阻中焦证的临床表现

☆你是否有过脘腹胀满、体倦、呕吐泛酸、大便溏泻、口甘多涎的患病经历?医生是如何用中药治疗的?

☆看过治疗脘腹胀满、呕吐泛酸、大便溏泻、口甘多涎的广告吗？留下什么印象？

湿阻中焦证是指由于寒湿内盛,中阳受困所表现的证候,又称湿困脾阳证、寒湿困脾证。湿阻中焦之证,多因外湿太盛,冒雨涉水,或气候阴寒潮湿,或久居寒冷潮湿,寒湿内侵伤中;过食生冷,寒湿停滞中焦,或嗜食肥甘,湿浊内生;影响脾的运化,而致湿邪困脾。其临床特征见表2-6-1。

表2-6-1　湿阻中焦证的临床特征

| 湿阻中焦证 | 临床表现 |
| --- | --- |
| 身热不扬,胸脘痞闷,身重,泛恶,苔白腻 | 脘腹痞闷或痛,口腻纳呆,泛恶欲吐,口淡不渴,腹痛便溏,头身困重,或肢体浮肿,小便短少,或身目发黄,其色晦暗不泽,或妇女白带量多,舌体胖,苔白腻或白滑,脉缓弱或沉细 |

**讨论探究**

表2-6-2　学习讨论

| 议题 | 结论 |
| --- | --- |
| 湿阻中焦证的概念,病因和总体表现 | |
| 如何运用四诊方法辨别湿阻中焦证 | |

# 活动二　学习芳香化湿药的概况

1.**芳香化湿药的概念**　以化湿运脾为主要作用,主治湿阻中焦证的药物。

2.**性能特点**　多辛香温燥,主入脾、胃经。功能化湿醒脾或燥湿运脾,主治湿浊内阻,脾失健运之证;兼解暑发表,治暑湿、湿温。

3.**效用**

(1)主效　化湿醒脾。主治脘腹胀满,呕吐泛酸,食欲不振,肢体困重,大便溏薄,舌苔白腻等湿阻中焦证。

(2)兼效　解暑发表。兼治暑邪夹湿或湿温初起者。

4.**使用注意**

(1)本类药物多为辛香温燥之品,易于耗气伤阴,故气虚及阴虚血燥者,应慎用;

(2)其芳香,含挥发油,入汤剂不宜久煎,以免降低疗效。

## 讨论探究

表 2-6-3　学习讨论

| 议题 | 结论 |
| --- | --- |
| 芳香化湿药的概念和性能功效 | |
| 芳香化湿药的适应范围 | |
| 使用芳香化湿药的注意事项 | |

# 任务二　芳香化湿药

## 学习任务书

| 序号 | 学习任务 | 完成情况 |
| --- | --- | --- |
| 1 | 芳香化湿药的性能特点与适应范围 | |
| 2 | 辨识药材标本并写出四种常用芳香化湿药的功效特点 | |
| 3 | 苍术、厚朴、广藿香、砂仁的用法 | |
| 4 | 苍术配厚朴、陈皮,厚朴配枳实的意义 | |
| 5 | 广藿香配佩兰的意义 | |
| 6 | 苍术与厚朴、砂仁与豆蔻的效用异同点 | |

完成学习任务并填写学习任务书后,以小组为单位及时交送老师

## 活动一　学习芳香化湿药常用药物

芳香化湿性味多辛香温燥,善能化湿醒脾或燥湿运脾,主治湿阻中焦证;兼解暑发表,治暑湿、湿温。

## 苍　术

【来源】　菊科植物茅苍术或北苍术的干燥根茎。

【性味归经】　辛、苦,温。归脾、胃、肝经。

【性能特点】　本品辛散苦温性燥,主入脾胃。既内燥湿运脾,为治湿阻中焦之要药,寒湿困脾者尤宜。又外散风湿之邪而除痹发表,为治风寒湿痹及表证夹湿所常用。湿邪无论表里上下皆可用。

【功效主治】

1. 燥湿健脾　主治湿阻中焦证之脘腹胀满,泄泻,水肿。

2. 祛风湿　主治风寒痹痛,脚气肿痛,痿证。

3. 发汗解表　主治风寒感冒,表证夹湿。

4. 明目　主治夜盲症,眼目昏涩。

【用法用量】　煎服,3~9 g;或入丸散。外用适量,烧烟熏。炒用燥性减缓。

【使用注意】　本品辛苦温燥,阴虚内热、气虚多汗者忌用。

# 厚　朴

【来源】　木兰科植物厚朴或凹叶厚朴的干燥干皮、根皮及枝皮。

【性味归经】　苦、辛,温。归脾、胃、肺、大肠经。

【性能特点】　本品苦燥泄降,辛散温通,主入脾、胃、大肠经,既下有形实满,又除无形湿满,为治湿阻、食积、气滞所致脘腹胀满之要药。入肺经,能降气、除痰湿而平喘,为治咳喘痰多所常用。

【功效主治】

1. 燥湿　主治湿阻中焦之脘腹胀满。

2. 行气除满　主治脾胃气滞之脘腹或便秘胀满。

3. 平喘　主治痰饮咳喘。

【用法用量】　煎服,3~10 g;或入丸散。

【使用注意】　本品辛苦温燥湿,易耗气伤津,故气虚津亏者及孕妇当慎用。

【药理作用】　本品有抗溃疡、调节胃肠运动、保肝、抗菌、中枢抑制、肌肉松弛、降压、抗血小板凝聚、拮抗钙调素、抗肿瘤等作用。

# 广藿香

【来源】　唇形科植物广藿香的干燥地上部分。

【性味归经】　辛,微温。归脾、胃、肺经。

【性能特点】　本品芳香辛散而不峻,微温化湿而不燥,入脾、胃、肺经。既善内化脾胃湿浊而醒脾、止呕,又善外解暑湿表邪而解暑。善治湿阻中焦及阴寒闭暑,尤善治湿浊中阻之呕吐。

【功效主治】

1. 芳香化湿　主治湿阻中焦证。

2. 和中止呕　主治湿浊中阻所致的呕吐。

3. 发表解暑　主治阴寒闭暑,暑湿证,湿温初起。

【用法用量】　煎服,3~10 g,鲜品加倍,不宜久煎;或入丸散,或泡茶饮。

【使用注意】　本品芳香温散,易伤阴助火,阴虚火旺者忌用。

【药理作用】　本品有促进胃液分泌、助消化、抗菌、抗病毒、抗螺旋体等作用。

# 砂　仁

【来源】　姜科植物阳春砂、绿壳砂或海南砂的干燥成熟果实。

【性味归经】　辛,温。归脾、胃、肾经。

【性能特点】 本品辛香温散,主入脾、胃经。善芳化中焦湿浊,温理脾胃滞气,具有良好的化脾湿、行脾气、温脾阳、安胎气作用。既善治湿阻中焦、脾胃气滞之脘腹胀满,又善治脾胃虚寒之吐泻,并常用于湿阻寒凝之气滞胎动不安。

【功效主治】

1. 化湿行气　主治湿阻中焦及脾胃气滞证。

2. 温中止泻　主治脾胃虚寒吐泻。

3. 理气安胎　主治妊娠恶阻,胎动不安。

【用法用量】 煎服,3~6 g,打碎后下;或入丸散。

【使用注意】 本品辛香温燥,故阴虚火旺者慎服。

表2-6-4　其他芳香化湿药

| 药名 | 性味 | 归经 | 功效特点 | 主治 | 用法用量、注意事项 |
|---|---|---|---|---|---|
| 豆蔻 | 辛、温 | 肺、胃、脾经 | 化湿行气,温中止呕 | ①湿阻中焦证及脾胃气滞证 ②胃寒呕吐 | 煎服,3~6 g,打碎后下;或入丸散。本品辛香温燥,火升作呕者忌服 |
| 佩兰 | 辛,平 | 脾、胃、肺经 | 化湿,解暑 | ①湿滞中焦证及湿热困脾 ②暑湿表证,湿温初起 | 煎服,3~10 g。鲜品加倍;或入丸散。外用适量,装香囊佩戴 |
| 草豆蔻 | 辛、温 | 脾、胃经 | 燥湿行气,温中止呕 | ①寒湿中阻气滞证 ②寒湿呕吐 | 煎服,3~6 g,打碎后下;或入丸散。本品辛香温燥,阴虚火旺者忌服 |
| 草果 | 辛,温 | 脾、胃经 | 燥湿温中,除痰截疟 | ①寒湿中阻证 ②寒湿偏盛疟疾 | 煎服,3~6 g,打碎;或入丸散。本品温燥伤津,阴虚火旺者忌服 |

### 讨论探究

表2-6-5　学习讨论

| 议题 | 结论 |
|---|---|
| 哪些药物具有止呕或安胎作用? | |
| 苍术、厚朴、广藿香、砂仁的功效特点? | |
| 既能化湿,又能行气的药物有哪些? | |

## 活动二　病例解析

王某某,男,16岁,学生。半月前,外出旅游,冒雨涉水,感受湿热之邪,归家后开始腹痛泄泻,大便呈水样,一日5~6次,泻前肠鸣辘辘,伴见形寒肢冷,口淡不渴,脘腹痞满,口腻纳呆,四肢酸困重。经补液及抗菌治疗,未见明显改善。观其舌体胖,苔白腻,脉沉细。

### 讨论探究

表2-6-6　学习讨论

| 议题 | 结论 |
| --- | --- |
| 病例中患者使用补液或抗菌治疗为何无效? | |
| 诊断患者为何种病证? | |
| 针对病情,你认为该用那些中药? 解释用药机理 | |

## 活动三　学会相似药物的比较和重点药物的配伍

(一)相似药物的比较

1.苍术与厚朴　共同点为均辛苦温燥,善燥湿,治湿阻中焦证。不同点是苍术祛湿力强,湿聚成饮者仍宜,又能祛风湿而治风湿痹痛;厚朴兼行气、消积,可治湿阻中焦、食积、脾胃气滞之脘腹胀满。另外苍术还兼解表、明目,治表证夹湿、夜盲及目昏眼涩;厚朴能消痰行气而平喘,治疗咳喘痰多。

2.砂仁与豆蔻　共同点为源于姜科植物的果实,芳香辛温,善化湿行气、温中止呕,治湿阻中焦证、脾胃气滞证、脾胃虚寒吐泻。不同点是砂仁唯入中焦脾胃而力较强,兼止泻、安胎,豆蔻则入中上二焦宣化湿邪,药力较缓,可治湿温初起。

(二)重点药物的配伍

1.苍术配厚朴、陈皮　苍术性温,功能燥湿健脾;厚朴性温,功能燥湿、行气、消积;陈皮性温,功能燥湿化痰、行气调中。三药合用,燥湿力强,且能行气,寒湿中阻、脾胃气滞者尤宜。

2.厚朴配枳实　厚朴性温,功能燥湿、行气、消积;枳实微寒,功能破气消积、化痰除痞。两药合用,燥湿、消积、行气之力均强,主治湿浊中阻,或食积停滞、脾胃气滞所致的脘腹胀满,以及痰浊阻肺之咳喘、胸满、腹胀。

3.广藿香配佩兰　广藿香微温,功能化湿和中、解暑、止呕,且兼发表;佩兰性平,功能化湿解暑。两药合用,善化湿和中、解暑发表。凡湿浊中阻,无论兼寒兼热,有无表证均可。

**讨论探究**

表2-6-7　学习讨论

| 议题 | 结论 |
| --- | --- |
| 砂仁与豆蔻的功效异同点? | |
| 为何苍术配厚朴、陈皮后,能治疗脾胃气滞证? | |
| 苍术与厚朴的功效异同点? | |

# 项目七　利水渗湿药的应用

> **项目简介**
>
> 　　利水渗湿药是以通利水道、渗泄水湿的药物。本项目主要围绕利水渗湿药的基本概况、利水渗湿药的应用两个方面的学习任务展开，通过分组讨论、案例解析、互动交流、自主学习，教师指导等活动使学习者掌握利水渗湿药的分类、性能特点、功效适应范围以及使用方法和注意事项，具备中药调剂、指导用药及制剂养护等岗位的职业技能。

## 任务一　利水渗湿药的基本概况

### 学习任务书

| 序号 | 学习任务 | 完成情况 |
| --- | --- | --- |
| 1 | 利水渗湿药的概念及性能特点 | |
| 2 | 利水渗湿药的功效及主治病证 | |
| 3 | 利水渗湿药的配伍应用 | |
| 4 | 利水渗湿药的使用注意 | |

完成学习任务并填写学习任务书后，以小组为单位及时交送老师

　　1. 利水渗湿药的概念　以通利水道、渗泄水湿的药物。

　　2. 性能特点　利水渗湿药性平或微寒，既长于利水消肿，主要适用于水肿、痰饮等，又长于清湿热，通淋浊（有的能排结石），主要适用于各种淋病，以热淋、石淋为多用。

　　3. 效用

　　(1)主效　利水渗湿，主治小便不利，水肿及痰饮。

（2）兼效　健脾、除痹、排脓消痈,主治脾虚泄泻,湿温病邪在气分,湿滞痹痛、筋脉拘挛。

4.使用注意　①阴虚而无湿热、虚寒滑精、气虚下陷者慎用;②脾气虚、精滑及热病伤津者忌用;③脾胃虚寒者慎用,外用鲜品熏洗,可引起过敏性皮炎;④大便燥结及孕妇慎用。

### 讨论探究

表2-7-1　学习讨论

| 议题 | 结论 |
| --- | --- |
| 利水渗湿药的概念和性能功效 | |
| 利水渗湿药的适应范围 | |
| 使用利水渗湿药的注意事项 | |
| 利水渗湿药如何分类 | |

# 任务二　利水渗湿药

### 学习任务书

| 序号 | 学习任务 | 完成情况 |
| --- | --- | --- |
| 1 | 利水渗湿药的性能特点与适应范围 | |
| 2 | 辨识药材标本并写出十种常用利水渗湿药的功效特点 | |
| 3 | 各药的功效、主治病证 | |
| 4 | 各药的用法、使用注意 | |
| 5 | 茯苓、泽泻、车前子、茵陈的功能主治 | |
| 6 | 滑石配生甘草的意义 | |

完成学习任务并填写学习任务书后,以小组为单位及时交送老师

# 活动一 学习利水渗湿药常用药物

## 茯苓

【来源】 多孔菌科真菌茯苓的干燥菌核。

【性味归经】 甘、淡,平。归心、脾、肾经。

【性能特点】 本品能利水而不伤正气,药性平和,凡水湿、停饮均适用,为利水渗湿之要药;还能健脾益心脾而宁心安神,治疗心脾二虚,气血不足的心神不宁。

【功效主治】

1.利水渗湿 主治小便不利,水肿及痰饮。

2.健脾 主治脾虚兼便溏或泄泻者尤佳。

3.安神 主治心悸,失眠。

【用法用量】 内服:煎汤,10~15 g。或入丸散。

【使用注意】 阴虚而无湿热、虚寒滑精、气虚下陷者慎用。

【药理作用】 本品具有利尿、增强免疫功能、抗肿瘤、镇静、保肝、抗炎、降血糖、抑菌等作用。

## 薏苡仁

【来源】 禾本科多年生草本植物薏苡的干燥成熟种仁。

【性味归经】 甘、淡,微凉。归脾、胃、肺经。

【性能特点】 本品甘补淡渗,既能渗湿,又能舒筋脉,缓和挛急,适用于脾虚湿滞者,用于治疗风湿痹痛,筋脉挛急。还入肺经,能清热排脓,治疗内痈。治肺痈咳吐脓痰。

【功效主治】

1.利水渗湿 主治用于小便不利,水肿,脚气。

2.健脾 主治脾虚泄泻。

3.除痹 主治湿温病邪在气分,湿滞痹痛、筋脉拘挛。

4.排脓消痈 主治肺痈、肠痈。

【用法用量】 内服:煎汤,9~30 g。或入丸散。清热利湿宜生用,健脾止泻宜炒用。亦可煮粥食用,为食疗佳品。

【使用注意】 大便燥结及孕妇慎用。

【药理作用】 本品具有抑制横纹肌的收缩、镇静、降温、解热、镇痛、抗肿瘤、降血糖、降血钙、保肝、抗炎、增强免疫力等作用。

## 泽泻

【来源】 泽泻科植物泽泻的干燥块茎。

【性味归经】 甘、淡,寒。归肾、膀胱经。

【性能特点】 本品甘淡渗湿,性寒。既能清泄肾与膀胱之热,治下焦湿热;又能利水渗湿。

【功效主治】

1.利水渗湿 主治小便不利,水肿,泄泻、淋浊、带下。

2.泄热 主治泄泻及痰饮所致的眩晕。

【用法用量】 内服:煎汤,5~10 g。或入丸散。

【使用注意】　肾虚精滑无湿热者禁用。

【药理作用】　本品具有利尿、降血脂、降血糖、抗炎、抑制细胞免疫、抑菌等作用。

# 车前子

【来源】　车前或平车前的干燥成熟种子。

【性味归经】　甘,寒。归肝、肾、肺经。

【性能特点】　本品甘寒清热,有利尿通淋之功,为治疗湿热淋证的常用药。还入肝经而清肝明目,入肺经,又清肺化痰止咳。

【功效主治】

1.利尿通淋　主治湿热淋证。

2.渗湿止泻　主治暑湿泄泻。

3.清肝明目　主治目赤肿痛或眼目昏花。

4.清肺化痰　主治痰热咳嗽。

【用法用量】　内服:煎汤,5～15 g。布包;或入丸散。

【使用注意】　阳气下陷、肾虚遗精及内无湿热者禁用。

【药理作用】　本品具有利尿、抗菌、祛痰、镇咳、抗炎等作用。

# 滑　石

【来源】　硅酸盐类矿物滑石族滑石的矿石,主含水硅酸镁。

【性味归经】　甘、淡,寒。归膀胱、肺经。

【性能特点】　本品寒凉清热,能清膀胱热结,通利水道,治疗湿热淋证。又解暑热,是治暑湿之常用药。外用有收湿敛疮作用。

【功效主治】

1.利尿通淋　主治湿热淋证,小便不利。

2.清解暑热　主治暑湿,湿温。

3.收湿敛疮　主治湿疮,湿疹,痱子。

【用法用量】　内服:煎汤,10～20 g,块者打碎先下,细粉者宜布包;或入丸散。外用:适量。

【使用注意】　脾气虚,精滑及热病伤津者忌用。

【药理作用】　本品具有保护皮肤黏膜、抗菌等作用。

# 木　通

【来源】　木通科植物木通、三叶木通或白木通的干燥藤茎。

【性味归经】　苦,寒。归心、小肠、膀胱经。

【性能特点】　本品上清心火,下利湿热,使湿热之邪下行从小便排出。还通经下乳,并能利血脉通关节。

【功效主治】

1.利尿通淋　主治湿热淋痛,心火上炎或下移小肠之口舌生疮、心烦尿赤。

2.通经下乳　主治产后乳汁不通或少乳。

3.泄热　主治湿热痹痛。

【用法用量】　内服:煎汤,3～6 g;或入丸散。

【使用注意】　脾胃虚寒者慎用。孕妇忌用。

【药理作用】 本品有明显的利尿作用。

# 金钱草

【来源】 报春花科植物过路黄的干燥全草。

【性味归经】 甘、淡,微寒。归肝、胆、肾、膀胱经。

【性能特点】 本品入肝经、胆经,既清肝胆之火,又能除下焦湿热,有清热利湿退黄之效。入肾经、膀胱经能利尿通淋,排除结石。外用有解毒消肿作用。

【功效主治】

1. 除湿退黄 主治湿热黄疸。

2. 利尿通淋 主治热淋,石淋,砂淋。

3. 解毒消肿 主治恶疮肿毒,毒蛇咬伤。

【用法用量】 内服:煎汤,15～60 g,鲜者加倍;或入丸散。外用:适量。治热毒疮痈或毒蛇咬伤,可取鲜品捣汁服用。

【使用注意】 脾胃虚寒者慎用,外用鲜品熏洗,可引起过敏性皮炎。

【药理作用】 本品具有利胆排石、利尿排石、抗炎、镇痛、抗菌等作用。

# 茵 陈

【来源】 菊科植物滨蒿或茵陈蒿的干燥地上部分。

【性味归经】 苦、微寒。归脾、胃、肝、胆经。

【性能特点】 本品苦泄下降,寒能清热,入脾、胃、肝、胆经,善清利脾胃肝胆的湿热,使之从小便排出,故为治黄疸要药。

【功效主治】

1. 清利湿热 主治湿疮瘙痒。

2. 利胆退黄 主治黄疸。

【用法用量】 内服:煎汤,10～30 g;或入丸散。外用:适量,煎汤熏洗。

【使用注意】 脾胃虚寒者慎用。

【药理作用】 本品具有抗菌、保肝、利胆、抗凝血、降血压、降血脂、扩张冠脉、抑制血小板聚集、镇痛、解热、镇静、抗炎、增强免疫功能、抗放射等作用。

表 2-7-2 其他利水渗湿药

| 药名 | 性味 | 归经 | 功效特点 | 主治 | 用法用量、注意事项 |
| --- | --- | --- | --- | --- | --- |
| 猪苓 | 甘、淡,平 | 肾、膀胱经 | 利水渗湿 | ①小便不利,水肿、淋浊、带下<br>②湿盛泄泻 | 内服:煎汤,5～12 g;或入丸散。水肿兼阴虚者不宜单用 |
| 通草 | 甘、淡,微寒 | 肺、胃经 | 清热利水 通乳 | ①湿热淋证<br>②湿温证,水肿少尿<br>③产后乳汁不下 | 内服:煎汤,2～5 g;或入丸散。气阴两虚、孕妇慎用 |
| 草薢 | 苦,平 | 肾、胃、膀胱经 | 利湿通淋 祛除风湿 | ①膏淋,白浊<br>②湿盛带下<br>③风湿痹痛 | 内服:煎汤,9～15 g;或入丸散。肾虚阴亏者慎用 |

续表 2-7-2

| 药名 | 性味 | 归经 | 功效特点 | 主治 | 用法用量、注意事项 |
|------|------|------|----------|------|------------------|
| 石韦 | 甘、苦,微寒 | 肺、膀胱经 | 利尿通淋<br>清热止血 | ①热淋,石淋,血淋<br>②肺热咳嗽痰多<br>③血热崩漏、尿血、吐衄 | 内服:煎汤,5~12 g;或入丸散。外用:适量,研末涂敷。阴虚及无湿热者禁用 |
| 海金沙 | 甘、淡,寒 | 膀胱、小肠经 | 清利湿热<br>通淋止痛 | ①石淋、热淋、膏淋、血淋、砂淋<br>②水肿 | 内服:煎汤,5~12 g,布包;或研末,每次2~3 g。阴虚者慎用 |
| 瞿麦 | 苦,寒 | 心、小肠、膀胱经 | 利尿通淋<br>破血通经 | ①石淋、热淋、血淋<br>②瘀血经闭 | 内服:煎汤,5~15 g;或入丸散。外用:适量,煎汤或研末撒。孕妇及月经期妇女慎用 |
| 萹蓄 | 苦,微寒 | 膀胱经 | 利尿通淋<br>杀虫止痒 | ①热淋、血淋<br>②蛔虫病,蛲虫病<br>③湿疹、阴痒 | 内服:煎汤,9~15 g;或入丸散。外用:适量,煎汤洗或绞汁涂。脾虚便溏者慎用 |
| 地肤子 | 苦,寒 | 肾、膀胱经 | 清热利水<br>止痒 | ①热淋<br>②风疹,湿疹,阴痒,湿疮 | 内服:煎汤,9~15 g;或入丸散。外用:适量,煎汤熏洗研末涂敷。内无湿热,小便过多者忌用 |
| 灯芯草 | 甘、淡,微寒 | 心、肺、小肠经 | 清心火<br>利小便 | ①热淋<br>②心烦失眠,小儿夜啼,口舌生疮 | 内服:煎汤,1~3 g;或入丸散。外用:适量,煅存性研末调敷,或用于灯火灸。下焦虚寒,小便失禁者忌用 |
| 冬葵子 | 甘,寒 | 大肠、小肠、膀胱经 | 利尿通淋<br>下乳通肠 | ①湿热淋证,水肿<br>②乳汁不下,乳房胀痛<br>③肠燥便秘 | 内服:煎汤,3~9 g;或入丸散。孕妇及脾虚便溏者慎用 |
| 广金钱草 | 甘、淡,凉 | 肝、肾、膀胱经 | 清热利水<br>通淋<br>除湿退黄 | ①石淋、热淋、砂淋<br>②水肿少尿<br>③黄疸尿赤 | 内服:煎汤,15~30 g,鲜品30~60 g;或入丸散。阴虚津伤者慎用 |
| 连钱草 | 辛,微苦,微寒 | 肝、肾、膀胱经 | 清热利水<br>通淋<br>除湿退黄 | ①石淋、热淋<br>②湿热黄疸<br>③疮痈肿痛,跌打损伤 | 内服:煎汤,10~15 g,鲜品30~60 g;或浸酒、绞汁。外用:适量,鲜品捣敷或绞汁涂 |

**讨论探究**

表2-7-3　学习讨论

| 议题 | 结论 |
|---|---|
| 中医常用的祛湿方法有几种,每种祛湿法的主要适应证是什么? 代表药物有哪些? | |
| 哪些药物能利水消肿? | |
| 哪些药物能利尿通淋? | |
| 茯苓、泽泻、车前子、茵陈的主要药理作用? | |

## 活动二　学会相似药物的比较和重点药物的配伍

**(一)相似药物的比较**

1.茯苓与薏苡仁　共同点为二药均为甘淡之品。均具有利水渗湿,健脾之功,可用于水肿、小便不利、泄泻、痰饮、带下等水湿所致诸证。

不同点是茯苓性平,可治寒热虚实各种水肿,健脾之力较薏苡仁稍强,凡水湿停滞及脾虚诸证,无论寒热虚实皆可用;它还能入心经以宁心安神,可治气血亏虚、心神失养或水气凌心之心悸、多梦、失眠、健忘等证。薏苡仁性微寒,能清热利湿,祛湿作用较茯苓稍强,治湿温初起或暑湿,炒后其寒性减而长于健脾止泻;它还能入肺经以清热排脓,治肺痈、肠痈,还有除湿、利关节、缓和筋脉挛急的作用,用于治风湿痹证。

2.茯苓、猪苓与泽泻　共同点为三者均能利水渗湿消肿,用于小便不利,水肿,泄泻,淋浊,带下,痰饮停聚等症。

不同点是猪苓甘淡平,利水作用最强,但补力不及茯苓。茯苓甘淡平,入心脾肾经,它的利水作用和泽泻相当,其能泻能补,泻中有补,补心脾不滞湿,利小便不伤正,补利兼行,标本兼顾,性能平和,实为利水要药。它还能健脾宁心安神。泽泻甘淡寒,归肾膀胱经,其性寒能泄肾及膀胱之热,下焦湿热者尤为适宜。

3.车前子与滑石　共同点为二者均性寒,善清热利尿通淋,同治湿热淋痛、小便不利、水肿兼热及暑湿泄泻。

不同点是车前子既善渗湿止泻,又善清肝明目、清肺化痰,又治肝热目赤涩痛、肺热咳嗽。滑石能祛湿敛疮,又能清解暑热,是治暑湿之常用药。

4.木通、通草与冬葵子　共同点为三者均用于通经下乳,主治乳房胀痛,产后乳汁不通或少乳。

不同点是木通苦而性寒,功能通泄,既能清热利水,以治小便不利、湿热淋痛,又能清心除烦,以治心火上炎、心烦口疮。通草味淡,能渗利水,性寒清热,功能清热利水渗湿,可用于湿热内蕴,小便短赤或淋沥涩痛之症,但作用缓弱。冬葵子功能利水通淋,用治小便淋沥涩痛,又能利水通淋,用治水肿。

(二)重点药物的配伍

1.茯苓配猪苓 茯苓甘淡性平,功能利水渗湿、健脾;猪苓甘淡性平,专攻利水渗湿。两药合用,利水渗湿力强,善治水湿内盛或兼脾虚者。

2.滑石配生甘草 滑石甘淡性寒,能清暑、渗湿泄热利尿;生甘草性平微凉,善清热,兼顾益气和中。两药合用,能清暑热,又利水渗湿而不伤津,主治暑湿身热烦渴。

## 讨论探究

表2-7-4 学习讨论

| 议题 | 结论 |
| --- | --- |
| 茯苓与猪苓、泽泻性能、功效与应用之异同点? | |
| 茯苓配白术有什么意义? | |
| 茵陈配山栀有什么意义? | |
| 木通、通草与冬葵子性能、功效与应用之异同点? | |

## 项目简介

温里药是以温里散寒、治疗里寒证为主要功效的一类药物,在医药工作中具有重要实用价值。本项目主要围绕温里药的基本概况、温里药的应用两个方面的学习任务展开,通过分组讨论、案例解析、互动交流、自主学习,教师指导等活动使学习者掌握温里药的性能特点、功效、适应范围以及使用方法和注意事项,具备中药调剂、指导用药及制剂养护等岗位的职业技能。

# 任务一 温里药的基本概况

### 学习任务书

| 序号 | 学习任务 | 完成情况 |
|------|----------|----------|
| 1 | 里寒证的分类及临床表现 | |
| 2 | 温里药的概念及性能特点 | |
| 3 | 温里药的功效及主治病证 | |
| 4 | 温里药的配伍应用 | |
| 5 | 温里药的使用注意 | |

完成学习任务并填写学习任务书后,以小组为单位及时交送老师

## 活动一 区分里寒证的临床表现

☆你是否有过脘腹冷痛,恶寒喜暖,肢冷蜷卧的患病经历? 医生是如何用中药治

疗的?

☆看过治疗里寒证的广告吗?留下什么印象?

寒证指感受寒邪,或阳虚阴盛,导致机体机能活动衰退所表现的具有冷、凉特点的证候。寒邪为患,有在表在里的不同,在表者为表寒证,"其在皮者汗而发之",当用发散风寒药以治疗;在里者为里寒证,里寒当用温里祛寒的方法以治之。

里寒证有外寒直中脏腑经脉,寒由外侵而形成者;也有自身阳气不足,寒从内生所致者。寒为阴邪,易于耗伤或郁遏阳气,故里寒多兼见阳虚证。里寒证常见证型有:脾胃寒实证,或脾胃虚寒证,多见脘腹冷痛、呕吐泄泻、食欲不振、舌淡苔白等;肺寒痰饮证,多见痰鸣咳喘、痰白清稀、舌淡白而滑等;肝经受寒证,多见少腹冷痛、寒疝作痛,或厥阴头痛,或寒痹疼痛等;肾中有寒,或肾阳不足证,多见腰膝冷痛、阳痿宫寒、遗尿滑精等;心肾阳虚证,多见畏寒肢冷、心悸、小便不利、肢体浮肿等;亡阳证,则见畏寒蜷卧、四肢厥冷、脉微欲绝。其临床特征见表2-8-1。

表2-8-1 里寒证的临床特征

| 里寒证 | 分类 | 临床表现 | | |
|---|---|---|---|---|
| 恶寒,冷痛,喜暖,口淡不渴,肢冷蜷卧,痰、涎、涕清稀,小便清长,大便稀溏,面色白,舌淡苔白而润滑,脉沉迟或紧等。 | 脾胃寒证 | 脘腹冷痛、恶寒喜暖、形寒肢冷、面色苍白、呕吐泻痢、口淡不渴、舌淡苔白、脉沉迟有力或弦或无力 | 寒滞胃肠证 | 胃脘冷痛,痛势暴急,得温痛减,遇寒加剧,腹泻清稀或腹胀便秘,或口泛清涎,胃脘水声漉漉,舌淡苔白滑,脉迟或弦 |
| | | | 胃阳虚证 | 胃脘绵绵冷痛,时发时止,喜温喜按,食后缓解,泛吐清水或挟有不消化食物,舌质淡嫩或淡胖,脉沉迟无力 |
| | | | 脾阳虚证 | 腹痛绵绵,喜温喜按,大便稀溏,或见肢体浮肿,小便短少,或见带下量多而清稀色白,舌质淡胖或有齿痕,苔白滑,脉沉迟无力 |
| | 肝经受寒证 | 少腹牵引阴部坠胀冷痛,或阴囊收缩引痛,或见巅顶冷痛,干呕,形寒肢冷,遇寒加剧,得温痛减,舌淡苔白滑,脉沉弦或迟 | | |
| | 肺寒痰饮证 | 咳嗽痰多,色白清稀,胸闷,甚则气喘痰鸣,形寒肢冷,口淡不渴,舌淡苔白腻,脉迟缓或滑 | | |
| | 肾阳不足证 | 腰膝酸软冷痛,畏寒肢冷,下肢尤甚,面色白或黧黑,神疲乏力,或男子阳痿,女子宫寒不孕,白带清稀量多,或见大便稀溏或五更泄泻,尿频清长,夜尿多,舌淡苔白,脉沉细无力,尺部尤甚 | | |
| | 心肾阳虚证 | 心悸怔忡,肢体浮肿,小便不利,畏寒肢冷,神疲乏力,朦胧欲睡,唇甲青紫,舌淡暗或青紫,苔白滑,脉沉微细 | | |

**讨论探究**

表2-8-2  学习讨论

| 议题 | 结论 |
|---|---|
| 里寒证的概念、病因和总体表现 | |
| 如何运用四诊方法区别里寒证的不同类型 | |

## 活动二  学习温里药的概况

1. 温里药的概念  以温里散寒为主要作用,主治里寒证的药物。

2. 性能特点  味辛而性温热,主入脾、胃、肾、心经,兼入肝、肺经。温中散寒止痛、回阳救逆等,兼有化痰、燥湿、杀虫、止呃。

3. 效用

（1）主效  温中散寒止痛。主治脾胃寒证、肾阳亏虚证、心肾阳虚证、寒滞肝经证、风寒湿痹等里寒证。

（2）兼效  化痰燥湿,杀虫止呃。兼治寒饮咳喘、虫积腹痛。

4. 使用注意  ①本类药物性多辛温燥烈,易耗伤阴液,动火助热,故实热、阴虚火旺、津血亏虚者忌用。炎热气候宜慎用。②辛温燥烈之品,易助胎热,故孕妇宜慎用。

**讨论探究**

表2-8-3  学习讨论

| 议题 | 结论 |
|---|---|
| 温里药的概念和性能功效 | |
| 温里药的适应范围 | |
| 使用温里药的注意事项 | |

# 任务二　温里药

## 学习任务书

| 序号 | 学习任务 | 完成情况 |
|---|---|---|
| 1 | 温里药的性能特点与适应范围 | |
| 2 | 辨识药材标本并写出六种常用温里药的功效特点 | |
| 3 | 附子、干姜的用法和肉桂、吴茱萸的用量 | |
| 4 | 附子配干姜,肉桂配附子的意义 | |
| 5 | 丁香配柿蒂,附子配麻黄、细辛的意义 | |

完成学习任务并填写学习任务书后,以小组为单位及时交送老师

## 活动一　学习温里药常用药物

温里药性味多辛而温热,主能温里散寒止痛,主治里寒证;兼治寒饮咳喘、虫积腹痛等病证。

### 附　子

【来源】　毛茛科植物乌头子根的加工品。

【性味归经】　辛、甘,大热。有毒。归心、肾、脾经。

【性能特点】　本品辛甘大热,峻烈有毒,入心、肾、脾经。其性走而不守,上助心阳、中补脾阳、下补肾阳,为治亡阳证及阳虚诸证之要药;其性纯阳,温散走窜力强,又为散阴寒、除风湿、止疼痛之猛药。

【功效主治】

1.回阳救逆　主治亡阳证。

2.补火助阳　主治肾阳不足、命门火衰之腰膝冷痛、畏寒肢冷、阳痿宫寒、夜尿频多;脾肾阳虚之脘腹冷痛、大便溏泻、水肿;心阳不足之心悸气短、胸痹心痛等阳虚证。

3.散寒止痛　主治风湿痹痛、阳虚外感

【用法用量】　煎服,3~15 g。宜先煎0.5~1 h,至口尝无麻感为度,以减弱其毒性。或入丸散。

【使用注意】　本品辛热燥烈,易伤阴助火,故热证、阴虚阳亢及孕妇忌用。本品有毒,内服须炮制,注意用量和煎煮方法,以免中毒。反半夏、瓜蒌、天花粉、贝母、白蔹、白及。

【药理作用】　本品具有强心、抗心律失常、抗心肌缺血缺氧、抗体克、抗寒冷、兴奋下垂脑-垂体-肾上腺皮质系统功能、增强免疫功能、抗炎、镇痛、镇静及局麻等作用。

# 干 姜

【来源】 本品为姜科植物姜的干燥根茎。生用。

【性味归经】 辛,热。归脾、胃、肾、心、肺经。

【性能特点】 本品辛热温散。主入脾胃经,即祛脾胃之寒邪,又助脾胃之阳气,为温中散寒之要药,无论脾胃实寒、虚寒证皆宜。并入心经,善通心助阳而回阳救逆,常配附子治亡阳证。还入肺经,温散肺经寒邪而化饮,为治寒饮喘咳之良药。

【功效主治】

1.温中散寒 主治脾胃受寒或虚寒所致脘腹冷痛、呕吐泄泻。

2.回阳通脉 主治亡阳欲脱。

3.温肺化饮 主治寒饮咳喘。

【用法用量】 煎服,3~10 g;或入丸散。外用适量,研末调敷。

【使用注意】 本品燥热助火,故孕妇慎用。

【药理作用】 本品具有扩张血管、强心、升血压、抗溃疡、增强肠道运动、利胆、镇吐、抗缺氧、抗血栓及抗血小板聚集、解热、镇痛、抗炎、抗菌、镇咳祛痰、抗血吸虫等作用。

# 肉 桂

【来源】 樟科植物肉桂的干燥树皮。

【性味归经】 辛、甘,大热。归肾、脾、心、肝经。

【性能特点】 本品辛甘性热,纯阳温散。入肾经,善补命门之火,益火消阴,引火归元,为下元虚冷、虚阳上浮之要药;入脾经,善温脾阳而散寒,为治脾胃阳虚及脾胃虚寒之佳品;入心肝血分,善散血分阴寒,温通经脉力强,为治寒凝血滞诸痛所常用。

【功效主治】

1.补火助阳 主治肾阳不足、命门火衰之阳痿宫寒、畏寒肢冷。

2.引火归元 主治下元虚冷,虚阳上浮,见上热下寒者。

3.散寒止痛 主治:①阳虚中寒之脘腹冷痛,寒湿痹痛,腰痛。②寒凝血瘀之闭经。

4.温通血脉 主治阴疽、痈肿脓成不溃,或久溃不敛。

【用法用量】 煎服,2~5 g,宜后下或开水泡服;研末冲服,每次1~2 g;或入丸散。

【使用注意】 本品辛热耗阴动血,故阴虚火旺不宜用;孕妇忌用;畏赤石脂。

【药理作用】 本品具有扩张血管、强心、抗血栓形成、抗缺氧、抗氧化、保护肾上腺皮质功能、抗溃疡、利胆、镇静、镇痛、解热、抗炎、抑菌、改善性功能等作用。

# 吴茱萸

【来源】 芸香科植物吴茱萸、石虎或疏毛吴茱萸的将近成熟的干燥果实。

【性味归经】 辛、苦,热。有小毒。归肝、脾、胃、肾经。

【性能特点】 本品辛热温散,苦热燥湿,主入肝脾经,又走胃肾,有小毒而力较强。既温中散寒止痛,又能疏肝下气降逆,为治中寒肝逆或寒滞肝脉诸痛之要药;且燥湿助阳而止泻,为治五更泄泻之常用药。

【功效主治】

1.散寒止痛 主治:①中寒肝逆之厥阴头痛、吐涎沫。②寒滞肝脉之寒疝腹痛、经行腹痛。③寒湿脚气肿痛,或上冲入腹之脘腹胀痛、困闷欲死。

2.降逆止呕　主治呕吐吞酸。

3.助阳止泻　主治五更泄泻。

【用法用量】　煎服,2~5 g,或入丸散。外用适量,研末调敷。

【使用注意】　本品辛热燥烈有小毒,易耗气动火,故不宜多用、久服,阴虚有热者忌服。

表2-8-4　其他温里药

| 药名 | 性味 | 归经 | 功效特点 | 主治 | 用法用量、注意事项 |
|------|------|------|----------|------|-------------------|
| 花椒 | 辛,温 | 脾、胃、肾经 | 温中止痛,杀虫止痒 | ①中寒腹痛<br>②蛔虫腹痛,蛲虫病之肛周瘙痒<br>③湿疹、阴痒 | 煎服,3~6 g;或入丸散。外用适量,煎汤熏洗。或含漱,或研末调敷。本品辛热香燥,热证及阴虚内热者忌服,孕妇慎服 |
| 丁香 | 辛,温 | 脾、胃、肺、肾经 | 温中降逆,温肾助阳 | ①胃寒呕吐,呃逆,脘腹冷痛<br>②肾阳虚之阳痿、宫冷 | 煎服,1~3 g;或入丸散。或研末外敷,或煎汤熏洗,或浸酒外涂。本品辛温香散,能伤阴助火,故热证及阴虚内热者忌用。畏郁金 |
| 小茴香 | 辛,温 | 肝、肾、脾、肺经 | 散寒止痛,理气和胃 | ①寒疝腹痛,睾丸偏坠,经寒痛经<br>②胃寒气滞之脘腹胀痛,胃寒呕吐 | 煎服,3~6 g;或入丸散。或研末外敷。本品辛香温燥,能伤阴助火,故热证及阴虚内热者忌用 |
| 高良姜 | 辛,热 | 脾、胃经 | 温胃止呕,散寒止痛 | ①胃寒呕吐,泄泻<br>②脘腹冷痛 | 煎服,3~6 g;或入丸散。研末服,每次3 g。本品辛热,助火伤阴,故热证及阴虚内热者忌服 |
| 荜茇 | 辛,热 | 胃、大肠经 | 温中散寒,下气止痛 | ①胃寒腹痛、呕吐、泄泻、呃逆<br>②龋齿疼痛 | 煎服,1~3 g,或入丸散。外用适量,研末塞龋齿孔中。本品辛热,故热证及阴虚内热者忌服,孕妇慎服 |

## 讨论探究

表 2-8-5　学习讨论

| 议题 | 结论 |
|---|---|
| 孕妇能用花椒吗？为什么？ | |
| 附子、干姜、肉桂、吴茱萸的功效特点？ | |
| 哪些温里药能杀虫止痒或外治龋齿疼痛？ | |

# 活动二　病例解析

李某,男,16 岁。诉平素消化功能欠佳,昨日因进食不慎,深夜腹痛而登厕大便,排稀便少许,但腹痛未减,且恶寒甚而寒战,腹痛欲呕,肠鸣辘辘,因而送来急诊。体查:急性面容,抱腹呻吟,面白唇紫,心肺无异常,血压 120/60 mmHg,腹部听诊肠鸣音亢进,余无异常发现。四肢厥冷,苔白滑,脉沉紧。

## 讨论探究

表 2-8-6　学习讨论

| 议题 | 结论 |
|---|---|
| 病例中患者腹痛来势急吗,有无咳嗽痰多症状？ | |
| 诊断患者为何种病证？ | |
| 针对病情,你认为该用那些中药？解释用药机理 | |

# 活动三　学会相似药物的比较和重点药物的配伍

（一）相似药物的比较

1.附子与肉桂　共同点为均是辛热纯阳之品。均善补火助阳,治肾阳不足或脾肾阳虚所致诸证;也均善散寒止痛,治寒邪内侵、胸痹冷痛、寒湿痹痛等证。不同点是附子有毒力强,能回阳救逆,治亡阳欲脱以及阳虚外感风寒表证;肉桂则无毒力缓,长于引火归元,治下元虚冷、虚阳上浮所致诸证;又入血分,温经通脉,治经寒血滞痛经、闭经以及寒疝腹痛、阴疽流注等。

2.附子与干姜　共同点为均是辛热之品,均善回阳、散寒止痛,治亡阳欲脱、外寒直中、寒湿痹痛等。不同点是附子有毒力强,为回阳救逆第一要药,故为治亡阳证之首选;又善补火助阳,治命门火衰之阳痿宫冷、畏寒肢冷、夜尿频多,以及脾肾阳虚之阴寒水肿、胸痹冷痛等。干姜无毒力弱兼通脉,治亡阳证须配附子;又善温脾阳,治脾阳不足之脘腹冷痛吐泻;还能温肺化饮,治寒饮咳喘。

(二)重点药物的配伍

1.附子配干姜　附子辛热,功擅回阳救逆、温助脾阳;干姜辛热,重在温中,兼能回阳。两药合用,回阳救逆及温中之力大增,治亡阳证及中焦寒症效佳。

2.附子配麻黄、细辛　附子辛热,善补阳散寒;麻黄辛温,善开腠理而发汗散寒;细辛辛温气烈,善祛少阴经风寒。三药合用,善补阳发表散寒,治阴虚外感风寒功著。

3.肉桂配附子　肉桂辛甘而热,功能补火助阳、散寒通脉;附子辛热,功能补火助阳、散寒止痛。两药合用,补火助阳,散寒止痛力强,治肾阳虚衰,脾肾阳衰及里寒重症均可投用。

4.丁香配柿蒂　丁香辛温,功能温中散寒降逆;柿蒂苦平,功能降气止呕。两药合用,既温中散寒,又降气止呃,治虚寒呕吐、呃逆效著。

### 讨论探究

表2-8-7　学习讨论

| 议题 | 结论 |
|---|---|
| 附子与干姜的功效异同点? | |
| 解释附子配细辛、麻黄治疗风寒阳虚外感风寒表证的机理 | |
| 附子与肉桂的功效异同点? | |

## 项目简介

理气药是以疏理气机为主要功效,治疗气滞或气逆证的一类药物,在医药工作中具有重要实用价值。本项目主要围绕理气药的基本概况、理气药的应用两个方面的学习任务展开,通过分组讨论、案例解析、互动交流、自主学习,教师指导等活动使学习者掌握理气药的分类、性能特点、功效适应范围以及使用方法和注意事项,具备中药调剂、指导用药及制剂养护等岗位的职业技能。

# 任务一　理气药的基本概况

### 学习任务书

| 序号 | 学习任务 | 完成情况 |
| --- | --- | --- |
| 1 | 气滞或气逆证的临床表现 | |
| 2 | 理气药的概念及性能特点 | |
| 3 | 理气药的功效及主治病证 | |
| 4 | 理气药的配伍应用、使用注意 | |

完成学习任务并填写学习任务书后,以小组为单位及时交送老师

## 活动一　区分气滞或气逆证的临床表现

因胃主受纳、脾主运化、肝主疏泄、肺主气,气机不畅主要与脾、胃、肝、肺等脏腑功能失调有关。气机不畅有气滞和气逆的不同。气滞者为气机郁滞不畅,运行阻滞,常出现

闷、胀、痞满、疼痛等症状。气逆者为气机上逆,升降失常,常出现恶心、呕吐、呃逆、喘息等症状。其临床特征见表2-9-1。

表2-9-1　气滞或气逆证的临床特征

| 气滞或气逆证 | 分类 | 临床表现 |
| --- | --- | --- |
| 1.气滞:闷、胀、痞满、疼痛<br>2.气逆:恶心、呕吐、呃逆、喘息 | 脾胃气滞、气逆 | 脘腹胀闷疼痛、痛而欲吐或欲泻,泻后不爽,或腹胀痛剧,肠鸣走窜不定,矢气频作,矢气后胀痛则减,或胀痛剧而无肠鸣矢气,大便秘结,或嗳气吞酸,呕吐,苔厚,脉弦 |
| | 肝气郁滞 | 胸胁或少腹胀闷窜痛,情志抑郁或易怒,喜太息,或咽部异物感,或见瘿瘤瘰疬、乳癖、胁下积块;妇女可见乳房胀痛、月经不调、痛经,舌淡红苔薄白,脉弦 |
| | 肺气壅滞 | 胸闷不畅、咳嗽气喘、胸痹心痛 |

**讨论探究**

表2-9-2　学习讨论

| 议题 | 结论 |
| --- | --- |
| 气滞或气逆证的概念、病因和总体表现 | |
| 如何运用四诊方法区别气滞或气逆证的不同类型 | |

# 活动二　学习理气药的概况

1.**理气药的概念**　以疏理气机为主要作用,主治气滞或气逆证的药物。

2.**性能特点**　性味多辛香苦温,主入脾、胃、肝、肺经。善于行散或泄降,主能理气健脾、行气止痛、疏肝解郁、破气散结等,兼能消积、燥湿。

3.**效用**

(1)**主效**　理气健脾、疏肝解郁、理气宽胸。主治:①脾胃气滞之脘腹胀满疼痛、嗳气泛酸、恶心呕吐、便秘或腹泻。②肝气郁滞之胁肋胀痛、胸闷不舒、疝气疼痛、乳房胀痛或结块、月经不调。③肺气壅滞之胸闷不畅,咳嗽气喘。

(2)**兼效**　消积,燥湿。兼治食积脘胀,湿滞中焦。

4.**使用注意**　①本类药大多辛温香燥,易耗气伤阴,故气虚、阴亏者慎用。②含挥发性成分,入汤剂一般不宜久煎。③作用峻猛的破气药更易耗气伤胎,故孕妇慎用。

**讨论探究**

表2-9-3　学习讨论

| 议题 | 结论 |
|---|---|
| 理气药的概念和性能功效 | |
| 理气药的适应范围、注意事项 | |

# 任务二　理气药

**学习任务书**

| 序号 | 学习任务 | 完成情况 |
|---|---|---|
| 1 | 理气药的性能特点与适应范围 | |
| 2 | 辨识药材标本并写出八种常用理气药的功效特点 | |
| 3 | 陈皮、枳实、木香的用法和沉香、青木香的用量 | |
| 4 | 陈皮配半夏,枳实配白术的意义 | |
| 5 | 香附配高良姜,川楝子配延胡索,薤白配瓜蒌的意义,细辛配干姜、五味子的意义 | |
| 6 | 陈皮与青皮、橘红与化橘红的效用异同点 | |
| 7 | 枳实与枳壳、青木香与川楝子的效用异同点 | |

完成学习任务并填写学习任务书后,以小组为单位及时交送老师

## 活动一　学习理气药常用药物

　　理气药,性味多辛香苦温,主入脾、胃、肝、肺经。功能理气健脾、行气止痛、疏肝解郁、破气散结等,主治脾、胃、肝、肺等脏腑的气滞或气逆证;兼能消积、燥湿,兼治食积脘胀,湿滞中焦。

# 陈 皮

【来源】 芸香科植物橘及其栽培变种的干燥成熟果皮。药材分为"陈皮"和"广陈皮"。

【性味归经】 辛、苦,温。归脾、肺经。

【性能特点】 本品辛散苦降,芳香醒脾,温和不峻,入脾、肺经。既能调理脾肺气机,理气健脾和中,又能燥湿化痰,为理气健脾良药,治痰之要药,疗气滞、湿阻、痰壅之胀满呕逆咳喘等症。

【功效主治】

1.理气健脾 主治脾胃气滞所致的脘腹胀满、嗳气、恶心呕吐等。

2.燥湿化痰 主治湿痰壅滞之咳嗽痰多、胸闷呕恶;寒痰咳嗽。

【用法用量】 煎服,3~10 g;或入丸散。补益方中少佐陈品,以助脾运,使补而不滞。

【使用注意】 本品辛散苦燥而温,能助热伤津,故舌红少津、内有实热者慎服。

【药理作用】 本品有抑制胃肠道平滑肌、促进胃液分泌、抗胃溃疡、保肝利胆、祛痰平喘、抗炎、抗菌、抗病毒和升血压等作用。

# 枳 实

【来源】 芸香科植物酸橙及其栽培变种或甜橙的干燥幼果。

【性味归经】 苦、辛、酸,微寒。归脾、胃、大肠经。

【性能特点】 本品苦泄降,辛行散,微寒而不燥,入脾、胃、大肠经。行滞降泄力强,既善于破气消积而除胀满,又长于行气化痰以消痞,故为治胃肠积滞及痰滞胸痹、结胸之要药。

【功效主治】

1.破气消积 主治胃肠气滞证之饮食积滞、脘腹痞满胀痛、泻痢里急后重。

2.化痰除痞 主治痰湿阻滞之胸脘痞满,痰滞胸痹证。

3.升提脏器 主治胃下垂、子宫脱垂、脱肛等脏器下垂病证。

【用法用量】 煎服,3~10 g,大量可用至30 g;或入丸散。外用研末调涂或炒热熨,炒后药性较平和。

【使用注意】 本品破气,故脾胃虚弱及孕妇慎用。

【药理作用】 本品有调节胃肠蠕动、抗胃溃疡、抗炎、利胆、镇静、镇痛、抗过敏、升血压、增加心脑肾血流量、降低脑肾血管阻力、利尿及兴奋子宫作用。

# 木 香

【来源】 菊科植物木香的干燥根。

【性味归经】 辛、苦,温。归脾、胃、大肠、三焦、胆经。

【性能特点】 本品辛行苦降温通,入脾、胃与大肠经。兼入三焦与胆经。能通理三焦,尤善行脾胃大肠气滞兼健脾消食,为行气止痛之要药,凡脾胃或大肠气滞者诸证皆宜;又能疏理肝胆,脾失运化、肝失疏泄而致脘腹胁肋胀痛,口苦,或黄疸。以少许入滋补剂,则补而不滞。

【功效主治】

行气,调中,止痛,主治:①脾胃气滞之脘腹胀痛。②脾虚气滞之脘腹痞满、食少吐泻。③大肠气滞之泻痢里急后重。④肝胆气滞之脘腹胀痛、胁痛、黄疸。

【用法用量】 煎服,3~6 g;或入丸散。生用行气力强,煨用行气力缓而多用于止泻。

【使用注意】 本品辛温香燥,能伤阴助火,故阴虚火旺者慎服。

【药理作用】 本品有调节胃肠道运动、促进消化液分泌、抗消化性溃疡、促进胆囊收缩、松弛支气管平滑肌、镇痛、抗菌、降血压、抗血小板聚集等作用。

# 香 附

【来源】　莎草科植物莎草的干燥根茎。

【性味归经】　辛、微苦、微甘,平。归肝、脾、三焦经。

【性能特点】　本品辛散苦降,微甘能和,性平不偏,入肝、脾、三焦经。善疏肝理气解郁,为疏肝理气之佳品,调经止痛之要药。故李时珍称为"气病之总司,女科之主帅也"。

【功效主治】

1. 疏肝理气　主治胁肋胀痛、脘腹胀痛及疝痛等肝郁气滞诸痛证。

2. 调经止痛　主治肝郁月经不调、痛经、乳房胀痛;脾胃气滞腹痛。

【用法用量】　煎服,6～10 g;或入丸散。外用适量,研末撒、调敷或作饼热熨用。醋制后止痛力增强。

【使用注意】　本品虽平和,但终属辛香之品,故气虚无滞及阴虚血热者慎用。

【药理作用】　本品有抑制子宫、胃肠及气管平滑肌,并有促进胆汁分泌、解热、镇痛、抗炎、降血压、强心及抑菌作用。

# 沉 香

【来源】　瑞香科植物白木香含有树脂的木材。

【性味归经】　辛、苦,温。归脾、胃、肾经。

【性能特点】　本品芳香辛散,温通祛寒,味苦质重,沉降下行。入脾、胃经,善行气止痛、降逆调中;入肾经,善温肾纳气。集理气、降逆、纳气于一身,且温而不燥、行而不泄,无破气之害,故为理气良药。

【功效主治】

1. 行气止痛　主治寒凝气滞之胸腹胀闷作痛。

2. 温中止呕　主治胃寒呕吐、呃逆。

3. 温肾纳气　主治下元虚冷,肾气不纳之虚喘,上盛下虚之痰饮咳喘。

【用法用量】　煎服,1～3 g,宜后下;研末,每次0.5～1 g;或磨汁冲,或入丸散剂。

【使用注意】　本品辛温助热,故阴虚火旺及气虚下陷者慎服。

# 川楝子

【来源】　楝科植物川楝的干燥成熟果实。

【性味归经】　苦,寒。有小毒。归肝、胃、小肠、膀胱经。

【性能特点】　本品苦寒降泄,主入肝、胃、小肠三经,兼入膀胱经。既行气止痛、疏肝泄热,为治肝郁有热诸痛之主药,又有小毒,内服能杀虫,外用能疗癣。

【功效主治】

1. 行气止痛　主治肝郁气滞或肝胃不和之胁肋作痛、脘腹疼痛以及疝气痛。

2. 杀虫疗癣　主治虫积腹痛,外用治头癣。

【用法用量】　煎服,3～10 g;或入丸散。外用适量,研末调涂。炒用寒性降低。

【使用注意】　本品苦寒有小毒,不宜过量或持续服用,脾胃虚寒者慎服。

# 薤 白

【来源】　百合科植物小根蒜或薤的干燥鳞茎。

【性味归经】　辛、苦,温。归肺、胃、大肠经。

【性能特点】　本品辛开苦降,温通滑利,入肺、胃、大肠经。善上散阴寒之凝滞,通胸阳之闭结,为治胸痹之要药;下能行大肠之滞气,为治胃肠气滞、泻痢后重之良药。

【功效主治】

1.通阳散结　主治寒痰阻滞、胸阳不振之胸痹证。

2.行气导滞　主治胃肠气滞之脘腹痞满胀痛,泻痢里急后重。

【用法用量】　煎服,5～10 g;或入丸散。外用适量,捣敷,或捣汁涂。

【使用注意】　本品辛散苦泄温通,并有蒜味,故气虚无滞、阴虚发热及不耐蒜味者慎服。

表2-9-4　其他理气药

| 药名 | 性味 | 归经 | 功效特点 | 主治 | 用法用量、注意事项 |
|------|------|------|----------|------|-------------------|
| 化橘红 | 辛、苦温 | 肺、脾、胃经 | 理气宽中,燥湿化痰,消食 | ①风寒咳嗽、喉痒痰多<br>②食积伤酒 | 煎服,3～6 g;或入丸散。本品辛香温燥,易耗气伤阴,故内有实热者慎服,气虚及阴虚燥咳者不宜服 |
| 青皮 | 苦、辛,温 | 肝、胆、胃经 | 疏肝破气,消积化滞,散结 | ①肝气郁滞之胁肋胀痛、乳房胀痛及疝气疼痛<br>②食积腹痛<br>③癥瘕积聚、久疟癖块 | 煎服,3～10 g;或入丸散。醋制疏肝止痛力强。本品辛散苦泄,性烈耗气,故气虚津伤者慎服 |
| 佛手 | 辛、苦,温 | 肝、脾、胃、肺经 | 疏肝解郁,理气和中,燥湿化痰 | ①肝郁气滞之胸胁胀痛<br>②脾胃气滞之脘腹胀痛<br>③咳嗽痰多 | 煎服,3～10 g;或入丸散,或沸水泡饮。本品辛温苦燥,能耗气伤阴,故气虚阴亏、阴虚火旺而无气滞者慎服 |
| 乌药 | 辛,温 | 肺、脾、肾、膀胱经 | 行气止痛,温肾散寒 | ①寒凝气滞所致胸腹诸痛证<br>②肾阳不足、膀胱虚寒之尿频、遗尿 | 煎服,6～10 g;或入丸散。本品辛温,能耗气伤阴,故气阴不足或有内热者慎服 |
| 荔枝核 | 甘、微苦,温 | 肝、肾经 | 行气散结,散寒止痛 | ①疝气痛、睾丸肿痛<br>②胃脘久痛,痛经以及产后腹痛 | 煎服,5～10 g;或入丸散。本品苦泄温通,能耗气助热,故气虚或有内热者慎服 |

续表 2-9-4

| 药名 | 性味 | 归经 | 功效特点 | 主治 | 用法用量、注意事项 |
|------|------|------|----------|------|-------------------|
| 甘松 | 辛、甘,温 | 脾、胃经 | 行气止痛,开郁醒脾,收湿拔毒 | ①寒凝气滞之脘腹胀痛,不思饮食<br>②思虑伤脾,气机郁滞之胸闷、腹胀<br>③湿脚气 | 煎服,3~6 g;或入丸散。外用适量,煎汤熏洗。本品辛香温燥,能耗气伤阴,故不宜超大量服用,气虚及阴伤有热者慎服 |
| 橘红 | 辛、苦,温 | 肺、脾经 | 行气宽中,燥湿化痰,发表散寒 | ①湿阻中焦<br>②湿痰咳嗽,痰多胸闷<br>③风寒咳嗽 | 煎服,3~10 g;或入丸散。本品温燥,能耗气伤阴,故阴虚燥咳及久咳气虚者忌服 |
| 枳壳 | 苦、辛,微寒 | 脾、胃、大肠经 | 理气宽中,行滞消胀 | ①脾胃气滞,脘腹胀满<br>②气滞胸闷 | 煎服,3~10 g;或入丸散。本品辛散,大量、久服有耗气之虑 |
| 柿蒂 | 苦、涩,平 | 胃经 | 降气止呕 | 胃失和降之呃逆证 | 煎服,5~10 g;或入丸散。本品苦降,故气虚下陷者慎服 |
| 青木香 | 辛、苦,寒。有小毒 | 肝、胃经 | 行气止痛,解毒消肿 | ①肝胃气滞之胸胁脘腹胀痛;泻痢腹痛<br>②蛇虫咬伤,痈肿疔毒,湿疮 | 煎服,3~10 g;散剂,1~2 g。外用研敷。本品有小毒,多服易引起恶心呕吐;含马兜铃酸,肾脏有损伤;故不宜过量或长期服用。脾胃虚寒者慎服,肾功能不全者忌服 |
| 香橼 | 辛、微苦、酸,温 | 肝、脾、胃、肺经 | 疏肝解郁,理气宽中,化痰止咳 | ①肝郁胸胁胀痛,<br>②脾胃气滞脘腹胀痛<br>③湿痰咳嗽痰多 | 煎服,3~10 g;或入丸散 |
| 玫瑰花 | 甘、微苦,温 | 肝、胃经 | 疏肝解郁,活血止痛 | ①肝胃气滞之胸胁脘腹胀痛;<br>②肝郁血瘀之月经不调、乳房胀痛;跌打伤痛 | 煎服,3~6 g;或浸酒,或熬膏<br>本品性温,故阴虚火旺或内有实热者忌服 |
| 绿萼梅 | 微苦酸、涩,平, | 肝、胃、肺经 | 疏肝解郁,和中,化痰 | ①肝胃气滞之胁肋胃脘胀痛、嗳气<br>②梅核气 | 煎服,3~5 g;或入丸散。鲜品捣烂敷贴 |

**讨论探究**

表2-9-5　学习讨论

| 议题 | 结论 |
| --- | --- |
| 哪些偏于理脾胃气滞;哪些偏于疏肝理气;哪些偏于降上逆之气? | |
| 陈皮、枳实、木香、香附、沉香的功效特点? | |
| 哪些理气药兼能化痰;哪些兼能止痛? | |
| 补气健脾方中为何常辅以陈皮?滋补剂中为何常加入少许木香? | |

## 活动二　病例解析

　　邱某,女,24岁。诉两年来月经前后不定。以前得过肝炎,经治疗已愈。近因人际关系不和,情志抑郁,出现胸胁胀闷,饮食不香,食后脘腹痞闷不适,头晕失眠,时欲叹息,经前小腹胀痛,乳房作胀,小便可,大便溏而不爽。自以为肝炎复发所致,在校医务室取"肝泰片"和"安眠片",服用无效。后复查肝功能未见异常,观其脉弦细,苔薄白。

**讨论探究**

表2-9-6　学习讨论

| 议题 | 结论 |
| --- | --- |
| 病例中患者使用"肝泰片"和"安眠片"为何无效? | |
| 诊断患者为何种病证? | |
| 针对病情,你认为该用那些中药?解释用药机理 | |

## 活动三　学会相似药物的比较和重点药物的配伍

　　(一)相似药物的比较

　　1.陈皮与青皮　共同点为性味均辛、苦,性温,均能行气化滞,用治脾胃气滞实证。

　　不同点是陈皮为成熟之果,皮苦味较小,温性较平和,入脾肺二经,行气力缓而兼能健脾,故亦常用治脾虚气滞患者;橘皮还长于燥湿化痰而用治湿痰或寒痰咳嗽,为治痰常用要药;青皮为未成熟之果实,入肝胃二经,则苦味较大,苦泄辛散力强,能破气散结,功主疏肝理气而长于散结止痛,常治肝气郁结诸证而多用于胁痛、乳房肿痛、寒疝疼痛及症瘕积聚等症;并善消积,治食积气滞。若治肝病及脾,肝脾不调,肝胃不和,常相须为用。

2.橘红与化橘红　共同点为均性温功似陈皮,能理气宽中、燥湿化痰,治咳嗽痰多及食积不化。不同点是橘红为橘皮外层红色部分,温燥之性胜于陈皮,并兼发表散寒,外感风寒咳嗽痰多者用之为宜;化橘红为化州柚等之果皮,又兼消食,咳嗽痰多兼食积或消化不良者用之为宜。

3.枳实与枳壳　共同点为皆为果实,因老幼不同而区分。两者功效略同,但强弱不一。

不同点是枳实气锐力猛,沉降下行,善破气消积、化痰除痞,治食积便秘腹胀、泻痢后重、痰滞胸痹等。枳壳则力缓而长于理气宽中除胀,多用于胸胁或脘腹胀满及食积、便秘之轻症。此外,二者与补气升阳药同用,又可治气陷脏器脱垂等症。

4.青木香与川楝子　共同点为均性寒有小毒,归肝、胃经。均善理气止痛,又兼清热,治肝胃气滞兼热者。不同点是青木香又能解毒辟秽消肿,治泻痢腹痛、痈疮疔毒、湿疮、蛇虫咬伤;川楝子则又能泄肝火、杀虫疗癣,治肝郁化火、虫积腹痛及头癣。

(二)重点药物的配伍

1.陈皮配半夏　陈皮辛苦温,功能理气健脾、燥湿化痰;半夏辛温,功能燥湿化痰。两药合用,燥湿化痰力强,凡痰湿滞中停肺均可择用。

2.枳实配白术　枳实苦辛微寒,善破气除痞、化痰消积;白术苦甘而温,善补气健脾、燥湿利水。两药合用,既补气健脾,又行气消积祛湿,治脾虚气滞夹积夹湿有功。

3.香附配高良姜　高良姜辛热,功善散寒止痛、温中止呕;香附辛平,功善疏肝理气止痛。两药合用,既温中散寒,又疏肝理气,且善止痛。治寒凝气滞、肝气犯胃之胃脘胀痛效佳。

4.川楝子配延胡索　川楝子性寒,能理气止痛;延胡索性温,能活血行气止痛。两药合用,行气活血止痛力强,善治血瘀气滞诸痛。

5.薤白配瓜蒌　薤白辛苦温,善通阳散结、下气导滞;瓜蒌甘微苦寒,善清热化痰、宽胸散结,兼润肠通便。两药合用,既化痰散结,又宽胸通阳。治痰浊闭阻,胸阳不振之胸痹证。

讨论探究

表2-9-7　学习讨论

| 议题 | 结论 |
| --- | --- |
| 治疗湿热泻痢,木香配伍黄连的意义? | |
| 枳实与枳壳的功效异同点? | |
| 解释陈皮配半夏治疗湿痰壅肺之咳嗽的机理 | |
| 陈皮与青皮的功效异同点? | |

# 项目十　消食药的应用

## 项目简介

　　消食药是以消食化积、增进食欲为主要功效,主治饮食积滞的一类药物,在医药工作中具有重要实用价值。本项目主要围绕消食药的基本概况、消食药的应用两个方面的学习任务展开,通过分组讨论、案例解析、互动交流、自主学习,教师指导等活动使学习者掌握消食药的分类、性能特点、功效适应范围以及使用方法和注意事项,具备中药调剂、指导用药及制剂养护等岗位的职业技能。

## 任务一　消食药的基本概况

### 学习任务书

| 序号 | 学习任务 | 完成情况 |
| --- | --- | --- |
| 1 | 食积证的分类及临床表现 | |
| 2 | 消食药的概念及性能特点 | |
| 3 | 消食药的功效及主治病证 | |
| 4 | 消食药的配伍应用、使用注意 | |

完成学习任务并填写学习任务书后,以小组为单位及时交送老师

### 活动一　区分食积证的临床表现

　　☆你是否有过胀满,厌食,吞酸嗳腐,矢气臭秽的患病经历? 医生是如何用中药治疗的?

☆看过治疗食积的广告吗？留下什么印象？

　　食积证是指因饮食不节或脾胃腐熟运化失常,以致食物停滞胃肠而反映的证候。食积停滞或称"停食","伤食",多见于小儿。因小儿生机旺盛,发育迅速,对水谷精微的需求相对于成人更为迫切;又小儿不知饥饱,若遇所喜食物不节制而多吃,容易导致饮食积滞。也可见于成人,除因暴饮暴食引起停食外,还可因于素体脾胃虚弱,饮食稍有不慎(如过油腻、或量稍过)则难以运化;或外感邪气,尤其是风寒之邪易伤脾胃,即使正常量的饮食亦可造成停食,形成现代临床所称的胃肠型感冒;或情志所伤,肝木乘脾,脾运化功能下降,亦可造成停食。食积的病位在胃肠及,主要有食积胃肠证、脾虚食积证等。以脘腹痞胀疼痛,纳呆厌食,吞酸嗳腐,呕吐酸馊,大便腐臭,舌苔厚腻,脉滑有力等症为主要表现。其临床特征见表2-10-1。

表2-10-1　食积胃肠证的临床特征

| 辨证要点 | 临床表现 |
| --- | --- |
| 胃脘胀满或胀痛、呕吐、泄泻酸腐食物 | 脘腹胀满,疼痛而拒按,厌恶食物,吞酸嗳腐或呕吐酸腐食物,吐后痛减,或肠鸣腹痛泄泻,泻下物酸腐臭秽,舌苔厚腻,脉滑 |

**讨论探究**

表2-10-2　学习讨论

| 议题 | 结论 |
| --- | --- |
| 食积证的概念、病因和总体表现 | |
| 如何运用四诊方法辨认食积胃肠证 | |

# 活动二　学习消食药的概况

　　1.消食药的概念　以消食化积、增进食欲为主要作用,主治饮食积滞证的药物。

　　2.性能特点　性味大多甘、平,作用较缓和,主入脾胃经。功能消食化积,健脾开胃,和中。

　　3.效用

　　(1)主效　消食化积,健脾开胃,和中。主治饮食积滞所致的脘腹胀满、嗳气吞酸、恶心呕吐、大便失常,以及脾胃虚弱之消化不良。

　　(2)兼效　回乳、疏肝、化痰、固精止遗、化坚消石等作用。兼治妇女断乳或乳汁郁积之乳房胀痛、肝郁气滞、痰涎壅盛之咳喘、泌尿系统结石、遗精、遗尿。

4.使用注意　①部分消食药有耗气之弊,对气虚及无食积、痰滞者当慎用;②对暴饮暴食,食积时短,症情急重者,当用涌吐法尽快吐出胃中宿食,消食药则缓不济急。

**讨论探究**

表2-10-3　学习讨论

| 议题 | 结论 |
| --- | --- |
| 消食药的适应范围 | |
| 使用消食药的注意事项 | |

# 任务二　消食药

**学习任务书**

| 序号 | 学习任务 | 完成情况 |
| --- | --- | --- |
| 1 | 消食药的性能特点与适应范围 | |
| 2 | 辨识药材标本并写出四种常用消食药的功效特点 | |
| 3 | 山楂、莱菔子、鸡内金的用法和麦芽的用量 | |
| 4 | 莱菔子配紫苏子、芥子的意义 | |
| 5 | 神曲配麦芽、山楂的意义 | |
| 6 | 神曲与麦芽、稻芽的效用异同点 | |

完成学习任务并填写学习任务书后,以小组为单位及时交送老师

## 活动一　学习消食药常用药物

消食药性味多甘平,主归脾、胃经。功能消食化积,健脾开胃,和中;主治饮食积滞证。

# 山　楂

【来源】　蔷薇科植物山里红或山楂的干燥成熟果实。

【性味归经】　酸、甘、微温。归脾、胃、肝经。

【性能特点】　本品酸甘微温,药力颇强。入脾、胃经,善消食化积,治各种食积停滞,尤为消油腻肉积的要药;又入肝经血分,善活血化瘀,治血瘀痛经、经闭等。近年用于冠心病、高脂血症,有良效。

【功效主治】

1.消食化积　主治食滞不化,肉食积滞。

2.行气散瘀　主治:①泻痢腹痛。②疝气胀痛。③瘀血经闭,产后瘀阻腹痛,胸痹心痛。

3.化浊降脂　主治高脂血症。

【用法用量】　煎服,9～12 g,大剂量30 g;或入丸散。生山楂、炒山楂多用于消食散瘀,焦山楂多用于止泻痢。

【使用注意】　本品味酸,故味酸过多者忌服,脾胃虚弱者慎服。

【药理作用】　本品有助消化、降血脂、抗动脉粥样硬化、抗心绞痛、强心、降血压、抗心律失常、增加冠脉血流量、扩张血管、收缩子宫、抗菌、调节作用。

# 麦　芽

【来源】　本品为禾本科植物大麦的成熟果实经发芽干燥的炮制加工品。

【性味归经】　甘,平。归脾、胃、肝经。

【性能特点】　本品性味甘平升发。主入脾、胃经,既消食健胃,尤宜米面薯芋类积滞者;又回乳消胀,用于断乳、乳房胀痛等。兼入肝经,疏肝,辅治肝郁气滞及肝胃不和之证。

【功效主治】

1.消食健胃　主治食积不化。

2.回乳消胀　主治妇女断乳或乳汁郁积之乳房胀痛。

3.疏肝　主治肝郁气滞、肝胃不和。

【用法用量】　煎服,10～15 g,大剂量30～120 g;或入丸散。消积宜用焦麦芽,回乳宜用炒麦芽,疏肝宜用生麦芽。回乳可用至60 g。

【使用注意】　本品能回乳,哺乳期妇女不宜服。

【药理作用】　本品有助消化、抑制催乳素分泌及降血糖等作用。

# 莱菔子

【来源】　十字花科植物萝卜的干燥成熟种子。

【性味归经】　辛、甘,平。归脾、胃、肺经。

【性能特点】　本品辛甘行散,质重而降,药力较强。入脾、胃经,善消食化积、行气除胀,治食积胀满;入肺经,善降气化痰,治痰壅咳喘。

【功效主治】

1.消食除胀　主治食积气滞之脘腹胀满。

2.降气化痰　主治痰涎壅盛之喘咳。

【用法用量】　煎服,5～12 g,打碎入煎;或入丸散。消食宜炒用。

【使用注意】　本品辛温耗气,故气虚及无食积、痰滞者慎服。

【药理作用】　本品有助消化、镇咳、祛痰、抗菌、降血压及抗炎等作用。

## 鸡内金

【来源】　雉科动物家鸡的干燥砂囊内壁。

【性味归经】　甘,平。归脾、胃、小肠、膀胱经。

【性能特点】　本品甘平消散,药力较强。入脾、胃经,既善消食化积,又运脾健胃,既治各种食积,又善疗脾虚湿滞;且入小肠、膀胱经,能化坚消石、固精止遗,治泌尿系统结石、胆结石及遗尿、遗精。

【功效主治】

1. 消食健胃　主治饮食积滞及小儿疳积。

2. 固精止遗　主治遗尿、遗精。

3. 化坚消石主治泌尿系统结石、胆结石。

【用法用量】　煎服,3~10 g;研末,每次1.5~3 g。研末用效果优于煎剂。

【使用注意】　本品消食化积能力强,故脾虚无积滞者慎服。

表2-10-4　其他消食药

| 药名 | 性味 | 归经 | 功效特点 | 主治 | 用法用量、注意事项 |
|------|------|------|----------|------|------------------|
| 神曲 | 甘,辛,温 | 归脾、胃经 | 消食和胃 | 饮食积滞 | 煎服,6~15 g;或入丸散。消食宜炒焦用。本品性温,故胃阴虚、胃火盛者不宜用 |
| 稻芽 | 甘,平。 | 脾、胃经 | 消食和中,健脾开胃 | ①食积证 ②脾虚食少证 | 煎服,9~15 g;大剂量30 g;或入丸散 |

### 讨论探究

表2-10-5　学习讨论

| 议题 | 结论 |
|------|------|
| 哺乳期妇女能用麦芽吗？为什么？ | |
| 山楂、麦芽、莱菔子、鸡内金的功效特点？ | |
| 哪些消食药能回乳或化坚消石？ | |

## 活动二　病例解析

王二小,男,16岁,学生。昨晚与同学聚餐吃烤全羊,大吃大喝,深夜回到家后出现腹胀,嗳腐吞酸,呕吐酸馊腐食,厌食,矢气酸臭,便不爽,观其苔厚腻,脉弦滑。

根据所获得的知识完成表2-10-6。

表 2-10-6 学习讨论

| 议题 | 结论 |
|---|---|
| 诊断患者为何种病证? | |
| 针对病情,你认为该用那些中药? 解释用药机理 | |

# 活动三 学会相似药物的比较和重点药物的配伍

(一)相似药物的比较

1.神曲与麦芽、稻芽 共同点为均能消食化积、开胃和中,治饮食积滞或脾虚食少、消化不良等。不同点是神曲性温而偏燥,消食力最强,凡食积较重或兼寒者宜用;麦芽性平,消食力次之,善消化淀粉类食物积滞;稻芽性平,消食力最缓,略兼和中,食积轻症或兼脾虚、胃阴不足者宜用,病后体虚胃弱者最宜。此外神曲又常与金石类药同入丸剂,起到赋形和助消化的作用;麦芽大量用可回乳,生用可疏肝。

2.山楂与莱菔子 共同点为均能消食化积,善治饮食积滞及脾虚食少、消化不良等证。

不同点是山楂酸甘微温,尤善消化油腻肉积;莱菔子辛甘而平,又善行气消胀,食积气滞脘腹胀满较重者宜投。此外,山楂又善活血散瘀,莱菔子则能降气化痰。

(二)重点药物的配伍

1.神曲配麦芽、山楂 神曲性温,能消米面食积,又和胃;麦芽性平,能消米面薯芋食积又健胃;山楂性微温,善消油腻肉积。三药合用,既消各种食积,又健胃和中。但见食积不化或消化不良即可投用。三药常炒焦用,习称焦三仙。

2.莱菔子配紫苏子、芥子 莱菔子性平,功能消食除胀、降气化痰;紫苏子性温,功能止咳平喘、降气消痰、润肠通便;芥子性温,功能温肺化痰、利气散结。三药合用,既温肺化痰,又降气止咳平喘,且能消食除胀通便,治寒痰喘咳有效,兼食积便秘者尤佳。

## 讨论探究

表 2-10-7 学习讨论

| 议题 | 结论 |
|---|---|
| 山楂与莱菔子的功效异同点? | |
| 解释莱菔子配紫苏子、芥子治疗食积便秘兼寒痰咳喘的机理 | |
| 神曲与、麦芽、稻芽的功效异同点? | |

## 项目简介

驱虫药是以驱除或杀灭肠道寄生虫为主要功效,主治肠道寄生虫证的一类药物,在医药工作中具有重要实用价值。本项目主要围绕驱虫药的基本概况、驱虫药的应用两个方面的学习任务展开,通过分组讨论、案例解析、互动交流、自主学习,教师指导等活动使学习者掌握驱虫药的分类、性能特点、功效适应范围以及使用方法和注意事项,具备中药调剂、指导用药及制剂养护等岗位的职业技能。

# 任务一 驱虫药的基本概况

### 学习任务书

| 序号 | 学习任务 | 完成情况 |
| --- | --- | --- |
| 1 | 肠道寄生虫证的分类及临床表现 | |
| 2 | 驱虫药的概念及性能特点 | |
| 3 | 驱虫药的功效及主治病证 | |
| 4 | 驱虫药的配伍应用、使用注意 | |

完成学习任务并填写学习任务书后,以小组为单位及时交送老师

## 活动一 区分肠道寄生虫证的临床表现

☆你是否有过肠道内有寄生虫的患病经历? 医生是如何用中药治疗的?
☆看过治疗肠道寄生虫的广告吗? 留下什么印象?

　　肠道寄生虫证是指蛔虫等积滞肠道,耗伤营养,阻滞气机,以腹痛、面黄体瘦、大便排虫等为主要表现的证候。多因饮食不洁,虫卵随食入口,在肠道内繁殖所致。其临床特征见表2-11-1。

**表2-11-1　肠道寄生虫证的临床特征**

| 肠道寄生虫证 | 临床表现 |
| --- | --- |
| 脐腹时痛、食欲异常、大便排虫或呕虫、面黄肌瘦 | 胃脘嘈杂,脐腹部疼痛,痛无定时,反复发作,或厌食、嗜食、异食,大便排虫,面黄肌瘦,烦躁不安,睡中磨牙,或鼻痒,面部白斑,白睛见蓝斑,下唇黏膜有小粟粒状隆起,或突发腹痛,按之有条索状,甚至剧痛而汗出肢厥,呕吐蛔虫 |

### 讨论探究

**表2-11-2　学习讨论**

| 议题 | 结论 |
| --- | --- |
| 肠道寄生虫证的概念、病因和总体表现 | |
| 如何运用四诊方法辨认肠道寄生虫证 | |

## 活动二　学习驱虫药的概况

　　1.驱虫药的概念　　以驱除或杀灭寄生虫为主要作用,主治肠道寄生虫证的药物。

　　2.性能特点　　性味与其杀虫功效无明显相关性,其药性多结合兼有功效而确定。多有苦味,主归脾、胃或大肠经,部分药物具有一定的毒性。对人体肠道内的寄生虫有杀灭或麻痹作用,促使其排出体外而达到驱虫之功。

　　3.效用

　　(1)主效　　驱虫。主治蛔虫病、蛲虫病、钩虫病、绦虫病等肠道寄生虫证。

　　(2)兼效　　行气、消积、润肠、止痒等作用。兼治食积气滞、小儿疳积、便秘、疥癣瘙痒等病症。

　　4.使用注意　　①一般宜空腹时服用,使药物充分作用于虫体而保证疗效。②应用毒性较大的驱虫药要注意用量、用法,以免中毒或损伤正气;同时孕妇、年老体弱者亦当慎用。③虫证而发热或腹痛剧烈者,不宜使用驱虫药,待症状缓解或消失后,再使用驱虫药物。

## 讨论探究

表 2-11-3　学习讨论

| 议题 | 结论 |
| --- | --- |
| 驱虫药的概念和性能功效 | |
| 驱虫药的适应范围 | |
| 使用驱虫药的注意事项 | |

# 任务二　驱虫药

## 学习任务书

| 序号 | 学习任务 | 完成情况 |
| --- | --- | --- |
| 1 | 驱虫药的性能特点与适应范围 | |
| 2 | 辨识药材标本并写出四种常用驱虫药的功效特点 | |
| 3 | 使君子、贯众、槟榔的用法和用量 | |
| 4 | 槟榔与常山的配伍 | |
| 5 | 使君子与苦楝皮、槟榔与南瓜子的效用异同点 | |

完成学习任务并填写学习任务书后,以小组为单位及时交送老师

## 活动一　学习驱虫药常用药物

驱虫药性味多苦,多具毒性,主能驱除和杀灭肠道寄生虫,主治肠道寄生虫证,兼治食积气滞、小儿疳积、便秘、疥癣瘙痒等病证。

### 使君子

【来源】　使君子科植物使君子的干燥果实。取种仁生用或炒香用。

【性味归经】　甘,温。归脾、胃经。

【性能特点】  本品味甘温气香而不苦,入脾、胃经。善驱蛔虫和蛲虫,兼滑利通肠之性,为儿科驱蛔之要药;又能健脾消疳,治疗小儿疳积之佳品。

【功效主治】

1.驱虫  主治蛔虫证、蛲虫证。

2.消积  主治小儿疳积。

【用法用量】  煎服,9～12 g,捣碎;小儿可按每岁每日1～1.5粒,但每日总量不超过20粒。或入丸散,或取仁炒香嚼服。空腹服用,每日1次,连用2～3天。

【使用注意】  大量服用能引起呃逆、呕吐、眩晕等反应,故不宜超量服。与热茶同服,亦能引起呃逆,故服用时当忌饮茶。

## 苦楝皮

【来源】  本品为楝科植物川楝或楝的干燥树皮及根皮。切片生用,或用鲜品。

【性味归经】  苦,寒。有毒。归脾、胃、肝经。

【性能特点】  本品苦燥寒清,有毒而力较强,入脾、胃、肝经。功擅杀虫,内服治蛔、钩、蛲虫病效佳;又能清热燥湿,外用可杀灭皮肤寄生虫及抑制致病真菌,可治疥癣、湿疮。

【功效主治】

1.杀虫  主治蛔虫病、蛲虫病、钩虫病。

2.疗癣  主治头癣、湿疮、湿疹瘙痒。

【用法用量】  煎服,3～6 g;鲜品15～30 g。或入丸散。外用适量,研末调敷;或煎汤洗。

【使用注意】  本品苦寒有毒,能伤胃损肝,不宜过量或持续服用。有效成分难溶于水,需文火适当久煎。脾胃虚寒、肝病患者、孕妇慎服。

## 槟  榔

【来源】  棕榈科植物槟榔的干燥成熟种子。采收成熟果实,除去果皮(即大腹皮),取出种子,切片或捣碎用。

【性味归经】  苦、辛,温。归胃、大肠经。

【性能特点】  本品辛散苦泄,入胃与大肠经。杀虫而力较强,兼缓泻而利虫体排出,治多种寄生虫病,最宜绦虫、姜片虫病者。又能消积行气、利水消肿、截疟,治腹胀便秘、泻痢后重、水肿、脚气及疟疾。

【功效主治】

1.杀虫  主治绦虫病、姜片虫病、钩虫病、蛔虫病、蛲虫病。

2.消积行气  主治食积气滞之腹胀、便秘,泻痢里急后重。

3.利水消肿  主治水肿,脚气肿痛。

4.截疟  主治疟疾。

【用法用量】  煎服,3～10 g;单用驱杀绦虫、姜片虫时30～60 g;或入丸散。外用适量,煎水洗,或研末调敷。鲜者优于陈久者,焦槟榔长于消积。

【使用注意】  因其有缓泻之功,并易耗气,故脾虚便溏或气虚下陷者不宜用。

## 贯  众

【来源】  鳞毛蕨科植物粗茎鳞毛蕨的干燥根茎和叶柄残基。习称绵马贯众。切片生用或炒炭用。

【性味归经】  苦,微寒。有小毒。归肝、胃经。

【性能特点】  本品苦而微寒,并有小毒,入肝、胃经。生用苦寒清泄,既杀虫,又清热解毒,治多种肠道寄生虫病、风热感冒、温热斑疹及痄腮。炒炭则兼涩味,清泄与收敛并举,能凉血止血,可用于血热妄行之出血。

**【功效主治】**

1. 杀虫　主治钩虫病,绦虫病,蛔虫病,蛲虫病。
2. 清热解毒　主治风热感冒、温热斑疹及痄腮;预防麻疹、流感、流脑。
3. 止血　主治血热吐血、衄血、便血、崩漏。

**【用法用量】**　煎服,5～10 g,或入丸散。杀虫及清热解毒宜生用,止血宜炒炭用。

**【使用注意】**　本品苦寒有小毒,故孕妇及脾胃虚寒者慎用。

表2-11-4　其他驱虫药

| 药名 | 性味 | 归经 | 功效特点 | 主治 | 用法用量、注意事项 |
|------|------|------|----------|------|---------------------|
| 雷丸 | 苦,寒。有小毒 | 胃、大肠经 | 杀虫,消积 | 用于绦虫、钩虫、蛔虫及脑囊虫病小儿疳积 | 15～21 g,一般研粉或入丸剂;一次5～7 g,饭后用温开水调服,一日3次,连服3天。脾胃虚寒者慎服 |
| 南瓜子 | 甘,平 | 胃、大肠经 | 杀虫 | 绦虫病、蛔虫病、钩虫病、血吸虫病 | 研末服,60～120 g,带壳用或去壳取仁均可,但带壳者应加大用量,冷开水调服;也可去壳取仁嚼服;外用适量,煎水熏洗。治血吸虫病,须生用大量久服 |
| 鹤草芽 | 苦、涩、凉 | 肝、小肠、大肠经 | 杀虫 | 绦虫病,亦可外用于阴道滴虫病 | 研粉吞服,成人每次30～50 g,小儿0.7～0.8 g/kg。每日1次,早晨空腹服。外用适量 |
| 榧子 | 甘,平 | 肺、胃、大肠经 | 杀虫,通便,润肺止咳 | ①虫积腹痛②肠燥便秘③肺燥咳嗽 | 煎服,9～15 g,连壳生用,打碎入煎;宜炒熟嚼服,每次15 g。大便溏薄者不宜用 |

**讨论探究**

表2-11-5　学习讨论

| 议题 | 结论 |
|------|------|
| 大便便溏者人能用槟榔吗?为什么? | |
| 使君子、槟榔的功效特点? | |
| 哪些驱虫药能外用治疗皮肤病? | |

## 活动二 病例解析

王某某,男,4岁,幼儿园学生。患者喜爱玩沙子,饭前洗手也不认真,经常简单水冲洗一下,也不打香皂。最近一周内,面色黄暗,兼有白斑,经常脐腹部疼痛,肛门周围瘙痒,厌食,夜间磨牙,睡卧不安,烦躁啼哭,大便秘结或稀薄。家人让其服用小儿七星茶颗粒,无明显效果。

**讨论探究**

表2-11-6 学习讨论

| 议题 | 结论 |
| --- | --- |
| 病例中患者使用小儿七星茶颗粒为何无效? | |
| 诊断患者为何种病证? | |
| 针对病情,你认为该用那些中药? 解释用药机理 | |

## 活动三 学会相似药物的比较和重点药物的配伍

(一)相似药物的比较

1. 使君子与苦楝皮 共同点为均能杀虫,善治蛔虫病和蛲虫病。不同点是使君子性味甘温,驱蛔力不及苦楝皮;但能健脾胃、消积滞,为儿科驱蛔消疳之良药。服用时不能过量或与热茶同服,否则引起呃逆不止等副作用。苦楝皮性味苦寒,有毒。驱蛔力强,并能驱杀钩虫,用于钩虫病;还能清湿热,治疥癣。因有毒性寒,不能过量服,脾胃虚寒及肝病患者忌服;新鲜者效佳,久贮无效。

2. 槟榔与南瓜子 共同点为均是驱绦虫良药,对蛔虫也有效。不同点是槟榔主要使虫体头部和未成熟节片完全瘫痪,且兼杀蛲虫、钩虫、姜片虫,并缓泻大便,故驱虫力强;又能消积行气、利水消肿、截疟,治腹胀便秘、泻痢后重、水肿、脚气及疟疾。南瓜子主要使虫体中、后段麻痹,大量久服又治血吸虫病;还兼润肠,治肠燥便秘。另外,用于驱虫时,槟榔宜水煎服,而南瓜子则宜生用连壳或去壳后研粉服。

(二)重点药物的配伍

槟榔配常山:槟榔性温无毒,功能杀虫、行气利水、截疟;常山性寒有毒,功能涌吐、祛痰、截疟。两药合用,寒热并施,相反相成,既有较强的祛痰截疟之功,又可减少常山涌吐之副作用,故善治疗疟疾久发不止。

**讨论探究**

表 2-11-7　学习讨论

| 议题 | 结论 |
| --- | --- |
| 解释槟榔配伍常山的机制 | |
| 槟榔与南瓜子的功效异同点？ | |

项目简介

　　止血药是以制止体内外出血为主要作用的药物,。本项目主要围绕止血药的基本概况、止血药的应用两个方面的学习任务展开,通过分组讨论、案例解析、互动交流、自主学习,教师指导等活动使学习者掌握止血药的分类、性能特点、功效适应范围以及使用方法和注意事项,具备中药调剂、指导用药及制剂养护等岗位的职业技能。

# 任务一　止血药的基本概况

学习任务书

| 序号 | 学习任务 | 完成情况 |
|---|---|---|
| 1 | 止血药的概念及性能特点 | |
| 2 | 止血药的功效及主治病证 | |
| 3 | 止血药的配伍应用 | |
| 4 | 止血药的使用注意 | |

完成学习任务并填写学习任务书后,以小组为单位及时交送老师

　　1.止血药的概念　以通利水道、渗泄水湿的药物。

　　2.性能特点　止血药均以止血为主要功效,能加速凝血的过程,缩短出血凝血时间,而直接制止出血。适用于各种出血病证。

　　3.效用

　　(1)主效　凉血止血　主治吐血、咯血、衄血、崩漏、尿血、外伤出血。

（2）兼效　散瘀解毒、解毒敛疮、清热生津、利尿通淋

4.使用注意　①脾胃虚寒者忌服,孕妇、无瘀滞者应当慎用;②虚寒性的便血、下痢、崩漏及出血有瘀者慎用;③外感咳血,肺痈初起,肺胃出血而实热火毒盛者慎用;④脾胃虚弱、精虚血少、阴虚火旺者慎用。

**讨论探究**

表 2-12-1　学习讨论

| 议题 | 结论 |
| --- | --- |
| 止血药的概念和性能功效 | |
| 止血药的适应范围 | |
| 使用止血药的注意事项 | |
| 止血药如何分类 | |

# 任务二　止血药

**学习任务书**

| 序号 | 学习任务 | 完成情况 |
| --- | --- | --- |
| 1 | 止血药的性能特点与适应范围 | |
| 2 | 辨识药材标本并写出十种常用止血药的功效特点 | |
| 3 | 各药的功效、主治病证 | |
| 4 | 各药的用法、使用注意 | |
| 5 | 大蓟、小蓟的药理作用 | |

完成学习任务并填写学习任务书后,以小组为单位及时交送老师

# 活动一  学习常用止血药物

## 大  蓟

【来源】  菊科植物蓟的地上部分或根。

【性味归经】  苦、甘,凉。归心、肝经。

【性能特点】  本品能凉血止血,能清血分热邪,治血热妄行所致的出血证,又能散瘀解毒,用于热毒痈肿。

【功效主治】

1.凉血止血  主治吐血、咯血、衄血、崩漏、尿血、外伤出血。

2.散瘀消痈  主治热毒痈肿。

【用法用量】  内服:煎汤,9 ~ 15 g,鲜品可 30 ~ 60 g;或入丸散。外用:适量,研末调敷,或鲜品捣敷。

【使用注意】  脾胃虚寒者忌服,孕妇、无瘀滞者应当慎用。

【药理作用】  本品炒炭能缩短出血时间,有降压作用;对人型结核杆菌、脑膜炎球菌、白喉杆菌等有抑制作用。

## 小  蓟

【来源】  菊科植物刺儿菜的地上部分。

【性味归经】  苦、甘,凉。归心、肝经。

【性能特点】  本品性味甘凉,入肝经,能凉血止血。其散瘀消痈之功效弱于大蓟。

【功效主治】

1.凉血止血  主治吐血、咯血、衄血、崩漏、尿血、外伤出血。

2.散瘀解毒  主治热毒痈肿。

【用法用量】  内服:煎汤,9 ~ 15 g,鲜品可 30 ~ 60 g;或入丸散。外用:适量,研末调敷,或鲜品捣敷。

【使用注意】  脾胃虚寒,便溏泄泻者慎用。

【药理作用】  本品能明显缩短出血时间,能降低血胆固醇并有利胆作用,对溶血性链球菌、肺炎双球菌、白喉杆菌及结核杆菌等,均有一定的抑制作用。

## 地  榆

【来源】  蔷薇科植物地榆或长叶地榆的干燥根。

【性味归经】  苦、酸,微寒。归肝、胃、大肠经。

【性能特点】  本品性沉降而走下焦,能凉血止血,善治下部出血的病症,尤宜于下焦血热所致的便血、痔血、血痢、崩漏等。还能泻火解毒敛疮,常作疡科外治之用,为治烧烫伤之要药。

【功效主治】

1.凉血止血  主治吐血、血热咯血、衄血、尿血、痔血、便血、崩漏及血痢。

2.解毒敛疮  主治烫伤、湿疹、皮肤溃烂、疮疡痈肿。

【用法用量】  内服:煎汤,9 ~ 15 g;或入丸散。外用:适量,研末调敷,或鲜品捣敷。炒炭止血力增强。

【使用注意】　本品性凉酸涩,凡虚寒性的便血、下痢、崩漏及出血有瘀者慎用。对于大面积烧伤,不宜使用地榆制剂外涂,以防其所含水解型鞣质被身体大量吸收而引起中毒性肝炎。

【药理作用】　本品可缩短出凝血时间,并能收缩血管,体外抑菌试验对金葡菌、绿脓杆菌、志贺氏痢疾杆菌、伤寒杆菌、副伤寒杆菌、人型结核杆菌以及某些致病真菌均有作用。

# 白茅根

【来源】　禾本科植物白茅的干燥根茎。

【性味归经】　甘,寒。归肺、胃、膀胱经。

【性能特点】　本品性寒味甘,入肺、胃、膀胱经,擅清肺胃膀胱之热而凉血止血。

【功效主治】

1.凉血止血　主治吐血、血热咯血、衄血、尿血、尿血。

2.清热生津　主治热病烦渴,胃热呕吐,肺热咳嗽。

3.利尿通淋　主治血淋,小便不利,水肿,湿热黄疸。

【用法用量】　内服:煎汤,9～30 g,鲜品可 30～60 g;或入丸散。外用:适量,煎汤外洗,或鲜品捣敷。止血易炒炭。

【使用注意】　脾胃虚寒者、孕妇慎用。

【药理作用】　本品有利尿、解热、促凝血作用,对宋内氏痢疾杆菌、弗氏痢疾菌有轻度抑制作用。

# 白　及

【来源】　兰科植物白及的干燥块茎。

【性味归经】　苦、甘、涩,寒。归肺、胃、肝经。

【性能特点】　本品归肺、胃、肝经,质黏而涩,止血作用佳,为收敛止血要药,用于内外诸出血证,以肺胃出血为主。还能消肿生肌,治疮疡痈肿。

【功效主治】

1.收敛止血　主治吐血、咯血、衄血、外伤出血。

2.消肿生肌　主治疮痈肿毒,烫伤,手足皲裂,肛裂等;肺痈而咳吐腥痰浓。

【用法用量】　内服:煎汤,6～15 g;入散剂,每次 3～6 g。外用:适量,研末撒或调涂。

【使用注意】　本品性涩质黏,外感咳血,肺痈初起,肺胃出血而实热火毒盛者慎用。

【药理作用】　本品有缩短凝血时间及抑制纤溶作用,局部止血作用,对胃黏膜有保护作用,抗肿瘤作用,对结核杆菌有明显的抑制作用。

# 三　七

【来源】　五加科植物三七的干燥根及根茎。

【性味归经】　甘、微苦,温。归肝、胃经。

【性能特点】　本品既能止血,又能散瘀,有止血而不留瘀,化瘀而不伤正之特点,还能活血化瘀而消肿定痛,治瘀滞疼痛及伤痛,为伤科要药。

【功效主治】

1.化瘀止血　主治吐血、咯血、衄血、崩漏、尿血、外伤出血。

2.活血定痛　主治跌打损伤,瘀滞疼痛,胸腹刺痛。

【用法用量】　内服:煎汤,3～9 g;研末吞服,每次 1～3 g。外用:适量,研末撒或调涂。

【使用注意】　本品活血散瘀,故孕妇慎用。三七性温,故血热妄行,或出血而兼有阴虚口干者,不宜单独使用,须配凉血止血药或滋阴清热药同用。

【药理作用】　本品有抗炎、镇痛、镇静、增强肾上腺皮质功能、调节糖代谢、保肝、抗衰老及抗肿瘤,抗凝作用,抑制血小板聚集,促进纤溶,并使全血黏度下降,增加麻醉动物冠脉流量,降低心肌耗氧量,促进冠脉梗死区侧支循环的形成,增加心输出量并有抗心律失常作用,能扩张脑血管,增加脑血管血流量等作用。

# 茜　草

【来源】　茜草科植物茜草的干燥根及根茎。

【性味归经】　苦,寒。归肝经。

【性能特点】　本品苦寒泄降,专入肝经血分,能凉血止血,又能活血散瘀,用于血热夹瘀的出血证。还能消瘀滞,通血脉,利关节,多用于妇科,治血瘀经闭及跌打损伤。

【功效主治】

1. 凉血止血　主治吐血、衄血、崩漏、尿血、便血。

2. 活血通经　主治经闭,痛经肿痛,痹症关节痛。

【用法用量】　内服:煎汤,6～10 g;或入丸散。止血宜炒炭用,活血祛瘀宜生用或酒炒用。

【使用注意】　本品苦寒泄降,凡脾胃虚弱、精虚血少、阴虚火旺者慎用。

【药理作用】　本品有止血、抗凝血、兴奋子宫、抗肿瘤、抑菌等作用。

# 蒲　黄

【来源】　香蒲科植物水烛香蒲、东方香蒲或同属植物的干燥花粉。

【性味归经】　甘,平。归肝、心包经。

【性能特点】　本品性平,既能止血,又能化瘀,可用于各种出血证。还能化瘀止痛、化瘀止血,治疗心腹痛、血淋。

【功效主治】

1. 活血祛瘀　主治吐血、咯血、衄血、崩漏、便血、尿血、外伤出血。

2. 收敛止血　主治血瘀心腹疼痛、痛经,产后瘀阻腹痛。

3. 利尿通淋　主治血淋涩痛。

【用法用量】　内服:煎汤,5～10 g,布包;或入丸散。外用:适量,干掺,或调敷。止血宜炒炭用,活血祛瘀宜生用。

【使用注意】　孕妇慎用。

【药理作用】　本品有促凝血作用,抑制血液凝固,抑制血小板聚集,兴奋子宫,降压,扩张血管,增加冠脉流量,降血脂及抗动脉粥样硬化的作用。

# 艾　叶

【来源】　菊科植物艾的干燥叶。

【性味归经】　苦、辛,温。归肝、脾、肾经。

【性能特点】　本品气香味辛,性温散寒,能暖气血而温经脉,散寒止痛,为温经止血之要药。本品辛温,还能止血安胎。煎汤外洗,还可治湿疹瘙痒。

【功效主治】

1. 温经止血　主治咯血、衄血、便血、月经过多、妊娠漏红。

2. 散寒止痛　主治玩腹冷痛,经寒痛经,月经不调,带下清稀,宫冷不孕。

3.除湿止痒　主治湿疹瘙痒。

【用法用量】　内服:煎汤,3~9 g;或入丸散。外用:适量,温灸,或煎汤熏洗。温经止血宜炒炭用,散寒止痛宜生用。

【使用注意】　本品药性温燥,阴虚血热者慎用。

【药理作用】　本品具有平喘、镇咳、祛痰、抗过敏、抑菌等作用。

表2-12-2　其他止血药

| 药名 | 性味 | 归经 | 功效特点 | 主治 | 用法用量、注意事项 |
|---|---|---|---|---|---|
| 槐花 | 苦,微寒 | 归肝、大肠经 | 凉血止血 | ①血热妄行所致的各种出血症,尤宜便血、痔疮出血②肝火上炎之目赤肿痛 | 内服:煎汤,6~9 g;或入丸散。止血易炒炭,泻火宜生用。脾胃虚寒者慎用 |
| 侧柏叶 | 苦、涩,微寒 | 归肺、肝、大肠经 | 凉血止血化痰止咳 | ①各种出血证②肺热咳喘痰多③烫伤及脱发 | 内服:煎汤,6~12 g;或入丸散。外用:适量,煎汤熏洗,或研末调敷。止血易炒炭,化痰止咳宜生用。虚寒者不宜单用,出血有瘀血者慎用 |
| 苎麻根 | 甘,寒 | 归心、肝经 | 凉血止血安胎 | ①血热所致的各种出血症②胎动不安,胎漏下血③湿热淋痛,热毒疮肿,毒蛇咬伤 | 内服:煎汤,10~15 g;或入丸散。外用:适量,煎汤熏洗。脾胃虚寒及血分无热者不宜用 |
| 仙鹤草 | 苦、涩,平 | 归肝、肺、脾经 | 止血补虚 | ①吐血、咳血、咯血、衄血、尿血、便血、崩漏②久泻,久痢③疟疾,痈肿疮毒④滴虫性阴道炎所致的阴痒带下⑤脱力劳伤 | 内服:煎汤,6~12 g,大剂量可用30~60 g;或入丸散。外用:适量,捣敷,或煎汤熏洗。泻痢兼表证发热者不宜用 |
| 炮姜 | 苦,辛,涩,温 | 归脾、胃、肝经 | 温经止血温中止痛 | ①虚寒性吐血、便血、崩漏等证②脾胃虚寒腹痛、吐泻等。 | 内服:煎汤,3~9 g;或入丸散。外用:适量,研末调敷。孕妇慎用,阴虚有热之出血者忌用 |
| 棕榈炭 | 苦、涩,平 | 归肝、肺、大肠经 | 收敛止血 | 吐血、咳血、咯血、尿血、便血、崩漏 | 内服:煎汤,3~9 g;研末,每次1~1.5 g。出血兼瘀者慎用 |

续表 2-12-2

| 药名 | 性味 | 归经 | 功效特点 | 主治 | 用法用量、注意事项 |
|------|------|------|----------|------|-------------------|
| 紫珠叶 | 苦、涩,凉 | 归肝、肺、胃经 | 收敛止血 清热解毒 | ①吐血、咯血、衄血、咳血、崩漏、便血、尿血、外伤出血 ②烫伤、疮疡肿毒 | 内服:煎汤,3~15 g;研末,1.5~3 g。外用:适量,研末敷。虚寒性出血慎用 |
| 藕节 | 甘、涩,平 | 归心、肝、胃经 | 收敛止血 | 吐血、咯血、衄血、咳血、崩漏、便血、尿血、外伤出血 | 内服:煎汤,10~15 g,大剂量可至 30~60 g;或入丸散。捣汁饮。血热出血夹瘀宜生用,虚寒出血宜炒炭用 |
| 景天三七 | 苦甘平, | 归肝、心经 | 止血 化瘀 | ①各种出血证 ②跌打损伤 ③心悸、失眠、烦躁不安 ④疮肿、蜂蝎蜇伤 | 内服:煎汤,10~15 g,鲜品50~100 g;或入丸散,或捣汁。外用:适量;捣敷 |
| 血余炭 | 苦、涩,平 | 归肝、胃、膀胱经 | 止血 | ①吐血、咯血、衄血、咳血、崩漏、便血、尿血、外伤出血 ②小便不利,血淋 | 内服:煎汤,5~10 g;研末,1.5~3 g。外用:适量,研末敷。胃弱者慎用 |
| 鸡冠花 | 甘、涩,凉 | 归肝、大肠经 | 凉血止血 止带 止痢 | ①吐血,崩漏,便血,痔疮出血 ②赤白带下 ③久痢不止 | 内服:煎汤,6~12 g;或入丸散。出血兼瘀者慎用 |

## 讨论探究

表 2-12-3 学习讨论

| 议题 | 结论 |
|------|------|
| 哪些药能凉血止血? | |
| 哪些药物能化瘀止血? | |
| 哪些药物能收敛止血? | |
| 哪些药能温经止血? | |

## 活动二  学会相似药物的比较和重点药物的配伍

（一）相似药物的比较

1. 大蓟与小蓟　共同点是二者均性凉，归心、肝经。均能凉血止血、散瘀解毒消痈，治血热妄行之诸出血证及热毒疮痈。

不同点是小蓟凉血止血作用较弱，还能利尿，多用于尿血、血淋；大蓟凉血止血力较强，多用于吐血、咯血及崩漏等。

2. 三七与蒲黄、茜草　共同点是三者既能止血，又能活血祛瘀，有止血不留瘀的特点，治疗各种出血症，跌打瘀肿疼痛、疮疡肿痛等证。

不同点是三七有化瘀、止血、消肿、定痛的功效。主治人体内外各种出血症和瘀肿疼痛诸证，内服外用均有良好效果。蒲黄止血和活血化瘀止痛的作用较好，又能利尿。主治内外各部出血症、产后血瘀、恶露不尽，小腹作痛及血滞心腹疼痛、痛经，跌打瘀肿疼痛及血淋、崩漏。茜草生用能清血热、行血瘀，炒碳止血化瘀。主要用于血热、血瘀引起的出血诸证。又可用于妇女经闭、瘀阻腹痛等证。

3. 地榆与槐花　共同点是二者均有清热凉血之功，善于治疗下焦湿热引起的便血、痔血、血痢等证。

不同点是槐花还能清肝经实热，治疗肝火上炎之头痛、目赤、目痛。地榆又能清热解毒，收敛生肌。治疗热毒疮疡、烧伤、烫伤、湿疹，皮疹等证。

4. 血余炭与藕节　共同点是二者均有收敛止血的功效，治疗内外多种出血，如吐血、衄血、尿血、便血、崩漏等。

不同点是血余炭既能收敛止血，又具有一定的活血化瘀之功。有止血而不留淤的特点。藕节生用能凉血止血，炒碳能收敛止血、兼能活血消淤。由于止血作用不强，常作为辅助药配用。

5. 艾叶与炮姜　共同点是二者均有温经止血之功，治疗虚寒性出血症。

不同点是艾叶炒用善温经止血、散寒止痛、兼能止咳平喘祛痰。主治下焦虚寒诸证，如虚寒性月经过多、崩漏、妊娠下血、小腹疼痛、痛经、月经不调等。炮姜能温中止痛。主治虚寒性的脘腹冷痛、少腹疼痛、痛经等证。

（二）重点药物的配伍

1. 大蓟配小蓟　两药均性凉，均能凉血止血、散瘀解毒消痈，两药合用药力更强，治血热出血诸证及热毒疮肿。

2. 艾叶配侧柏叶　侧柏叶苦涩而寒，长于收敛止血、凉血止血。艾叶苦燥辛散，芳香而温，长于温经止血、暖宫散寒，二药合用，相使配对，若侧柏叶为主，辅以艾叶，则增强凉血止血效能；若以艾叶为主，辅之侧柏叶，则温经止血力增强，主用于虚寒性出血。

3. 白及配三七　三七甘温微苦，为止血化瘀之佳品，且止血而不留瘀。白及也能止血，长于收敛止血、消肿生肌。三七以散为主，白及以收为主，二者合用，相辅相成，增强止血之力。

4.艾叶配阿胶  阿胶甘平质黏,补血止血力较佳,且能养血安胎。艾叶辛温芳香而燥,长于温经止血,暖宫安胎,散寒止痛。二药合用,相辅相成,补血止血,温经止痛,养血安胎之力更强。

**讨论探究**

表 2-12-4  学习讨论

| 议题 | 结论 |
| --- | --- |
| 大蓟、小蓟功效的异同点? | |
| 大蓟配小蓟有什么意义? | |
| 艾叶配侧柏叶有什么意义? | |
| 白及配三七有什么意义? | |

## 项目简介

　　活血祛瘀药又称活血化瘀药,以通畅血行、消散瘀血为主要作用。本项目主要围绕活血祛瘀药的基本概况、活血祛瘀药的应用两个方面的学习任务展开,通过分组讨论、案例解析、互动交流、自主学习,教师指导等活动使学习者掌握活血祛瘀药的分类、性能特点、功效适应范围以及使用方法和注意事项,具备中药调剂、指导用药及制剂养护等岗位的职业技能。

# 任务一　活血祛瘀药的基本概况

### 学习任务书

| 序号 | 学习任务 | 完成情况 |
| --- | --- | --- |
| 1 | 活血祛瘀药的概念及性能特点 | |
| 2 | 活血祛瘀药的功效及主治病证 | |
| 3 | 活血祛瘀药的配伍应用 | |
| 4 | 活血祛瘀药的使用注意 | |

完成学习任务并填写学习任务书后,以小组为单位及时交送老师

　　1. 药的概念　以通畅血行,消散瘀血为主要作用的药物。

　　2. 性能特点　本品味辛能散能行,既能活血祛瘀而止痛,又能行气解郁而达疏泄肝郁之效。辛散苦泄之性,入心经,能解郁开窍,且其性寒,兼有清心之功,又入血分,有凉血止血之效。

3.效用

（1）主效　活血，行气，止痛，主治血瘀气滞胸胁、脘腹疼痛，胸痹心痛，痛经，产后瘀滞腹痛，跌打损伤。

（2）兼效　行气解郁、凉血清心、利胆退黄，主治热病神昏，癫痫发狂，血热吐血，衄血，尿血，妇女倒经。

4.使用注意　①阴虚火旺，多汗者不宜使用。②孕妇及月经过多者忌用。

## 讨论探究

表2-13-1　学习讨论

| 议题 | 结论 |
| --- | --- |
| 活血祛瘀药的概念和性能功效 | |
| 活血祛瘀药的适应范围 | |
| 使用活血祛瘀药的注意事项 | |
| 活血祛瘀药如何分类 | |

# 任务二　活血祛瘀药

## 学习任务书

| 序号 | 学习任务 | 完成情况 |
| --- | --- | --- |
| 1 | 活血祛瘀药的性能特点与适应范围 | |
| 2 | 辨识药材标本并写出十种常用活血祛瘀药的功效特点 | |
| 3 | 川芎、延胡索、莪术、丹参、益母草、桃仁、红花的主要药理作用 | |
| 4 | 郁金配石菖蒲，郁金配白矾，牛膝配苍术、黄柏，川芎配柴胡、香附的意义 | |
| 5 | 西红花、血竭的用量 | |
| 6 | 干漆、自然铜的用量 | |

完成学习任务并填写学习任务书后，以小组为单位及时交送老师

# 活动一　学习活血祛瘀药常用药物

## 川　芎

【来源】　伞形科植物川芎的干燥根茎。

【性味归经】　辛,温。归肝,胆、心包经。

【性能特点】　本品辛散温通,既能活血,又能行气,为"血中气药",为妇科活血调经之要药。还能"上行头目",祛风止痛,治首选药物头痛,有"头痛不离川芎"之说。也可用于内科疾病,能"中开郁结",治肝郁气滞,胁肋疼痛。

【功效主治】

1. 活血行气　主治月经不调、经闭、痛经、难产、产后瘀滞腹痛。

2. 祛风止痛　主治头痛,风湿痹痛,胸痹心痛,胁肋作痛,肢体麻木,跌打损伤,疮痈肿痛。

【用法用量】　内服:煎汤,3 ~ 9 g;研末,每次 1 ~ 1.5 g。外用:适量,研末敷或煎汤洗。

【使用注意】　阴虚火旺,多汗者不宜使用。

【药理作用】　本品有抑制血管平滑肌收缩、扩张冠状动脉、增加冠脉血流量、改善心肌缺氧状况、降低心肌耗氧量、增加脑及肢体血流量、降低外周血管阻力、降压、降低血小板表面活性,抑制血小板聚集、预防血栓形成、保护胃黏膜,还有利尿、抗肿瘤及抗放射等作用。

## 延胡索

【来源】　罂粟科植物延胡索的干燥块茎。

【性味归经】　辛,苦,温。归肝、脾、心经。

【性能特点】　本品辛散温通,既能入血分以活血祛瘀,又能入气分以行气散滞,为活血行气止痛之要药。

【功效主治】

活血,行气,止痛:主治血瘀气滞胸胁、脘腹疼痛,胸痹心痛,痛经,产后瘀滞腹痛,跌打损伤。

【用法用量】　内服:煎汤,3 ~ 10 g;研末,每次 1.5 ~ 3 g。醋制可增强止痛作用。

【使用注意】　孕妇忌用。

【药理作用】　本品有镇痛、镇静、催眠、中枢性镇吐、降低体温、扩张冠状血管、增加冠脉血流、抗溃疡、减少胃液分泌、降低胃酸量等作用。

## 郁　金

【来源】　姜科植物温郁金、姜黄、广西莪术或蓬莪术的干燥块根。

【性味归经】　辛,苦,寒。归肝、胆、心经。

【性能特点】　本品味辛能散能行,既能活血祛瘀而止痛,又能行气解郁而达疏泄肝郁之效。辛散苦泄之性,入心经,能解郁开窍,且其性寒,兼有清心之功,又入血分,有凉血止血之效。还入肝胆经,能清热利胆退黄。

【功效主治】

1. 活血止痛　主治胸腹胁肋胀痛或刺痛,月经不调,痛经,癥瘕痞块。

2. 行气解郁　主治热病神昏,癫痫发狂。

3. 凉血清心　主治血热吐血,衄血,尿血,妇女倒经。

4.利胆退黄  主治湿热黄疸,肝胆或泌尿系结石症。

【用法用量】  内服:煎汤,3~10 g;研末,2~5 g。

【使用注意】  畏丁香。

【药理作用】  本品能减轻高脂血症、促进胆汁分泌和排泄、对肝脏损伤有保护作用,并有镇痛、抗炎作用。

# 莪　术

【来源】  姜科植物蓬莪术、广西莪术或温郁金的干燥根茎。

【性味归经】  辛、苦,温。归肝,脾经。

【性能特点】  本品辛散苦泄温通,既能破血逐瘀,又能行气止痛,还能破气消食积。用于气滞血瘀日久之重证和食积脘腹胀痛。

【功效主治】

1.破血行气  主治癥瘕积聚、经闭腹痛及胸痹心痛。

2.消积止痛  主治积滞不化,脘腹胀痛。

【用法用量】  内服:煎汤,3~9 g;或入丸散。外用:适量,研末敷。醋制增强其止痛之功。

【使用注意】  孕妇及月经过多者忌用。

【药理作用】  本品有抗癌,增强特异性免疫功能,抑制血小板聚集,抗血栓形成,治冠心病,能兴奋胃肠平滑肌,抗早孕,抑菌作等作用。

# 丹　参

【来源】  唇形科植物丹参的干燥根及根茎。

【性味归经】  苦,微寒。归心、肝经。

【性能特点】  本品入心经,性寒凉血,又能活血,既能清心凉血,除烦安神,又能内达脏腑而清瘀热以消痈肿,外利关节而通脉络。

【功效主治】

1.活血祛瘀  主治月经不调,血瘀经闭,产后瘀滞腹痛。

2.凉血消痈  主治脘腹疼痛,胸痹心痛,症瘕积聚,肝脾肿大,热痹肿痛,疮痈肿痛。

3.清心除烦  主治热病高热烦躁,内热心烦,斑疹,心悸失眠。

【用法用量】  内服:煎汤,5~15 g;或入丸散。酒炒可增强其活血之功。

【使用注意】  月经过多者及孕妇慎用,反藜芦。

【药理作用】  本品有扩张冠状动脉、增加冠脉流量,改善心肌缺血、梗塞状况,调整心律,扩张外周血管,改善微循环,抗凝、促进纤溶、抑制血小板聚集、抑制血栓形成等作用。

# 虎　杖

【来源】  蓼科植物虎杖的干燥根茎和根。

【性味归经】  苦,寒。归肝、胆、肺经。

【性能特点】  本品苦寒,善泄中焦瘀滞,降泻肝胆湿热,利胆退黄,是清热利湿之良药。还能苦降泄热,清热解毒,又能化痰止咳,泻下通便作用。

【功效主治】

1.活血祛瘀  主治经闭,痛经,癥瘕,风湿痹痛,跌打损伤。

2.利胆退黄  主治湿热黄疸,淋浊,带下。

3. 清热解毒　主治水烧烫伤,痈肿疮毒,毒蛇咬。

4. 祛痰止咳　主治肺热咳嗽。

5. 泻下通便　主治热结便秘。

【用法用量】　内服:煎汤,9~15 g;或入丸散。外用:适量,研末调敷。

【使用注意】　孕妇忌用。

【药理作用】　本品有泻下、祛痰止咳、止血、镇痛、抗炎、抑菌等作用。

# 益母草

【来源】　唇形科植物益母草的干燥或新鲜地上部分。

【性味归经】　苦、辛,微寒。归肝、心、膀胱经。

【性能特点】　本品苦泄辛散,主入血分,善于活血祛瘀调经,为妇科经产要药。又因其具有活血化瘀的作用,对水瘀互阻的水肿尤为适宜。还能清热解毒消肿,可用于跌打损伤,疮痈肿毒,皮肤痒疹。

【功效主治】

1. 活血调经　主治月经不调、经闭、痛经、产后瘀滞腹痛、跌打损伤。

2. 清热解毒　主治疮痈肿毒,皮肤痒疹。

3. 利水消肿　主治小便不利,水肿。

【用法用量】　内服:煎汤,9~30 g;或入丸散。外用:适量,鲜品捣烂外敷。

【使用注意】　孕妇忌用。

【药理作用】　本品对多种动物的离体、在体、未孕、已孕或产后子宫均呈明显兴奋作用,使子宫收缩频率、幅度及紧张度增加,增加冠脉流量、减慢心率、改善微循环、抑制血小板聚集及血栓形成、扩张外周血管及降低血压,抑制呼吸中枢、抗早孕等作用。

# 桃　仁

【来源】　蔷薇科植物桃或山桃的干燥成熟种子。

【性味归经】　苦、甘,平。归心、肝、肺、大肠经。

【性能特点】　本品味苦而入心肝血分,善泄血分之壅滞,祛瘀力较强。另外,本品含油脂,能润燥滑肠,还有止咳平喘作用,可用治咳嗽气喘。

【功效主治】

1. 活血祛瘀　主治血滞经闭、痛经、产后腹痛、癥瘕、跌打损伤及肺痈、肠痈。

2. 润肠通便　主治肠燥便秘。

3. 止咳平喘　主治咳喘。

【用法用量】　内服:煎汤,5~15 g,捣碎;或入丸散。

【使用注意】　孕妇忌用。

【药理作用】　本品有促进初产妇子宫收缩,抗凝,改善血流阻滞及血行障碍,增加脑血流量,扩张兔耳血管,抑制呼吸中枢,润肠缓下等作用。

# 红　花

【来源】　菊科植物红花的干燥花。

【性味归经】　辛,温。归心、肝经。

【性能特点】　本品辛散温通,专入血分,少用活血,多用祛瘀,为治瘀血组滞之要药,能通经止痛,通畅血脉,消肿止痛。

【功效主治】

1.活血通经　主治血滞经闭,痛经,产后恶露不尽。

2.祛瘀止痛　主治癥瘕积聚,胸痹心痛,跌打损伤。

3.活血化斑　主治斑疹色暗。

【用法用量】　内服:煎汤,3~10 g;或入丸散。小剂量活血通经,大剂量破血催产。

【使用注意】　孕妇忌用,有出血倾向者不宜多用。

【药理作用】　本品有轻度兴奋心脏、增加冠脉流量,减轻急性心肌缺血,使心率减慢,提高抗缺氧能力,,抑制血小板聚集,增加纤溶作用,降低血脂,调节免疫功能,兴奋子宫等作用。

# 牛　膝

【来源】　苋科植物牛膝的干燥根。

【性味归经】　苦、甘、酸,平。归肝、肾经。

【性能特点】　本品归肝、肾二经,制用能补肝肾,强筋骨,治疗下半身腰膝筋骨酸痛。其活血祛瘀力较强,长于活血通经,祛瘀止痛,治跌打损伤,且性善下行,能导热下泄,引血下行,利水通淋。

【功效主治】

1.活血通经　主治月经不调,经闭、痛经、产后腹痛、癥瘕、跌打损伤及肺痈、难产。

2.利水通淋　主治淋证涩痛,湿热下注之足膝肿痛,水肿,小便不利。

3.引血下行　主治头痛、眩晕,吐血、衄血,牙龈肿痛,口舌生疮。

4.补肝肾,强筋骨　主治肝肾亏虚之腰膝酸痛、筋骨无力,风湿痹痛,筋脉拘挛,痿症。

【用法用量】　内服:煎汤,5~12 g;或入丸散。补肝肾、强筋骨酒制用,其余皆生用。

【使用注意】　孕妇及月经过多者忌用。

【药理作用】　本品有抗生育和着床,兴奋已孕及未孕子宫均,有抗炎、镇痛,降血糖、降血脂、增强免疫、抗凝血、抗衰老及抗肿瘤等作用。

# 水　蛭

【来源】　水蛭科蚂蟥、水蛭或柳叶蚂蟥的干燥全体。

【性味归经】　咸、苦,平。有小毒。归肝经。

【性能特点】　本品咸苦入血分,功擅破血逐瘀,作用较为峻猛,用于癥瘕积聚,血瘀经闭及跌打损伤等。

【功效主治】

破血逐瘀,通经:主治癥瘕积聚,血瘀经闭及跌打损伤。

【用法用量】　内服:煎汤,1~3 g;或入丸散。焙干研末吞服,每次0.3~0.5 g。

【使用注意】　孕妇忌用。

【药理作用】　本品有抗血小板聚集、降低血液黏度、预防血栓形成,能溶解已形成的血栓,促进血肿吸收,有降血脂、降压作用,能显著的中止妊娠等作用。

表 2-13-2 其他活血祛瘀药

| 药名 | 性味 | 归经 | 功效特点 | 主治 | 用法用量、注意事项 |
|---|---|---|---|---|---|
| 乳香 | 辛、苦,温 | 归肝、心、脾经 | 活血行气<br>止痛<br>消肿生肌 | ①经闭、痛经、产后腹痛、胸胁脘腹刺痛、跌打伤痛<br>②风湿痹痛,拘挛麻木<br>③肠痛,疮疡肿痛及溃久不收口 | 内服:煎汤,3~5 g;或入丸散,宜炒去油用。外用:适量,研末敷。胃弱呃逆者慎服,孕妇及无血滞者不宜服用 |
| 没药 | 苦、辛,平 | 归心、肝、脾经 | 活血止痛<br>消肿生肌 | ①经闭、痛经、胸胁脘腹刺痛、跌打伤痛<br>②风湿痹痛,拘挛<br>③肠痛,疮疡肿痛及溃久不收口 | 内服:煎汤,3~5 g;或入丸散,宜炒去油用。外用:适量,研末敷。胃弱呃逆者慎服,孕妇及无血滞者不宜服用 |
| 姜黄 | 辛、苦,温 | 归肝、脾经 | 活血行气<br>通经止痛 | ①气滞血瘀所致的胸胁刺痛<br>②跌打瘀痛,风湿痹痛,肩臂痛<br>③疮肿 | 内服:煎汤,3~10 g;或入丸散。外用:适量,研末敷。孕妇慎用 |
| 三棱 | 苦,平 | 归肝、脾经 | 破血行气<br>消积止痛 | ①经闭腹痛,癥瘕积聚,胸痹心痛<br>②积滞不化,脘腹胀痛 | 内服:煎汤,3~10 g;或入丸散。醋制可增强其止痛作用。孕妇及月经过多者慎用 |
| 鸡血藤 | 苦、甘,温 | 归肝、肾经 | 行血补血<br>调经<br>舒筋活络 | ①月经不调,痛经,经闭,跌打损伤<br>②血虚萎黄<br>③手足麻木,肢体瘫痪,风湿痹痛 | 内服:煎汤,9~15 g,大剂量可用30 g;或入丸散,或浸酒服,或熬膏服。孕妇及月经过多者慎用 |
| 川牛膝 | 甘,微苦,平 | 归肝、肾经 | 祛瘀通经疗伤<br>补肝肾<br>强筋骨<br>引血下行<br>利水通淋 | ①月经不调,经闭、痛经、产后腹痛、关节痹痛、跌打损伤<br>②小便不利,淋浊涩痛<br>③吐血,衄血,尿血,牙龈肿痛,口舌生疮<br>④肝火上炕,头痛眩晕 | 内服:煎汤,5~10 g;或入丸散,或浸酒服。孕妇慎用 |
| 苏木 | 甘、咸、辛,平 | 归心、肝、脾经 | 活血疗伤<br>祛瘀通经 | ①血滞经闭、痛经、产后瘀阻、胸胁刺痛<br>②跌打伤痛,瘀滞肿痛 | 内服:煎汤,3~9 g;或入丸散。外用:适量,研末敷 |

续表 2-13-2

| 药名 | 性味 | 归经 | 功效特点 | 主治 | 用法用量、注意事项 |
|---|---|---|---|---|---|
| 西红花 | 甘、寒 | 归心、肝经 | 活血祛瘀<br>通经止痛<br>凉血解毒 | ①血滞经闭、痛经、产后瘀阻、癥瘕积聚、跌打伤痛<br>②热入营血,温毒发斑<br>③忧郁痞闷,惊悸发狂 | 内服:煎汤,1~3 g;或沸水泡服,或入丸散。外用:适量,研末敷 |
| 五灵脂 | 苦、甘、温 | 归肝、脾经 | 活血止痛<br>化瘀止血 | ①经闭、血滞痛经、产后腹痛、胸胁脘腹刺痛<br>②瘀滞崩漏<br>③蛇虫咬伤 | 内服:煎汤,3~10 g,布包;或入丸散。外用:适量,研末敷。活血止痛宜生用,化瘀止血宜炒用。孕妇慎用 |
| 土鳖虫 | 咸,寒。有小毒 | 归肝经 | 祛瘀通经<br>续筋接骨 | ①跌打损伤,筋伤骨折<br>②血瘀经闭,产后瘀滞腹痛,癥瘕痞块 | 内服:煎汤,3~10 g;研末,每次1~1.5 g;或入丸散。孕妇忌用 |
| 血竭 | 甘、咸、平 | 归心、肝经 | 活血疗伤<br>止血生肌 | ①淤血经闭、痛经、产后瘀阻腹痛<br>②癥瘕痞块,胸腹刺痛<br>③跌打损伤,瘀血肿痛<br>④外伤出血,溃疡不敛 | 内服:研末1~2 g;或入丸散。外用:适量,研末撒或入膏药内贴敷。孕妇及月经期慎用 |
| 刘寄奴 | 苦,温 | 归心、肝、脾经 | 祛瘀通经疗伤<br>消化食积 | ①经闭、产后腹痛、癥瘕<br>②跌打损伤,创伤出血<br>③食积腹痛,赤白痢疾 | 内服:煎汤,3~9 g;或入丸散。外用:适量,研末敷。孕妇及气血亏虚无瘀滞者忌用 |
| 北刘寄奴 | 苦,凉 | 归脾、胃、肝、胆经 | 活血祛瘀<br>通经止痛<br>凉血,止血<br>清热利湿 | ①跌打损伤,淤血经闭,月经不调,产后瘀血腹痛,癥瘕积聚<br>②外伤出血,血痢,血淋<br>③湿热黄疸,水肿,白带过多 | 内服:煎汤,6~9 g;或入丸散。外用:适量,研末敷。孕妇及月经过多者慎用 |
| 穿山甲 | 咸,微寒 | 归肝、胃经 | 活血消癥<br>通经下乳<br>消肿排脓 | ①淤血经闭,癥瘕痞块,跌打肿痛<br>②痹痛拘挛,中风瘫痪,麻木拘挛<br>③乳汁不下<br>④痈肿疮毒,瘰疬痰核 | 内服:煎汤,3~10 g;研末,每次1~1.5 g,多用炮制品。痈疽已溃及孕妇忌用 |

续表2-13-2

| 药名 | 性味 | 归经 | 功效特点 | 主治 | 用法用量、注意事项 |
|------|------|------|----------|------|----------------------|
| 王不留行 | 苦,平 | 归肝、胃经 | 活血通经<br>下乳,消痈<br>利尿通淋 | ①血瘀痛经、经闭,难产<br>②乳汁不下,乳痈肿痛<br>③淋证涩痛,小便不利 | 内服:煎汤,5~10 g;或入丸散。外用:适量,耳穴埋豆。孕妇慎用 |
| 月季花 | 甘,温 | 归肝经 | 活血调经<br>消肿散结 | ①月经不调,经闭,痛经<br>②肝郁胸胁胀痛 | 内服:煎汤,3~6 g;或入丸散。外用:适量,倒敷。孕妇及脾胃虚弱者慎用 |
| 干漆 | 辛、苦,温。有小毒 | 归肝、胃经 | 破血通络<br>杀虫消积 | ①经闭,癥瘕积聚<br>②虫积腹痛 | 内服:煎汤,2~5 g;或入丸散,每次0.06~0.1 g。宜炒枯或炒至焦枯黑烟尽,以减少毒性。有毒,孕妇或对漆过敏者忌用 |
| 自然铜 | 辛,平 | 归肝经 | 散瘀止痛<br>接骨疗伤 | 跌打损伤,骨折肿痛 | 内服:煎汤,3~9 g;或醋淬研细末入散剂,每次0.3 g。外用:适量,研末调敷。不宜久服,血虚无滞者慎服 |

## 讨论探究

表2-13-3　学习讨论

| 议题 | 结论 |
|------|------|
| 川芎、丹参的性能、功效及应用? | |
| 哪些药物能够活血止痛? | |
| 哪些药物能够活血调经? | |
| 哪些药物能够活血疗伤? | |

## 活动二　学会相似药物的比较和重点药物的配伍

（一）相似药物的比较

1. 丹参与川芎　共同点是二者均能活血祛瘀,治疗血瘀所致的月经不调、经闭、痛经、产后瘀阻等症。

不同点是川芎性温,能行气解郁、散寒止痛,治疗头痛、风湿痹痛等症。丹参性微寒,能凉血消痈,养血安神。治疗疮疡肿毒、热邪入营的高热谵语、烦躁不安、阴虚火旺、心肾不交等证。

2. 桃仁与红花　相同点是二者均能活血祛瘀,治疗血瘀所致的经闭、产后瘀阻腹痛及跌打损伤等症。

不同点是桃仁活血祛瘀的作用比红花弱,善于活血消痈,治疗热毒血瘀所致的肺痈、肠痈。兼能润肠通便,治疗肠燥便秘。红花痛经止痛效果较好,能治疗内外伤、妇科各种瘀血阻滞的病症,还能活血透疹,治疗麻疹透而不发。

3. 牛膝（怀牛膝）与川牛膝　共同点是二者均可活血通经,补肝肾强筋骨,利尿通淋,引火（血）下行。

不同点是:怀牛膝功偏滋补肝肾,壮腰膝:用于肝肾不足引起的筋骨酸软、腰膝疼痛。川牛膝以活血通经,祛风湿见长:用于血瘀经闭及风湿痛。

4. 乳香与没药　共同点是二者均能破血散瘀、行气止痛、消肿生肌、舒筋活络,治疗各种常见的血瘀气滞疼痛。

不同点是乳香能行气活血、舒筋止痛,治疗寒湿痹、筋脉疼痛。没药能活血化瘀力强,治疗血瘀气滞较重的跌打肿痛、经闭等症。

5. 郁金与姜黄　共同点是二者均能活血祛瘀,行气止痛、利胆退黄,治疗血瘀气滞引起的经闭、痛经、肢体疼痛、跌打损伤等症。

不同点是郁金性寒,能行气解郁、清心凉血,治疗湿温病、神志不清及血热吐衄等症。姜黄性温,能温经通脉,治疗寒湿痹症、寒凝血滞所致的肩臂、肢体疼痛。

（二）重点药物的配伍

1. 川芎配香附　香附辛散苦降甘缓,性平无寒热之偏,为血中气药,主行血中之气,能入血而以治气为功。川芎辛散温通,走而不守,为气中血药,主行气中之血,能入气而偏治血。川芎和香附配伍,气血并调,共奏理气解郁、活血止痛之功。

2. 莪术配三棱　三棱、莪术均有破血祛瘀,行气消积止痛之功。但三棱长于破血中之气,破血之力大于破气;莪术善于破气中之血,破气之力大于破血。二者配对,相须为用,破血祛瘀,行气消积止痛之力更强。

3. 红花配桃仁　桃仁苦甘而平,入心、肝、大肠经,有破血祛瘀,润燥滑肠之功。红花辛温,主入心、肝经,有活血通经,祛瘀止痛之功。二者皆有活血化瘀之功,且善入心、肝二经,然红花质轻生浮,走外达上,通经达络,长祛在经在上之瘀血;而桃仁质重沉降,偏入里善走下焦,长破脏腑瘀血。相须配对后祛瘀力增强,作用范围扩大,适用于全身各部瘀血。

4.乳香配没药　乳香、没药皆为临床常用的活血散瘀、消肿止痛之品。乳香辛苦性温,气香窜,偏入气分而善于调气,止痛力强。没药辛苦平,气淡偏入血分,长于散瘀。二者合用,气血并治,共奏宣通经络,活血祛瘀,消肿止痛,敛疮生肌之功。

5.丹参配三七　丹参善活血化瘀,又能凉血消痈止痛,养血安神,有化瘀而不伤气血之功;三七偏止血化瘀,消肿止痛。二者合用,相辅相成,使活血化瘀,通络止痛之力更强。

## ✕ 讨论探究

表2-13-4　学习讨论

| 议题 | 结论 |
| --- | --- |
| 桃仁与红花功效的异同点? | |
| 川牛膝与怀牛膝功效的异同点? | |
| 红花与桃仁配伍的意义? | |
| 乳香与没药配伍的意义? | |

**项目简介**

　　化痰止咳平喘药分化痰药和止咳平喘药两类,其中化痰药是以祛痰或消痰为主要功效,主治痰证的药物;止咳平喘药是以减轻或制止咳嗽和喘息为主要功效,主治咳喘证的药物;两类药在医药工作中均具有重要实用价值。本项目主要围绕化痰止咳药的基本概况、化痰药和止咳平喘药的应用三个方面的学习任务展开,通过分组讨论、案例解析、互动交流、自主学习,教师指导等活动使学习者掌握化痰止咳平喘的分类、性能特点、功效适应范围以及使用方法和注意事项,具备中药调剂、指导用药及制剂养护等岗位的职业技能。

# 任务一　化痰止咳平喘药的基本概况

### 学习任务书

| 序号 | 学习任务 | 完成情况 |
| --- | --- | --- |
| 1 | 痰证、咳喘证的分类及临床表现 | |
| 2 | 化痰止咳平喘药的概念及性能特点 | |
| 3 | 化痰止咳平喘药的功效及主治病证 | |
| 4 | 化痰止咳平喘药的配伍应用、使用注意 | |

　　完成学习任务并填写学习任务书后,以小组为单位及时交送老师

## 活动一　区分痰证和咳喘证临床表现

　　☆你是否有过痰多、咳嗽的患病经历? 医生是如何用中药治疗的?

☆看过治疗痰多、咳嗽的广告吗？留下什么印象？

痰证，泛指痰浊之邪滞留于体内的病证。痰证多由于外感六淫邪气、饮食不当、情志刺激、过劳体虚、过逸少动等影响肺、脾、肾的功能，以致水液停聚，被寒凝、火煎，凝结浓缩而成痰。痰既是水液代谢与津液运行障碍所形成的病理产物，又是一种致病因素。其"随气升降无处不到，或在脏腑，或在经络"。所以痰证复杂，其致病病位广泛，随痰浊停留阻滞的部位不同，症状特点各异。如痰停脏腑，阻于肺窍，则发为咳喘有痰；上蒙清窍可引起眩晕、痫证、癫狂；肝风夹痰可致中风、惊风；痰阻肌肉、经络，可见肢体麻木、半身不遂、口眼㖞斜、瘰疬、瘿瘤、痰核等。其临床特征见表2-14-1。

表2-14-1　痰证的临床特征

| 痰证 | 常见病证 | 临床表现 |
| --- | --- | --- |
| 咳喘咯痰，痰质黏稠，胸闷脘痞，恶心纳呆，呕吐痰涎，头晕目眩，形体多肥胖；或神昏而喉中痰鸣；或神志错乱而为癫、狂、痫、痴；或某些局部见圆滑柔韧的痰核、瘿瘤、瘰疬、乳癖；或肢体麻木，半身不遂，舌强言謇；舌苔腻，脉滑 | 痰热壅肺证 | 咳喘，咯痰黄稠量多或为脓血腥臭痰，壮热烦渴，胸痛，鼻翼翕动，大便秘结，小便短赤，舌红苔黄腻，脉滑数 |
| | 寒痰阻肺证 | 咳嗽痰多，色白清稀，胸闷，甚则气喘痰鸣，形寒肢冷，口淡不渴，舌淡苔白腻，脉迟缓或滑 |

**讨论探究**

表2-14-2　学习讨论

| 议题 | 结论 |
| --- | --- |
| 痰证的概念、病因和总体表现 | |
| 如何运用四诊方法区别痰浊阻肺的不同类型 | |

# 活动二　学习化痰止咳平喘药的概况

1.化痰止咳药的概念　凡能化痰或祛痰治疗痰证为主要作用的药物，称化痰药；以制止或减轻咳嗽喘息为主要作用，用于治疗咳喘证的药物，称止咳平喘药。

2.性能特点　具有辛、苦或甘味，药性寒凉或温热，多入肺经，辛开宣散，苦燥降泄，温化寒清，主能宣降肺气、化痰止咳、降气平喘，部分药物分别兼有散结消肿、止呕等作用。

3.效用

(1)主效　宣降肺气、化痰止咳、降气平喘。主治外感或内伤所引起的咳嗽、气喘、痰多,或痰饮喘息,或因痰所致的眩晕、癫痫惊厥、中风痰迷、瘿瘤瘰疬、阴疽流注等。

（2）兼效　散结消肿、止呕等作用。兼治咽喉肿痛,痈疽肿痛,毒蛇咬伤,呕吐。

4.使用注意　①温燥药性的温化寒痰药,不宜用于热痰、燥痰。②寒凉药性的清化热痰药,不宜用于寒痰、湿痰。③刺激性较强的化痰药,不宜用于咳嗽兼有出血倾向者,以免加重出血。④麻疹初起兼有表证之咳嗽,应以疏解清宣为主,不可单用止咳药,忌用温燥及具有收敛之性的止咳药,以免影响麻疹透发。⑤脾虚生痰者应配健脾燥湿之品,以标本兼治。⑥化痰药与止咳平喘药各有所长,如痰多喘咳,两者可以配伍同用。

## 讨论探究

表2-14-3　学习讨论

| 议题 | 结论 |
|---|---|
| 化痰止咳平喘药的概念和性能功效 | |
| 化痰止咳平喘药的适应范围 | |
| 化痰止咳平喘药的注意事项 | |
| 化痰止咳平喘药如何分类 | |

# 任务二　化痰药

## 学习任务书

| 序号 | 学习任务 | 完成情况 |
|---|---|---|
| 1 | 化痰药的性能特点与适应范围 | |
| 2 | 辨识药材标本并写出十种常用化痰药的功效特点 | |
| 3 | 半夏、天南星、桔梗、旋覆花的用法和礞石的用量,旋覆花配赭石的意义 | |
| 4 | 半夏与天南星、海蛤壳与海浮石的效用异同点 | |
| 5 | 川贝母与浙贝母,天竺黄与竹茹、竹沥的效用异同点 | |

完成学习任务并填写学习任务书后,以小组为单位及时交送老师

# 活动一 学习化痰药常用药物

化痰药主治痰证,痰从性质上,有寒痰、热痰,燥痰、湿痰之分,化痰药的药性相应有温燥与凉润之别,可分为温化寒痰药与清化热痰药二类。温化寒痰药,药性多温燥,有温肺祛寒,燥湿化痰之功,主治寒痰、湿痰证,表现为咳嗽气喘、痰多色白、苔腻,并伴有畏寒胸痞,肢体倦怠,以及由寒痰、湿痰所致的眩晕、肢体麻木、阴疽流注等;清化热痰药,药性多寒凉,有清化热痰之功。部分药物质润,兼能润燥;部分药物味咸,兼能软坚散结。主治热痰证,以及由痰热痰火所致的癫痫、中风惊厥、瘿瘤、瘰疬等。

## 半 夏

【来源】 为天南星科多年生草本植物半夏的干燥块茎。

【性味归经】 辛,温。有毒。归脾、胃、肺经。

【性能特点】 辛散温燥,有毒药力较强,善祛脾胃湿痰。内服燥湿化痰、降逆止呕、消痞散结,为治湿痰、寒痰、呕吐之要药;外用消肿止痛,可治痈疽肿毒及毒蛇咬伤。

【功效主治】

1.燥湿化痰 主治湿痰、寒痰证。

2.降逆止呕 主治胃气上逆呕吐。

3.消痞散结 主治心下痞、结胸、梅核气等。

4.外用消肿止痛 用于痈疽肿毒及毒蛇咬伤。

【用法用量】 煎服,5～9 g,或入丸散。外用适量,以生品研末调敷。内服一般宜炮制后使用。姜半夏长于降逆止呕;法半夏温燥之性较强,长于燥湿和胃;清半夏,温燥之性减,长于化湿痰;半夏曲则有化痰消食之功;竹沥半夏,药性由温变凉,能清化热痰,主治热痰、风痰之证。生半夏外用。

【使用注意】 不宜与乌头配伍。本品药性温燥,阴亏燥咳、出血证忌服,热痰慎服。生品毒大,一般不作内服。

【药理作用】 本品有镇咳、镇吐、调节胃肠功能、利胆、抗癌、抗早孕等作用。

## 天南星

【来源】 天南星科多年生草本植物天南星、异叶天南星或东北天南星的干燥块茎。

【性味归经】 苦、辛,温。有毒。归肺、肝、脾经。

【性能特点】 辛温苦燥,有毒而力强,善祛经络风痰。内服既燥湿化痰,治顽痰咳嗽;又祛风解痉,治风痰诸证及破伤风。外用散结消肿止痛,治痈疽、瘰疬。

【功效主治】

1.燥湿化痰 主治湿痰、寒痰证。

2.祛风解痉 主治风痰证。

3.外用消肿止痛 主治痈肿痰核,毒蛇咬伤等。

【用法用量】 煎服,5～9 g,或入丸散。外用适量,以生品研末调敷。燥湿化痰、祛风止痉宜制用,散结消肿宜生用。

【使用注意】 本品温燥有毒,故阴虚燥痰及孕妇忌用。生品毒大,一般不作内服。

# 芥 子

【来源】 十字花科植物白芥或芥的干燥成熟种子。

【性味归经】 辛,温。归肺经。

【性能特点】 辛散温通,气锐走窜。既温肺脏、豁寒痰、利气机,又通经络、散寒结、止疼痛。善治寒痰及痰饮诸证,尤以痰在皮里膜外及经络者最宜。

【功效主治】

1.温肺化痰 主治寒痰喘咳,悬饮胁痛。

2.利气散结,通络止痛 主治阴疽流注,痰阻经络关节之肢体麻木,关节肿痛。

【用法用量】 煎服,3~9 g,或入丸散。外用适量,研末调敷。

【使用注意】 本品辛温走散,耗气伤阴,久咳肺虚及阴虚火旺者忌用。用量不宜过大,过量易致胃肠炎,产生腹痛、腹泻。外敷对皮肤黏膜有刺激,易发泡,故皮肤过敏者慎用。

# 旋覆花

【来源】 菊科植物旋覆花或欧亚旋覆花的干燥头状花序。

【性味归经】 苦、辛、咸,微温。归肺、脾、胃、大肠经。

【性能特点】 本品苦泄辛开,微温主降,主入肺、胃经,兼入脾与大肠经。既下气行水消痰,又降胃气止呕哕,为治肺胃气逆之要药。

【功效主治】

1.降气化痰 主治痰涎壅肺之咳喘痰多,痰饮蓄结之胸膈痞满。

2.降逆止呕 主治噫气,呕吐。

【用法用量】 煎服,3~9 g,布包煎;或入丸散。

【使用注意】 本品温散,故阴虚燥咳者忌用。有绒毛,易刺激咽喉作痒,故须布包入煎。

# 桔 梗

【来源】 桔梗科植物桔梗的干燥根。

【性味归经】 苦、辛,平。归肺经。

【性能特点】 本品辛散苦泄,质轻上浮。既善开宣肺气、祛痰利咽,又兼能排脓,主治咳嗽痰多、咽痛音哑及肺痈吐脓。

【功效主治】

1.宣肺祛痰 主治肺气不宣的咳嗽痰多,胸闷不畅。

2.利咽 主治咽喉肿痛,失音。

3.排脓 主治肺痈。

【用法用量】 煎服,3~10 g,或入丸散。

【使用注意】 本品辛散苦泄,用量过大易致恶心呕吐,凡气机上逆,呕吐、眩晕、阴虚久咳或有咯血倾向者忌服。

【药理作用】 本品有祛痰、镇咳、抗炎、镇静、镇痛、解热、降血糖、降血脂等作用。

# 瓜 蒌

【来源】 葫芦科植物栝楼和双边栝楼的干燥成熟果实。将果皮与种子分别干燥生用,称瓜蒌皮、瓜蒌仁;皮仁合用称全瓜蒌。或以仁制霜用。

【性味归经】 甘、微苦,寒。归肺、胃、大肠经。

【性能特点】 本品甘寒清润,既能清肺润燥涤痰、利气宽胸开痹;又能消痈散结、滑肠通便善治肺热咳痰、胸痹结胸、肺痈,肠痈,乳痈,以及热结肠燥便秘。

【功效主治】

1.清热化痰 主治肺热咳嗽,痰稠不易咯出之证。

2.利气宽胸 主治胸痹、结胸。

3.消痈散结 主治肺痈,肠痈,乳痈。

4.润肠通便 主治肠燥便秘。

【用法用量】 煎服,全瓜蒌9~20 g,瓜蒌皮6~12 g,瓜蒌仁9~15 g打碎入煎。瓜蒌皮清肺化痰,利气宽中;瓜蒌仁主在润燥滑肠;全瓜蒌兼具两者功效。

【使用注意】 本品性寒润而滑肠,脾虚便溏及湿痰、寒痰者忌用。反乌头。

# 川贝母

【来源】 百合科植物川贝母、暗紫贝母、甘肃贝母或棱砂贝母的干燥鳞茎。生用。

【性味归经】 苦、甘,微寒。归肺、心经。

【性能特点】 本品苦泄甘润,微寒清热,为清泄润肺之品。善清肺化痰、润肺止咳,为肺热燥咳及虚劳咳嗽之要药;能开郁散结,治治痰火郁结之胸闷、瘰疬。

【功效主治】

1.清热化痰 主治肺热咳喘,外感咳嗽。

2.润肺止咳 主治肺燥咳嗽,肺虚劳嗽,阴虚久咳。

3.开郁散结 主治瘰疬、乳痈、肺痈。

【用法用量】 煎服,3~10 g;研末服,1~2 g。

【使用注意】 本品性寒质润,善化热痰燥痰,故寒痰、湿痰者不宜用。不宜与乌头配伍。

【药理作用】 本品有镇咳、祛痰、降血压、松弛肠肌、兴奋子宫及升高血糖等作用。

# 浙贝母

【来源】 百合科植物浙贝母的干燥鳞茎。切厚片或打成碎块用。

【性味归经】 苦,寒。归肺、心经。

【性能特点】 本品苦寒清泄,为清热开泄之品。功似川贝母而偏苦泄,长于清泄热邪、开郁散结,多用于痰热、风热咳嗽及瘰疬疮肿。

【功效主治】

1.清热化痰 主治风热、燥热、痰热咳嗽。

2.散结消肿 主治瘰疬,瘿瘤,痈疡疮毒,肺痈。

【用法用量】 煎服,3~9 g;或入丸散。

【使用注意】 本品苦寒,故风寒或寒痰咳嗽忌服,脾胃虚寒者慎服。反乌头。

【药理作用】 本品有镇咳、祛痰、平喘、降血压、镇静、镇痛、增强离体小肠的收缩和蠕动、兴奋子宫平滑肌等作用。

# 竹 茹

【来源】 禾本科植物青杆竹、大头典竹或淡竹的茎秆的干燥中间层。

【性味归经】 甘,微寒。归肺、胃、胆经。

【性能特点】　本品甘而微寒,清化凉泄。既清热化痰而止咳、除烦,为治痰热咳嗽及胆火挟痰之良药;又清胃而止呕,为治胃热呕吐之要药;还清热而安胎,为治胎热胎动所常用。

【功效主治】

1.清热化痰　主治肺热咳嗽、痰多黄稠。

2.除烦　主治痰火上扰的心烦失眠。

3.止呕　主治胃热呕吐,妊娠恶阻。

4.安胎　主治胎热胎动。

【用法用量】　煎服,6~10 g;或入丸散。化痰宜生用,止呕宜姜汁炙。

【使用注意】　本品甘凉,故寒痰咳喘、胃寒呕吐者慎服。

表 2-14-4　其他化痰药

| 药名 | 性味 | 归经 | 功效特点 | 主治 | 用法用量、注意事项 |
|---|---|---|---|---|---|
| 白附子 | 辛,温。有毒 | 肝、胃经 | 燥湿化痰,祛风止痉,解毒散结 | ①中风痰壅,口眼㖞斜,偏头痛,破伤风,惊风癫痫 ②瘰疬痰核,毒蛇咬伤 | 煎服,3~5 g;研末服0.5~1 g。外用适量。热盛动风或血虚生风及孕妇均不宜使用。生品不宜内服 |
| 白前 | 辛、苦、微温 | 归肺经 | 降气祛痰止咳 | 肺气壅实之咳喘气逆、痰多 | 煎服,3~9 g,或入丸散。本品辛散苦降,故肺虚干咳者慎服。对胃黏膜有刺激性,故患胃病或有出血倾向者忌服 |
| 竹沥 | 甘,寒 | 归心、肺、胃经 | 清热豁痰,定惊利窍。"痰家之圣药" | ①痰热咳喘 ②中风痰迷,惊痫癫狂 | 冲服,30~60 g。本品为液汁,不宜久藏。性寒凉,寒痰、便溏者不宜 |
| 前胡 | 苦、辛,微寒 | 归肺经 | 降气祛痰,疏散风热 | ①肺气不降之喘咳痰稠 ②风热咳嗽痰多 | 煎服,3~10 g;或入丸散。本品苦泄辛散微寒,故阴虚咳嗽、寒饮咳喘者慎服 |
| 昆布 | 咸,寒 | 归肝、胃、肾经 | 消痰散结,利水消肿 | ①瘿瘤,瘰疬,睾丸肿痛 ②水肿,脚气浮肿,小便不利 | 煎服,6~12 g;或入丸散 |
| 海藻 | 咸,寒 | 归脾、肝、肾经 | 消痰散结,利水消肿 | ①瘿瘤,瘰疬,睾丸肿痛 ②水肿,脚气浮肿,小便不利 | 煎服,6~12 g;或入丸散。反甘草 |

续表 2-14-4

| 药名 | 性味 | 归经 | 功效特点 | 主治 | 用法用量、注意事项 |
|---|---|---|---|---|---|
| 天竺黄 | 甘,寒 | 归心、肝经 | 清热化痰,清心定惊 | ①小儿惊风,中风,癫痫,热病神昏<br>②痰热咳喘 | 煎服,3~9 g;研末冲服,每次0.6~1 g;或入丸剂 |
| 黄药子 | 苦,寒。有毒 | 归脾、肝经 | 消痰散结,清热解毒,凉血止血 | ①瘿瘤<br>②疮痈肿毒,咽喉肿痛,毒蛇咬伤<br>③血热吐衄、咯血 | 煎服,5~15 g;研末服1~2 g;外用适量。本品有毒,不宜过量。若用量过大,久服可引起吐泻腹痛等消化道反应;对肝脏有一定损害,故脾胃虚弱及肝功障碍者忌用 |
| 瓦楞子 | 咸,平 | 归肺、胃、肝经 | 消痰化瘀,软坚散结,制酸止痛 | ①顽痰久咳,瘿瘤、瘰疬<br>②癥瘕痞块<br>③胃痛泛酸 | 煎服,9~15 g,打碎先下;研末,1~3 g |
| 海蛤壳 | 苦、咸、寒 | 归肺、胃经 | 清热化痰,软坚散结,利尿消肿,制酸止痛 | ①痰热、肺热咳喘<br>②瘿瘤、瘰疬、痰核<br>③水肿、小便不利<br>④胃痛泛酸 | 煎服,9~15 g,打碎先下,蛤粉宜包煎。或入丸散,1~3 g。本品性寒,故肺虚有寒、中阳虚弱者慎服 |
| 海浮石 | 咸,寒 | 归肺经 | 清肺化痰,软坚散结,利尿通淋 | ①肺热咳喘<br>②瘰疬,瘿瘤<br>③淋证 | 煎服,6~9 g,打碎先下;或入丸散。本品咸寒,故虚寒咳嗽及脾胃虚寒者慎服 |
| 礞石 | 甘、咸,平 | 归肺、肝经 | 坠痰下气,平肝镇惊 | ①顽痰咳喘<br>②痰积惊痫 | 煎服,6~9 g,打碎先下,布包;入丸散,1.5~3 g。孕妇忌服 |

## 讨论探究

表 2-14-5　学习讨论

| 议题 | 结论 |
|---|---|
| 天南星、半夏、川贝母、浙贝母的功效特点? | |
| 哪些化痰药能消肿散结或止呕? | |
| 海蛤壳、海浮石、黄药子共有的主治病证? | |

## 活动二　病例解析

王二小,男,20岁,学生,形体肥胖。每到秋冬常发咳嗽,两天前天气骤冷,咳嗽加重,出现咳喘气急,胸闷咳嗽,喉中痰鸣,咯痰清稀量多,痰色白而黏,形寒肢冷。自服川贝枇杷糖浆无明显效果。自述没食欲、大便略稀,小便尚可;观其舌质淡红,舌体胖嫩,苔白腻,脉迟缓。

**讨论探究**

表2-14-6　学习讨论

| 议题 | 结论 |
| --- | --- |
| 病例中患者使用川贝枇杷糖浆为何无效? | |
| 川贝母属于温化寒痰药还是清化热痰药? | |
| 诊断患者为何种病证? | |
| 针对病情,你认为该用那些化痰药? 解释用药机理 | |

## 活动三　学会相似药物的比较和重点药物的配伍

（一）相似药物的比较

1. 半夏与天南星　共同点:二者药性辛温有毒,均为燥湿化痰要药,善治湿痰、寒痰,炮制后又能之热痰、风痰。不同点:半夏主入脾、肺经,重在治脏腑湿痰。天南星则走经络,偏于祛风痰而能解痉止厥,善治风痰证。半夏有能和胃降逆止呕,开痞散结;天南星则消肿散结之功显著。

2. 川贝母与浙贝母　共同点:均能清热化痰,散结消痈。不同点:川贝母兼甘味,性偏于润,肺热燥咳,虚劳咳嗽用之为宜;浙贝母味苦,性偏于泄,肺热犯肺或痰热郁肺之咳嗽用之为宜。至于清热散结之功,川、浙贝母共有,但似浙贝母为胜。

3. 竹茹、竹沥与天竺黄　共同点:三药来源相近,性味均为甘寒,同具有清化热痰之功效,可用于痰热咳嗽及痰扰心神之证。不同点:竹茹善能清肺胃之痰热,并能止呕,多用于肺热咳嗽,咯痰黄稠及胃热呕吐。竹沥性大寒而滑利,化痰定惊以开心窍,用于中风痰迷,惊癫痫狂等证。天竺黄善清心肝之热,亦能化痰定惊,但性较和缓,多用于小儿惊搐之证。

4. 海蛤壳与海浮石　共同点:二药均为海产药材,性味咸寒,皆有清化热痰,软坚散结通利水道之功效,临床常相须为用。不同点:海蛤壳消化热痰之中:兼能利气,故痰热闭肺咳嗽胸痛多用。又能制酸,敛疮,利水,多用于胃痛泛酸及水肿腹水。海浮石化痰散结力较强,故咳痰黏稠或咳血者多用,利水之中多用于淋证。

(二)重点药物的配伍

旋覆花配赭石:旋覆花苦降微温,功善降逆止呕、降气化痰;赭石质重性寒,功善镇潜平肝降逆。两药配伍,寒温并用,降肺胃之逆气力强,治气逆呕恶,喘息效佳。

## 讨论探究

表2-14-7　学习讨论

| 议题 | 结论 |
|---|---|
| 半夏与天南星的功效异同点? | |
| 解释旋覆花配赭石治疗气逆呕恶、喘息的机理 | |
| 川贝母与浙贝母的功效异同点? | |

# 任务三　止咳平喘药

## 学习任务书

| 序号 | 学习任务 | 完成情况 |
|---|---|---|
| 1 | 止咳平喘药的性能特点与适应范围 | |
| 2 | 辨识药材标本并写出六种以上止咳平喘药的功效特点 | |
| 3 | 苦杏仁、百部、葶苈子、桑白皮的用法和用量 | |
| 4 | 桑白皮与葶苈子,百部、紫菀与款冬花的效用异同点 | |

完成学习任务并填写学习任务书后,以小组为单位及时交送老师

## 活动一　学习止咳平喘药常用药物

止咳平喘药,性味多寒或热,或偏于止咳,或偏于平喘,或兼而有之,但总有止咳平喘作用,主治外感或内伤的咳嗽、喘息之证。

# 苦杏仁

【来源】　蔷薇科植物山杏、西伯利亚杏、东北杏或杏的干燥成熟种子。生用。

【性味归经】　苦,微温。有小毒。归肺、大肠经。

【性能特点】　苦温润降,并有小毒。上能降肺气以止咳喘,下能润肠燥以通大便,并略兼宣肺之功,善治多种咳喘与肠燥便秘。

【功效主治】

1.止咳平喘　主治咳嗽气喘。

2.润肠通便　主治肠燥便秘。

【用法用量】　煎服,5~10 g,打碎;或入丸散。

【使用注意】　本品有小毒,用量不宜过大,婴儿慎用。

【药理作用】　本品有镇咳、平喘、缓泻、抗肿瘤、抑制胃蛋白酶活性等作用。

# 百　部

【来源】　百部科植物直立百部、蔓生百部或对叶百部的干燥块根。生用,或蜜炙用。

【性味归经】　甘、苦,微温。归肺经。

【性能特点】　本品甘润苦降,微温不燥,长于润肺止咳,为治肺痨咳嗽、久咳虚嗽的要药。外用能杀虫灭虱,为治头虱、体虱、蛲虫病之佳品。

【功效主治】

1.润肺止咳　主治新久咳嗽,百日咳,肺痨咳嗽。

2.杀虫灭虱　主治蛲虫,阴道滴虫,头虱,体虱,疥癣。

【用法用量】　煎服,5~9 g,或入丸散。外用适量,煎汤熏洗,或研末撒。久咳虚嗽宜蜜炙用,杀虫灭虱宜生用。

【使用注意】　本品易伤胃滑肠,故脾胃虚弱、食少便溏者慎用。

# 紫苏子

【来源】　唇形科植物紫苏的干燥成熟果实。

【性味归经】　辛,温。归肺、大肠经。

【性能特点】　本品辛温润而不燥,质润下降,入肺经能降气化痰、止咳平喘;质润多脂,入大肠经能润肠通便,善治痰壅咳喘与肠燥便秘。

【功效主治】

1.降气化痰,止咳平喘　主治痰壅气逆,咳嗽气喘。

2.润肠通便　主治肠燥便秘。

【用法用量】　煎服,5~10 g,打碎;或入丸散。

【使用注意】　本品有滑肠耗气之弊,阴虚喘咳及脾虚便溏者慎用。

# 桑白皮

【来源】　桑科植物桑的干燥根皮。

【性味归经】　甘,寒。归肺经。

【性能特点】　本品甘寒清利,专入肺经,既泻肺中之热邪,又行肺中之痰水。善泻肺平喘,治肺热咳喘痰多;能利水消肿,治浮肿尿少及小便不利。

【功效主治】

1.泻肺平喘　主治肺热咳喘。

2.利水消肿　主治水肿,小便不利。

【用法用量】　煎服,9～15 g;或入丸散。泻利水消肿宜生用,泻肺平喘宜蜜炙用。

【使用注意】　本品性寒,肺寒咳喘者忌用。

# 葶苈子

【来源】　十字花科植物独行菜或播娘蒿的干燥成熟种子。

【性味归经】　苦、辛,大寒。归肺、膀胱经。

【性能特点】　本品苦泄辛散,大寒清降。能泄肺气之壅闭而通调水道、消除痰饮,有泻肺平喘、利水消肿之功,善治痰壅肺实咳喘及胸腹积水等。

【功效主治】

1.泻肺平喘　主治痰涎壅盛,喘咳不得平卧之证。

2.利水消肿　主治水肿、悬饮、胸腹积水、小便不利。

【用法用量】　煎服,3～10 g,布包;或入丸散。

【使用注意】　本品泻肺力强,故肺虚喘促、脾虚肿满者忌服。

表 2-14-8　止咳平喘药

| 药名 | 性味 | 归经 | 功效特点 | 主治 | 用法用量、注意事项 |
|---|---|---|---|---|---|
| 紫菀 | 辛、苦,微温 | 归肺经 | 润肺下气,化痰止咳 | ①咳喘痰多<br>②肺虚久咳、痰中带血 | 煎服,5～10 g。肺虚久咳宜蜜炙。温燥咳嗽或实热痰嗽不宜单用 |
| 款冬花 | 辛,微苦,温 | 归肺经 | 润肺下气,止咳化痰 | 多种咳嗽。无论外感内伤、新久、寒热、虚实,皆可应用 | 煎服,5～10 g。外感暴咳易生用,内伤久咳宜蜜炙用。本品辛温,故咳血或肺痈咳吐脓血者慎服 |
| 枇杷叶 | 苦,微寒 | 归肺、胃经 | 清肺止咳,降逆止呕 | ①肺热咳喘<br>②胃热烦渴、呕哕 | 煎服,6～10 g。止咳宜蜜炙用,止呕宜生用。故寒嗽慎服 |
| 马兜铃 | 苦,微辛,寒 | 归肺、大肠经 | 清肺化痰,止咳平喘,清肠消痔 | ①肺热喘咳<br>②痔疮肿痛、出血 | 煎服,3～9 g。本品含马兜铃酸,故不宜大量或长期服用,肾病患者忌服 |
| 白果 | 甘、苦、涩,平。小毒 | 归肺、肾经 | 敛肺平喘,止带,缩尿 | ①咳喘气逆痰多<br>②带下、浊<br>③尿频、遗尿、遗精 | 煎服,5～10 g,捣碎。多炒用。本品敛涩有小毒,故不可过量服用,喘咳痰稠,难于咯出者慎服 |
| 胖大海 | 甘,寒 | 归肺、大肠经 | 清宣肺气,清肠通便 | ①肺热声哑、痰热咳嗽<br>②便秘、肠热便血 | 煎服,2～3 枚;或沸水泡。本品性寒滑肠,故脾虚便溏者忌用 |

续表 2-14-8

| 药名 | 性味 | 归经 | 功效特点 | 主治 | 用法用量、注意事项 |
|---|---|---|---|---|---|
| 洋金花 | 辛,温,有毒 | 归肺、肝经 | 平喘止咳,解痉,镇痛 | ①哮喘咳嗽<br>②癫痫及小儿慢惊风<br>③脘腹疼痛,风湿痹痛,外科麻醉 | 0.3～0.6 g,入丸散;亦可作卷烟分次燃吸(一日量不超过1.5 g)。外用适量,煎汤洗,或研末调涂。本品有剧毒,应严格控制用量,痰热咳喘者不宜用;因含东莨菪碱、莨菪碱,故孕妇、青光眼、高血压及心动过速这忌用 |

### 讨论探究

表 2-14-9　学习讨论

| 议题 | 结论 |
|---|---|
| 紫菀、款冬花、百部的共治病证? | |
| 苦杏仁、紫苏子的功效特点和不同用法? | |
| 哪些止咳平喘药能杀虫灭虱或润肠通便? | |

## 活动二　学会相似药物的比较

1. 桑白皮与葶苈子　共同点:二药性寒,均能泻肺平喘,用于肺热咳嗽实证;利水消肿,用于水肿,小便不利。不同点:桑白皮味甘性寒,重在清泄肺热,用于肺热咳喘或肺虚有热之咳喘气短;利水之中善治风水、皮水等阳水实证。葶苈子苦辛大寒,药力颇强,既善泻肺中水饮而平喘,又善泻肺气之壅塞而通调水道,行水消肿,多用于咳逆痰多、喘息不得平卧,水肿胀满,胸腹积水。

2. 百部、紫菀与款冬花　共同点:均归肺经,均有润肺止咳之功,无论暴咳、久咳皆可应用。不同点:百部甘苦性平,尤善治肺痨咳嗽及百日咳;又能杀虫灭虱,治蛲虫、头虱等。紫菀辛苦微温,化痰力较强,多用于咳嗽痰稠难咯者。款冬花辛温兼能温肺,并重在止咳,尤宜用于虚寒咳喘。

## 讨论探究

表 2-14-10　学习讨论

| 议题 | 结论 |
| --- | --- |
| 桑白皮与葶苈子的功效异同点? | |
| 百部、紫菀、款冬花的功效异同点? | |

**项目简介**

　　安神药是以安定神志为主要作用的一类药物,它能减轻或消除患者心神不宁的病症。本项目主要围绕安神药的基本概况、重镇安神药和养心安神药的应用三个方面的学习任务展开,通过分组讨论、案例解析、互动交流、自主学习,教师指导等活动使学习者掌握安神药的分类、性能特点、功效适应范围以及使用方法和注意事项,具备中药调剂、指导用药及制剂养护等岗位的职业技能。

# 任务一　安神药的基本概况

🍀**学习任务书**

| 序号 | 学习任务 | 完成情况 |
|---|---|---|
| 1 | 安神药的概念及性能特点 | |
| 2 | 安神药的功效及主治病证 | |
| 3 | 安神药的配伍应用 | |
| 4 | 安神药的使用注意 | |

　　完成学习任务并填写学习任务书后,以小组为单位及时交送老师

　　1.安神药的概念　以安定神志为主要作用的药物。

　　2.性能特点　安神药可分为重镇安神药和养心安神药两类。重镇安神药属不质重的矿石药及介类药,取重则能镇,多用于实症;养心安神药属于植物药而取其养心滋肝的作用,适用于虚症。

3.效用

(1)主效　镇心安神主治心火亢胜之心神不安、失眠、癫狂。养心安神,主治血虚不能养心或虚火上炎出现的心悸失眠等症。

(2)兼效　平肝潜阳、收敛固涩、收湿敛疮、祛痰开窍、消痈肿。

4.使用注意　①多数药物有毒,内服不可过量或长期持续服用,以防中毒。②肝肾功能不良者慎用。③湿热积滞者忌用。④胃炎及溃疡者慎用。

**讨论探究**

表2-15-1　学习讨论

| 议题 | 结论 |
|---|---|
| 安神药的概念和性能功效 | |
| 安神药的适应范围 | |
| 使用安神药的注意事项 | |
| 安神药如何分类 | |

# 任务二　重镇安神药

**学习任务书**

| 序号 | 学习任务 | 完成情况 |
|---|---|---|
| 1 | 重镇安神药的性能功效 | |
| 2 | 重镇安神药的适应范围 | |
| 3 | 朱砂、磁石的用量 | |
| 4 | 龙骨的药性特点 | |
| 5 | 珍珠的用量 | |

完成学习任务并填写学习任务书后,以小组为单位及时交送老师

# 活动一 学习重镇安神药常用药物

重镇安神药多为矿石、化石类药物,质重沉降,用于心火亢旺、痰热扰心等引起的烦躁不安、心悸、失眠及惊痫、癫狂等证。

## 朱 砂

【来源】 硫化物类辰砂族辰矿,主含硫化汞。

【性味归经】 甘,微寒。有小毒。归心经。

【性能特点】 本品甘寒清热,专入心经,能镇定心神,适用于各种神志不安的病症;能清热解毒,外涂治疮毒肿痛

【功效主治】

1.镇心安神 主治心火亢胜之心神不安、失眠、癫狂。

2.清热解毒 主治疮疡、咽痛、口疮。

【用法用量】 入丸散或研末冲服,每次 0.1~0.5 g。一般不入煎剂。外用:适量。

【使用注意】 本品有毒,内服不可过量或长期持续服用,以防汞中毒。忌火煅,火煅则析出水银,有剧毒。肝肾功能不良者慎用。

【药理作用】 本品能降低大脑中枢的兴奋性,有一定的镇静催眠抗惊厥作用。主含硫化汞(HgS),有解毒防腐作用,外用能抑制或杀灭皮肤细菌和寄生虫。长期口服朱砂制剂可引起慢性汞中毒,以神经衰弱症候群为主,证见心神不安,口中有金属味,牙龈肿胀,食欲不振,腹痛腹泻,汞毒性手足震颤,以及肝肾功能损害、性机能减退等。

## 磁 石

【来源】 氧化物类矿物尖晶石族磁铁矿,主含四氧化三铁($Fe_3O_4$)。

【性味归经】 咸,寒。归心、肝、肾经。

【性能特点】 本品。还能养肾益精、聪耳明目。

【功效主治】

1.镇惊安神 主治心神不宁、烦躁失眠、惊悸癫痫。

2.平肝潜阳 主治肝阳上亢,头痛眩晕。

3.聪耳明目 主治耳鸣、耳聋、目暗。

4.纳气平喘 主治肾虚作喘。

【用法用量】 内服:煎汤,9~30 g,打碎先煎。入丸散,每次 1~3 g。潜阳安神宜生用,聪耳明目、内气定喘宜醋淬后用。

【使用注意】 本品不易消化,如入丸散,不可多服。脾胃虚弱者慎用。

【药理作用】 本品主含四氧化三铁($Fe_3O_4$),有镇静作用,对缺铁性贫血有补血作用,还能抗炎镇痛促凝血。

## 龙 骨

【来源】 古代多种大型哺乳动物,如三趾马、犀类、鹿类、牛类、象类等的骨骼化石或象类门齿的化石。

【性味归经】 甘、涩,微寒。归心、肝经。

【性能特点】　本品不仅有良好的镇惊安神作用,可用治各种神志不安病证;而且收敛固涩之功颇佳,尤善涩精。常用于遗精、带下、虚汗、崩漏等正虚滑脱之证。煅后外用,有吸湿敛疮之功,可用于湿疹痒疮。

【功效主治】
1. 镇惊安神　主治神志不安、心悸失眠、惊痫癫狂。
2. 平肝潜阳　主治肝阳上亢之烦躁易怒、头晕目眩。
3. 收敛固涩　主治自汗,盗汗,遗精,带下,崩漏。
4. 收湿敛疮　主治湿疮湿疹,疮疡溃后不敛。

【用法用量】　内服:煎汤,15～30 g,打碎先下。外用:适量。收敛固涩宜煅用,其他生用。

【使用注意】　本品性涩,故湿热积滞者忌用。

【药理作用】　本品主含钙盐。其所含钙盐被吸收后,有促进血液凝固、降低血管壁通透性及抑制骨骼肌兴奋等作用。

表2-15-2　其他重镇安神药

| 药名 | 性味 | 归经 | 功效特点 | 主治 | 用法用量、注意事项 |
|---|---|---|---|---|---|
| 琥珀 | 甘,平 | 归心、肝、膀胱经 | 镇惊安神 活血散瘀 利尿通淋 | ①惊悸失眠 ②血滞经闭,癥瘕 ③小便不利,癃闭 | 内服:研沫冲,或入丸散,1.5～3 g;不入煎剂。外用:适量,研末干掺或调敷。阴虚内热及无瘀滞者慎用 |
| 珍珠 | 甘、咸,寒 | 归肝、心经 | 镇心定惊 清肝除翳 清热解毒 收敛生肌 | ①心悸,失眠,癫痫,惊风 ②目赤翳障,喉痹,口疮溃疡不敛 ③皮肤色斑 | 内服:研沫冲,或入丸散,0.3～1 g。外用:适量,研末掺,或水飞点眼、吹喉 |

讨论探究

表2-15-3　学习讨论

| 议题 | 结论 |
|---|---|
| 重镇安神药中哪个有毒? 使用时应注意什么问题 | |
| 珍珠的功能主治有哪些? | |
| 龙骨使用时应注意什么问题? | |

## 活动二  学会相似药物的比较和重点药物的配伍

（一）相似药物的比较

1. 朱砂与磁石  共同点二者都是矿石类药物,均质重性寒入心经,镇心安神,可以治疗心神不宁,惊悸,失眠,癫痫。

不同点是朱砂味甘,有毒,善于镇心、清心而安神,治心火亢盛之心神不安,还能清热解毒,可用治疮疡肿毒,咽喉肿痛,口舌生疮。磁石味咸,无毒,归肝、肾经,益肾阴,潜肝阳,主治肾虚肝旺,肝火扰心之心神不宁,还可平肝潜阳,聪耳明目,纳气平喘,治肝阳上亢头晕目眩,耳鸣耳聋,视物昏花,肾虚气喘等证。

2. 龙骨与琥珀  共同点为二者都是常用的重镇安神药,皆质重而能镇惊安神,同可用治实火内盛或阳气躁动、上扰神明所致的心烦躁扰、失眠多梦、惊痫癫狂等心神不安的实证。

不同点是龙骨甘涩性平,善于平肝潜阳,收敛固涩。且煅龙骨外用有收湿敛疮生肌之效。而琥珀甘平,除镇惊安神外,又能活血散瘀,利尿通淋。此外,琥珀外用能止血生肌敛疮,又可用治外伤出血,疮疡不敛。

3. 朱砂与黄连  共同点为二者均有寒凉之性,能清泄心火,治心火亢盛、烦躁不安;二者又能性热解毒,治疗疮痈咽痛口疮。

不同点是朱砂偏于镇心安神,治疗惊狂烦躁兼热;黄连偏于清泻心火,能治疗高热烦躁、心火旺盛引起的失眠。另外,朱砂有毒,黄连无毒。

4. 朱砂与琥珀  共同点是二者均能镇静安神,治疗心神不宁、心悸不安、失眠多梦。

不同点是朱砂清心火而定惊安神,外用可清热解毒,治疗心火亢盛之心神不宁,胸中烦热及疮疡肿痛,咽喉肿痛等证。琥珀能活血散瘀,利尿通淋,治疗血滞经闭、血淋、石淋、热淋等证。

（二）重点药物的配伍

朱砂配磁石:朱砂能镇心安神,磁石能潜阳安神,两药合用,重镇安神力强,能治疗烦躁不安、心悸失眠等证。

**讨论探究**

表2-15-4  学习讨论

| 议题 | 结论 |
| --- | --- |
| 朱砂与磁石的异同点? | |
| 琥珀与龙骨的异同点? | |
| 朱砂与黄连的异同点? | |
| 朱砂与磁石配伍的意义? | |

# 任务三　养心安神药

## 学习任务书

| 序号 | 学习任务 | 完成情况 |
|---|---|---|
| 1 | 养心安神药的性能功效 | |
| 2 | 养心安神药的适应范围 | |
| 3 | 酸枣仁、远志的功效 | |
| 4 | 柏子仁的药性特点 | |

完成学习任务并填写学习任务书后,以小组为单位及时交送老师

## 活动一　学习养心安神药常用药物

养心安神药多为种子类药物,质润性补,能滋养心肝阴血,多具有养心益阴、安神定志作用。主要用于阴血不足,心脾两虚及心肾不交等所致的虚烦不安、心悸、怔忡、失眠、健忘等证。

### 酸枣仁

【来源】　鼠李科植物酸枣的干燥成熟种子。

【性味归经】　苦、酸,平。归心、肝、胆经。

【性能特点】　本品补养心肝阴血,宁心安神作用较强,用于心肝血虚引起的心烦、失眠,是养心安神之要药。兼有收敛止汗生津之功,常用于体虚自汗、盗汗。

【功效主治】

1.养心安神　主治血虚不能养心或虚火上炎出现的心悸失眠等症。

2.敛汗生津　主治自汗,盗汗。

【用法用量】　内服:煎汤,9~15 g。研末,每次1~1.5 g;或入丸散。

【使用注意】　内有实邪郁火者慎用。

【药理作用】　本品有镇静、催眠、抗惊厥、镇痛和降温作用,能抗心律失常、改善心肌缺血、降血压、降血脂,还能增强免疫功能和抗血小板聚集,并有兴奋子宫作用。

### 远　志

【来源】　为远志科植物远志或卵叶远志的干燥根。

【性味归经】　苦、辛,微温。归心、肾、肺经。

【性能特点】　本品主入心肾,为交通心肾、安定神志之佳品,治失眠健忘。还有较强的祛痰作用,

治咳嗽痰多,痰阻心窍之精神错乱、惊痫等证。

**【功效主治】**

1.宁心安神　主治心神不安,失眠、健忘、惊悸。

2.祛痰开窍　主治咳嗽痰多及痰阻心窍之神志恍惚、惊痫发狂。

3.消痈肿　主治痈疽肿毒,乳房肿痛。

**【用法用量】**　内服:煎汤,3～9 g;或入丸散。外用:适量。

**【使用注意】**　本品对胃有刺激,剂量过大易致呕吐。有胃炎及溃疡者慎用。

**【药理作用】**　本品有镇静、抗惊厥、祛痰及降压、抗菌,可收缩动物已孕和未孕子宫,溶血等作用。

表2-15-5　其他养心安神药

| 药名 | 性味 | 归经 | 功效特点 | 主治 | 用法用量、注意事项 |
|------|------|------|----------|------|-------------------|
| 柏子仁 | 甘,平 | 归心、肾、大肠经 | 养心安神 润肠通便 | ①虚烦不眠、心悸怔忡 ②肠燥便秘 | 内服:煎汤,3～10 g; 或入丸散 |
| 夜交藤 | 甘,平 | 归心、肝经 | 养心安神 祛风通络 | ①虚烦失眠多梦 ②血虚身痛肢麻,风湿痹痛 | 内服:煎汤,9～15 g; 或入丸散 |
| 合欢皮 | 甘,平 | 归心、肝经 | 安神解郁 活血消肿 | ①忿怒忧郁,烦躁不眠 ②跌打骨折,疮疡,肺痈 | 内服:煎汤,9～15 g; 或入丸散 |

**讨论探究**

表2-15-6　学习讨论

| 议题 | 结论 |
|------|------|
| 远志的功效有哪些? | |
| 酸枣仁安神的特点是什么? | |

# 活动二　学会相似药物的比较

酸枣仁与柏子仁:共同点为二者均能养心安神,同可用治阴血不足、心神失养所致的心悸怔忡、失眠、健忘等症,常相须为用。

不同点是柏子仁质润多脂,又可润肠通便,可用治肠燥便秘。酸枣仁又可收敛止汗,生津止渴,可用治体虚自汗、盗汗,伤津口渴咽干。

項目十六　平肝息风药的应用

## 项目简介

平肝息风药是以平抑肝阳、息风止痉为主要功效的药物。本项目主要围绕平肝息风药的基本概况、平抑肝阳药和息风止痉药的应用三个方面的学习任务展开,通过分组讨论、案例解析、互动交流、自主学习,教师指导等活动使学习者掌握解表药的分类、性能特点、功效适应范围以及使用方法和注意事项,具备中药调剂、指导用药及制剂养护等岗位的职业技能。

# 任务一　平肝息风药的基本概况

## 学习任务书

| 序号 | 学习任务 | 完成情况 |
|---|---|---|
| 1 | 平肝息风药的概念及分类 | |
| 2 | 平肝息风药的功效及主治病证 | |
| 3 | 平肝息风药的配伍应用 | |
| 4 | 平肝息风药的使用注意 | |

完成学习任务并填写学习任务书后,以小组为单位及时交送老师

1. 平肝息风药的概念　平肝息风药是以平肝潜阳、息风止痉为主要作用,主治肝阳上亢或肝风内动病症的药物。

2. 分类　平肝息风药因功效主治之不同,可分为两类:一类以平肝阳为主要作用,称平肝潜阳药;另一类以息肝风为主要作用,称息风止痉药。

3.性能特点　平肝息风药皆入肝经,平抑肝阳药性多寒凉,多数为矿石类,因质重而主平肝潜阳;少数为植物因质轻而主平抑肝阳。息风止痉药寒温皆有,一些虫类药物有一定的毒性。

4.效用　①平肝潜阳,清肝明目,镇静安神,软坚散结,凉血止血。②平肝息风,清肝明目,清热解毒,祛风通络,攻毒散结。

5.使用注意　①平肝息风药性各不相同,脾虚慢惊则不宜用偏于寒凉之品。②性偏温燥者,血虚伤阴者当宜慎用。③平肝息风药中矿石类介贝类质坚沉重,用量应大,生用时并宜先煎。

**讨论探究**

表2-16-1　学习讨论

| 议题 | 结论 |
| --- | --- |
| 平肝息风药的概念和性能功效 | |
| 平肝息风药的适应范围 | |
| 使用平肝息风药的注意事项 | |
| 平肝息风药如何分类 | |

# 任务二　平肝潜阳药

**学习任务书**

| 序号 | 学习任务 | 完成情况 |
| --- | --- | --- |
| 1 | 平抑肝阳药的性能特点与适应范围 | |
| 2 | 辨识药材标本并写出五种常用平抑肝阳药的功效特点 | |
| 3 | 石决明、牡蛎、赭石的功能主治 | |
| 4 | 石决明、牡蛎的使用注意事项 | |

完成学习任务并填写学习任务书后,以小组为单位及时交送老师

# 活动一　学习平抑肝阳药常用药物

## 石决明

【来源】　鲍科动物杂色鲍、皱纹盘鲍、羊鲍、澳洲鲍、耳鲍或白鲍的贝壳。

【性味归经】　咸,微寒。归肝经。

【性能特点】　本品能平肝潜阳、清肝明目,用于阴虚肝阳上亢、头目眩晕之症。

【功效主治】

1. 平肝潜阳　主治肝阳上亢的头昏目眩。

2. 清肝明目　主治目赤肿痛,视物模糊等症。

【用法用量】　内服:煎汤,6～20 g。打碎先煎,或入丸散。外用:适量,点眼。平肝清肝宜生用,点眼应煅后水飞用。

【使用注意】　本品咸寒易伤脾胃,故脾寒胃虚、食少便溏者慎服。

【药理作用】　本品有抗菌、抗感凝血、耐缺氧等作用。

## 牡　蛎

【来源】　牡蛎科动物长牡蛎、大连湾牡蛎。

【性味归经】　咸,微寒。归肝、肾经。

【性能特点】　本品生用质重镇潜,善平肝潜阳、镇静安神、软坚散结。煅用善收敛固涩、制酸止痛。

【功效主治】

1. 平肝潜阳　主治阴虚阳亢之头昏目眩,阴虚动风。

2. 镇静安神　主治烦躁不安,心悸失眠。

3. 软坚散结　主治瘰疬痰核,癥瘕积聚。

4. 收敛固涩　主治自汗,盗汗,遗精,带下,崩漏。

5. 制酸止痛　主治胃痛泛酸。

【用法用量】　内服:煎汤,15～30 g。打碎先下,或入丸散。平肝潜阳、软坚散结宜生用;收敛固涩、制酸止痛宜煅用。

【使用注意】　本品煅后收敛,故有湿热实邪者忌用。

【药理作用】　本品有降血脂,抗凝血,抗血栓,抗胃溃疡,提高免疫力等作用。

## 赭　石

【来源】　本品为赤铁矿矿石。

【性味归经】　苦,寒。归肝、心、肺、胃经。

【性能特点】　本品重镇降逆,入肝经,善镇潜平阳,治肝阳上亢。入肺、胃经,善降肺胃之逆,治呕呃喘息。入心经,善凉血止血,治血热气逆之吐衄。

【功效主治】

1. 平肝潜阳　主治肝阳上亢之头晕目眩。

2. 重镇降逆　主治嗳气,呃逆,呕吐,喘息。

3. 凉血止血　主治血热气逆之吐血,衄血,崩漏。

【用法用量】　内服:煎汤,9～30 g。打碎先下,或入丸散。平肝、降逆宜生用,止血宜煅用。

【使用注意】 寒症及孕妇慎用。含微量砷,不宜长期服用。

【药理作用】 本品有促进肠蠕动,促进红细胞新生,对中枢神经系统有镇静作用。

表2-16-2 其他平肝息风药

| 药名 | 性味 | 归经 | 功效特点 | 主治 | 用法用量、注意事项 |
|------|------|------|----------|------|-------------------|
| 珍珠母 | 咸,寒 | 归肝、心经 | 平肝潜阳<br>清肝明目<br>镇心安神 | ①肝阳上亢之头晕目眩,烦躁失眠<br>②肝热目赤,肝虚目昏<br>③湿疹,湿疮 | 内服:煎汤,15～30 g。打碎先下,或入丸散。外用:适量。平肝潜阳、清肝明目宜生用,收湿敛疮宜煅用 |
| 蒺藜 | 苦、辛,平。小毒 | 归肝经 | 平肝疏肝<br>祛风明目 | ①肝阳上亢之头晕目眩<br>②肝气郁结之胸胁不舒、乳闭不通<br>③风热目赤翳障<br>④风疹瘙痒 | 内服:煎汤,6～10 g。或入丸散 |
| 罗布麻叶 | 甘、苦,凉 | 归肝经 | 平抑肝阳<br>清热利尿 | ①肝阳上亢之头晕目眩<br>②高血压属肝阳上亢者<br>③水肿,小便不利 | 内服:煎汤,6～12 g。或开水浸泡 |

## 讨论探究

表2-16-3 学习讨论

| 议题 | 结论 |
|------|------|
| 牡蛎的功效有哪些? | |
| 石决明的功效有哪些? | |
| 赭石使用时应注意什么问题? | |
| 珍珠母为什么能够治疗眼部疾病? | |

# 活动二　学习息风止痉药

## 学习任务书

| 序号 | 学习任务 | 完成情况 |
|---|---|---|
| 1 | 息风止痉药的性能特点与适应范围 | |
| 2 | 辨识药材标本并写出五种常用息风止痉药的功效特点 | |
| 3 | 羚羊角、钩藤、天麻、全蝎、的功能主治 | |
| 4 | 全蝎、蜈蚣、地龙的使用注意事项 | |

完成学习任务并填写学习任务书后,以小组为单位及时交送老师

## 羚羊角

【来源】　牛科植物赛加羚羊的角。

【性味归经】　咸,寒。归肝、心经。

【性能特点】　本品潜肝阳的作用显著,又兼有清热作用,故能清心解热,治心经热盛所致神昏谵语,又平肝息风、清肝明目,治肝阳、肝风及肝火诸证。

【功效主治】

1. 平肝息风　主治肝热急惊,癫痫抽搐。

2. 清肝明目　主治肝阳上亢之头昏目眩,肝火炽热之目赤肿痛。

3. 清热解毒　主治温热病之壮热神昏、谵语狂躁或抽搐。

【用法用量】　内服:煎汤,1～3 g,宜煎服2小时以上,与煎好的药液合对;磨汁或挫末,每次0.3～0.6 g;也可入丸散。

【使用注意】　脾胃慢惊者忌服,脾胃虚寒者慎服。

【药理作用】　本品有镇痛、解热、抗惊厥、降血压、减慢心率、镇静等作用。

## 钩　藤

【来源】　茜草科植物钩藤、大叶钩藤、华钩藤或无柄果钩藤的钩及相连的茎枝。

【性味归经】　甘,微寒。归肝、心包经。

【性能特点】　本品能肝泄热而平肝阳,息肝风能力强,兼清肝热,透散风热。

【功效主治】

1. 息风止痉　主治肝风内动,惊厥抽搐。

2. 清热平肝　主治肝经有热之头胀头痛。

【用法用量】　内服:煎汤,3～12 g,后下;或入丸散。

【药理作用】　本品有降血压、镇静、解除支气管、肠及子宫平滑肌的痉挛、抑制血小板聚集等作用。

# 天　麻

【来源】　兰科植物天麻的块茎。

【性味归经】　甘,微温。归肝经。

【性能特点】　本品专入肝经,平肝息风,为治眩晕之要药。

【功效主治】

1.息风止痉　主治虚风内动,急慢惊风,癫痫抽搐,破伤风。

2.平肝抑阳　主治肝阳上亢之头痛眩晕。

3.祛风通络　主治风湿痹痛,肢体麻木,手足不遂。

【用法用量】　内服:煎汤,3~10 g;研末,每次 1~1.5 g;也可入丸散。

【药理作用】　本品有镇痛、镇静、降血压、抗炎、抗心律失常、抑制血小板聚集、增强大鼠学习记忆力、抗惊厥、抗心肌缺血、增强细胞和体液免疫功能等作用。

# 全　蝎

【来源】　钳蝎科动物东亚钳蝎的干燥全体。

【性味归经】　辛,平。有毒。归肝经。

【性能特点】　本品有毒,息风力强,有较强的镇痉作用,又能攻毒散结,还能通络止痛。

【功效主治】

1.息风止痉　主治急慢惊风,癫痫抽搐,破伤风。

2.攻毒散结　主治疮疡肿毒,瘰疬结核。

3.通络止痛　主治中风面瘫,半身不遂,风湿顽痹。

【用法用量】　内服:煎汤,3~6 g;研末,每次 0.6~1 g,也可入丸散。外用:适量,研末外敷。

【使用注意】　有毒,不易量大,孕妇忌用,血虚生风者慎用。

【药理作用】　本品有抗惊厥、镇痛、提高心肌张力、抗癫痫、降血压、抗菌等作用。

# 蜈　蚣

【来源】　蜈蚣科动物少棘巨蜈蚣的干燥虫体。

【性味归经】　辛,温。有毒。归肝经。

【性能特点】　本品能通经络而息肝风,故有祛风解痉之效。有毒,药力强于全蝎,常与全蝎相须为用。

【功效主治】

1.息风止痉　主治急慢惊风,癫痫抽搐,破伤风。

2.攻毒散结　主治疮疡肿毒,瘰疬结核。

3.通络止痛　主治偏正头痛,风湿顽痹,中风面瘫。

【用法用量】　内服:煎汤,3~5 g;研末,每次 0.6~1 g,也可入丸散。外用:适量,研末外敷。

【使用注意】　本品有毒,内服不宜用量过大,孕妇忌服,血虚生风者慎服。

# 地　龙

【来源】　钜蚓科动物参环毛蚓、通俗环毛蚓、威廉环毛蚓或栉盲环毛蚓的新鲜或干燥全体。

【性味归经】　咸,寒。归脾、肝、膀胱经。

【性能特点】　本品能息风定惊,且有清热作用,入肺经以平定气喘,还有通利经络利尿作用。

【功效主治】

1.清热息风　主治高热神昏狂躁,癫痫抽搐。

2.平喘　主治肺热哮喘。

3.通络　主治痹痛肢麻,半身不遂。

4.利尿　主治小便不利,尿闭不通。

【用法用量】　内服:煎汤,干品5~10 g,鲜品9~20 g;研末,每次1~2 g。外用:适量,鲜品捣敷。

【使用注意】　脾胃虚寒或内无实热者慎服。

【药理作用】　本品有降血压、镇静、解热、抗惊厥、平喘等作用。

# 僵　蚕

【来源】　蚕蛾科昆虫家蚕的幼虫感染白僵菌而发病而僵死的虫体。

【性味归经】　咸、辛,平。归肺、肝经。

【性能特点】　本品能息风解痉,并具化痰之功,又能疏散风热,对于风热上受引起的头痛、目赤等症,对于于痰涎结聚引起的瘰历结核有化痰消散的作用。

【功效主治】

1.息风止痉　主治急慢惊风,癫痫,中风面瘫。

2.祛风止痛　主治风热或肝热头痛目赤,咽喉肿痛,牙痛。

3.止痒　主治风疹瘙痒。

4.解毒散结　主治瘰疬痰核,疔肿,丹毒。

【用法用量】　内服:煎汤,3~9 g;研末,每次1~1.5 g。散风热宜生用,余皆炒用。

【药理作用】　本品有催眠、抗惊厥、抗凝血、抗菌、降血糖、抑制肿瘤等作用。

## 讨论探究

表2-16-4　学习讨论

| 议题 | 结论 |
| --- | --- |
| 息风止痉药中动物类药材有哪些? | |
| 全蝎、蜈蚣功效的异同点? | |

# 活动三　学会相似药物的比较和重点药物的配伍

(一)相似药物的比较

1.羚羊角与石决明　共同点二者皆能平肝息风,治疗肝阳上亢头晕目眩、肝火目赤。

不同点羚羊角清肝息风力强,用于惊风、癫痫、手足抽搐等。石决明潜肝阳力强,用于阴虚肝阳上亢头目眩晕之症。

2.钩藤与天麻　共同点二者均能息风止痉,平肝潜阳,治疗用于肝阳上亢、头晕目眩、肝风内动、惊痫抽搐。

不同点是天麻息风止痉力弱,还能养肝阴、祛风通络,治疗抽搐偏热、偏寒、急惊、慢惊,风湿痹痛、肢体麻木等症。钩藤息风止痉力较大,又能清肝泄热而平肝阳,故常用于肝火头胀及肝阳上亢的实症。

3.全蝎与蜈蚣　共同点为二者都是虫类药材,都能攻毒散结、息风止痉、通络止痛,治疗痉挛抽搐、疮疡肿毒、瘰疬结核、毒蛇咬伤、风湿顽痹、顽固性偏正头痛。

不同点是全蝎性平,作用较缓。蜈蚣息风止痉、解毒散结力强,毒性大而性温,作用较猛。

4.地龙与僵蚕　共同点是二者均能息风止痉,治疗惊风抽搐、脾虚、中风口眼歪斜等症。

不同点是地龙能清热、下气平喘、通利经络、利尿,治疗肺热喘息、风湿痹症及小便不利等证。僵蚕能祛歪风、化痰散结。用于风热头痛、目赤肿痛、咽喉肿痛等症。

5.石决明与决明子　共同点是二者均能清肝明目。

不同点是石决明能平肝、潜阳,用于肝阳上亢所致的头晕目眩,其质重沉降,为清肝、镇肝的良药和治疗高血压病的常用药物,无论实证、虚证的眼病、阳亢均可应用。决明子性质平和,润肠通便,用于肠燥便秘。

(二)重点药物的配伍

1.天麻配钩藤　天麻、钩藤均有平肝息风之功。天麻甘平柔润,长于养液平肝息风,息风止痉力较强;而钩藤甘微寒,长于清肝热、息肝风,用于肝热肝风所致的惊痫抽搐。二者相须配对,平肝息风之力更强。

2.全蝎配钩藤　全蝎味辛,入肝经,性善开走窜,功专息风止痉,通络止痛。钩藤甘寒,入肝、心包经,有清热平肝、息风止痉之功。二者合用,钩藤长平肝,全蝎偏息风,相辅相成,具较强平肝息风、通络止痛之功。

3.全蝎配蜈蚣　全蝎、蜈蚣均有息风止痉,解毒散结、通络止痛之功,为息风止痉之要药。然全蝎息风力强,蜈蚣搜风力胜,二者相须配对,增强息风止痉、解毒散结、通络止痛之力。

4.僵蚕配地龙　僵蚕辛咸,长于息风止痉,祛风止痛,既可祛外风,又可息内风。地龙咸寒,偏清热息风,通络止痛。二者合用,息风止痉、通络止痛力增强。

讨论探究

表2-16-5　学习讨论

| 议题 | 结论 |
| --- | --- |
| 羚羊角与石决明的异同点? | |
| 全蝎与蜈蚣的异同点? | |
| 天麻配钩藤有什么意义? | |
| 全蝎配蜈蚣有什么意义? | |

项目简介

　　开窍药是以开窍醒神主要功效,治疗闭证神昏的一类药物,在医药工作中具有重要实用价值。本项目主要围绕开窍药的基本概况、开窍药的应用两个方面的学习任务展开,通过分组讨论、案例解析、互动交流、自主学习,教师指导等活动使学习者掌握解表药的分类、性能特点、功效适应范围以及使用方法和注意事项,具备中药调剂、指导用药及制剂养护等岗位的职业技能。

# 任务一　开窍药的基本概况

## 学习任务书

| 序号 | 学习任务 | 完成情况 |
| --- | --- | --- |
| 1 | 闭证神昏的分类及临床表现 | |
| 2 | 开窍药的概念及性能特点 | |
| 3 | 开窍药的功效及主治病证 | |
| 4 | 开窍药的配伍应用、使用注意 | |

完成学习任务并填写学习任务书后,以小组为单位及时交送老师

## 活动一　区分闭证神昏的临床表现

☆你是否有过神昏或晕厥的患病经历? 医生是如何用中药治疗的?
☆看过治疗神昏或晕厥的广告吗? 留下什么印象?

　　闭证是指各种实邪阻闭心窍导致神志昏迷的一类证候。闭证神昏多由热邪内陷心包,或痰湿、秽浊、瘀血等实邪阻闭心窍,致使心所主之神明失用,而见神志昏迷,不省人事,牙关紧闭,两手固握有力,或谵语等实证表现。其临床特征见表2-17-1。

表2-17-1　闭证神昏的临床特征

| 闭证神昏 | 分类 | 临床表现 |
|---|---|---|
| 神昏或晕厥,肢厥,牙关紧闭,两手固握有力,气粗痰鸣,二便不通,脉滑数、或弦数有力、或伏而难见 | 寒证神昏 | 神昏伴面青、身冷、苔白、脉迟 |
|  | 热证神昏 | 神昏伴面红、身热、苔黄、脉数 |

### 讨论探究

表2-17-2　学习讨论

| 议题 | 结论 |
|---|---|
| 闭证神昏的概念、病因和总体表现 |  |
| 如何运用四诊方法区别闭证神昏的不同类型 |  |

## 活动二　学习开窍药的概况

　　1.开窍药的概念　以开窍醒神为主要作用,主治神昏闭证的药物。

　　2.性能特点　本类药辛香走窜,主入心经。功能通闭开窍、苏醒神志。药性温或热,寒闭证用之为温开药;药性寒或凉,热闭证用之为凉开药。

　　3.效用

　　(1)主效　开窍醒神。主治温病热陷心包、痰浊蒙蔽清窍所致神昏谵语,以及惊风、癫痫、中风等病出现卒然昏厥、痉挛抽搐等证。

　　(2)兼效　活血、行气、止痛、辟秽、解毒等作用。兼治血瘀气滞、心腹疼痛、经闭癥瘕以及湿浊中阻、胸脘冷痛满闷等。

　　4.使用注意　①本类药只适用于闭证神昏,不用于脱证神昏;②本类药为急救、治标之品,其气辛香走窜,易伤耗正气,故只能暂服,不可久用,中病即止;③其气味多辛香,有效成分易于挥发,故内服多只入丸散;④大多数药物孕妇应慎用或忌用。

### 讨论探究

**表2-17-3　学习讨论**

| 议题 | 结论 |
| --- | --- |
| 开窍药的概念和性能功效 | |
| 开窍药的适应范围、注意事项 | |

# 任务二　开窍药

### 学习任务书

| 序号 | 学习任务 | 完成情况 |
| --- | --- | --- |
| 1 | 开窍药的性能特点与适应范围 | |
| 2 | 辨识药材标本并写出四种常用开窍药的功效特点 | |
| 3 | 石菖蒲的用法和麝香、冰片的用量 | |
| 4 | 麝香与冰片、苏合香与安息香的效用异同点 | |

完成学习任务并填写学习任务书后,以小组为单位及时交送老师

## 活动一　学习开窍药常用药物

开窍药性味辛香走窜,主入心经,功能通闭开窍、苏醒神志。主治闭证神昏,兼治血瘀气滞、心腹疼痛、经闭癥瘕等病证。

### 麝　香

【来源】　鹿科动物林麝、马麝或原麝成熟雄体香囊中的干燥分泌物。

【性味归经】　辛,温。归心、脾经。

【性能特点】　本品辛温而气极香,入心、脾经。走窜之性甚烈,既善开窍通闭,为开窍醒神之要药,闭证神昏无论寒热皆宜;又善活血通经,治死胎、胞衣不下;还行血中瘀滞,通经散结止痛,治淤血诸证、痹痛。

【功效主治】

1. 开窍醒神　主治闭证神。
2. 活血通经　主治经闭、风湿痹痛等血瘀诸证。
3. 消肿止痛　主治水疮疡肿痛，咽喉肿痛。
4. 催产　主治死胎或胞衣不下。

【用法用量】　0.03～0.1 g，多入丸散用。外用适量，调敷或敷贴。

【使用注意】　本品走窜力强，妇女月经期及孕妇忌用。

【药理作用】　本品对中枢神经系统有兴奋与镇静的双重作用，能扩张冠状动脉、降低心肌耗氧量、增强心脏收缩、抗菌、抗炎、抗肿瘤、抗溃疡、兴奋子宫和雄激素样作用等。

# 冰　片

【来源】　本品为龙脑香料植物龙脑香树脂的加工品，或龙脑香的树干经蒸馏冷却而得的结晶，称"龙脑冰片"。现多用松节油、樟脑等用化学合成法加工所得物，又称"机制冰片"。

【性味归经】　苦、辛，微寒。归心、脾、肺经。

【性能特点】　本品辛香走窜，微寒清泄，入心、脾、肺经，功似麝香，为凉开之品。内服能开窍醒神，为治窍闭神昏之要药；外用清热止痛、消肿生肌，为治热毒肿痛之良药。

【功效主治】

1. 开窍醒神　主治窍闭神昏证之热病神昏，中风痰厥，中恶昏迷，胸痹心痛。
2. 清热止痛　主治目赤，口疮，咽喉肿痛，耳道流脓。

【用法用量】　0.15～0.3 g，入丸散服。外用适量，研粉点敷患处。

【使用注意】　本品辛香走窜，孕妇慎用。

# 石菖蒲

【来源】　天南星科植物石菖蒲的新鲜或干燥根茎。

【性味归经】　辛、苦，温。归心、胃经。

【性能特点】　本品辛散苦泄，芳香温通，既善化痰湿、开窍闭，治痰湿蒙闭心窍诸证；又能宁心神、和胃气，治心气亏虚之心悸失眠，健忘恍惚，以及湿浊中阻与口噤等症状。

【功效主治】

1. 开窍豁痰　主治痰湿蒙蔽清窍之神昏癫痫及耳鸣耳聋。
2. 宁心安神　主治心气不足之健忘失眠。
3. 化湿和胃　主治湿阻中焦之脘痞腹胀，噤口痢。

【用法用量】　煎服，3～10 g；鲜品加倍。或入丸散。

【使用注意】　本品辛温伤阴耗气，故阴亏血虚及精滑多汗者慎服。

【药理作用】　本品镇静、催眠、抗惊厥、增智、解痉、抗心律失常、解除胃肠平滑肌痉挛、促进消化液分泌、降血脂及抑制皮肤真菌等。

表 2-17-4　其他开窍药

| 药名 | 性味 | 归经 | 功效特点 | 主治 | 用法用量、注意事项 |
|---|---|---|---|---|---|
| 苏合香 | 辛、温 | 心、脾经 | 开窍醒神,辟秽止痛 | ①寒闭神昏<br>②胸腹冷痛,满闷 | 入丸剂,每次 0.3~1 g。不宜入煎剂,因本品为半流体状,亦不能为散剂。本品辛香温燥,故阴虚火旺慎服 |
| 安息香 | 辛、苦,平 | 心、脾经 | 开窍醒神,行气活血止痛 | ①闭证神昏,小儿惊风<br>②心腹疼痛,产后血晕 | 0.6~1.5 g,多人丸散用。本品辛香苦燥,故阴虚火旺慎服 |

**讨论探究**

表 2-17-5　学习讨论

| 议题 | 结论 |
|---|---|
| 胃溃疡患者能用麝香或石菖蒲吗?为什么? | |
| 麝香、石菖蒲、冰片的功效特点? | |
| 哪些开窍药能增智或催产? | |

## 活动二　病例解析

王某某,男,50 岁。平素喜食肥甘,饮酒量多,半月前,因恼怒而突然昏厥,不省人事,手足厥冷,喉中有痰鸣音,呼吸促迫。半小时后苏醒,醒后无偏瘫、失语及口眼歪斜,唯头目昏晕,倦怠嗜卧,苔白腻,脉迟。

**讨论探究**

表 2-17-6　学习讨论

| 议题 | 结论 |
|---|---|
| 病例中患者是癫痫发作或中风? | |
| 诊断患者为何种病证? | |
| 针对病情,你认为该用那些中药?解释用药机理 | |

## 活动三　学会相似药物的比较

1.麝香与冰片　共同点为均辛香走窜,归心、脾经。均善开窍醒神,常相须治闭证神昏。不同点是麝香性温开窍通闭力强,为开窍醒神要药,闭证无论寒热都可治疗;冰片性微寒,为凉开之品,开窍力较麝香弱,主治热闭神昏,兼治寒闭。另外麝香入血分活血调经、消肿止痛,还能催产下胎;冰片清热解毒、消肿止痛,外用治疮疡,初期者能消散清热,已溃者能防腐生肌,还可治咽喉肿痛、口舌生疮、目赤、耳道流脓等症。

2.苏合香与安息香　共同点为均是气香辛散之品,功能辟秽开窍,治闭证神昏。

不同点是苏合香性温,唯治寒闭神昏;又善温散止痛,治胸痹心痛、胸闷腹痛。安息香性平,治闭证神昏无论寒热均可;又能行气活血,治气滞血瘀之心腹诸痛等。

**讨论探究**

表2-17-7　学习讨论

| 议题 | 结论 |
|---|---|
| 麝香与冰片的功效异同点? | |
| 解释桂枝配白芍治疗风寒表虚证的机理 | |
| 苏合香与安息香的功效异同点? | |

## 项目十八　补虚药的应用

**项目简介**

　　本项目主要围绕认知补虚药基本特征、补气药、补阳药、补血药和补阴药五个方面的学习任务展开，通过分组讨论、案例解析、互动交流、自主学习，教师指导等活动使学习者掌握补虚药的分类、性能特点、功效适应范围以及使用方法和注意事项，具备中药调剂、指导用药及制剂养护等岗位的职业技能。

# 任务一　认知补虚药的基本特征

**学习任务书**

| 序号 | 学习任务 | 完成情况 |
| --- | --- | --- |
| 1 | 补虚药的概念及性能特点 | |
| 2 | 补虚药的分类 | |
| 3 | 补虚药的配伍应用 | |
| 4 | 补虚药的使用注意 | |

完成学习任务并填写学习任务书后，以小组为单位及时交送老师

　　**1. 补虚药概念**　凡能补益正气，增强体质，提高抗病能力，以治疗虚证为主要作用的药物，称补虚药。

　　**2. 分类及性能特点**　补虚药依据功效与性能特点的不同，可分为补气药、补阳药、补血药与补阴药四类。补气药多为温甘，主要归脾肺经，少数归心经、肾经，在升降浮沉方面不具共性；补阳药多为甘温，归肾经，在升降浮沉方面不具有共性；补血药多甘温，归心

经、肝经,在升降浮沉方面不具有共性;补阴药多为甘寒(凉),部分药物归肺脾经,部分药物归肝肾经,少数药物归心经,在升降浮沉方面不具有共性。

3. 效用

(1)主效　补虚,具体又分为补气、补阳、补血、补阴四类。主治正气虚弱、精微物质亏耗所致的精神萎靡、温病高热、湿热泻痢、阴伤内热、血热妄行、温毒发斑、痈肿疮毒及阴虚发热等证。

(2)兼效　滋阴、利湿、燥湿、发表等。

4. 配伍应用　①依据气血阴阳在生理上互相联系,病理上互相影响的特点,常将两类或两类以上的补虚药配伍使用,如补气药与补阳药配伍、补气药与补血药配伍、补血药与补阴药配伍、补阴药与补阳药配伍等。②依据所兼邪气的不同进行配伍,如配伍解表药、清热药、泻下药、活血化瘀药、温里药等。③依据兼证进行配伍,如食积、湿滞、腹泻、遗精、心神不安、肝风内动等,分别进行配伍。

5. 使用注意　①依据气虚、阳虚、血虚、阴虚证的不同,分别选用补气药、补阳药、补血药、补阴药。②不能用于纯实无虚的病证,邪实而正不虚,不宜使用补药,误用有"闭门留寇"之弊。③正确处理祛邪与扶正的关系,分清主次,或先攻而后补,或先补而后攻,或攻补兼施,以祛邪而不伤正,补虚而不留邪为度。④注意补而兼行,使补而不滞。或配伍行气药,或配伍消食药等。⑤药物入煎剂,多宜适当久煎,使药味尽出。虚症一般病程较长,多采用蜜丸、煎膏、口服液等便于保存,服用,并可增效的剂型。

## 讨论探究

表2-18-1　学习讨论

| 议题 | 结论 |
| --- | --- |
| 结合生活经历,谈一下自己对补虚药的认识 | |
| 补虚药的概念和性能功效 | |
| 补虚药的适应范围 | |
| 使用补虚药的注意事项 | |
| 补虚药如何分类 | |

# 任务二　补气药

## 学习任务书

| 序号 | 学习任务 | 完成情况 |
|---|---|---|
| 1 | 辨识药材标本并写出五种以上补虚药的功效特点 | |
| 2 | 人参、甘草的用药禁忌 | |
| 3 | 人参、鹿茸、益智仁、蛤蚧的用量 | |
| 4 | 人参配附子,人参配蛤蚧,人参配麦冬、五味子意义 | |
| 5 | 黄芪配柴胡、升麻,甘草配白芍,当归配黄芪的意义 | |

完成学习任务并填写学习任务书后,以小组为单位及时交送老师

## 活动一　学习补气药的常用药物

补气药性味多甘温或甘平,以补气为基本功效。能补宜脏腑之气,增强机体活动能力,尤其脾、肺二脏的功能,故最适宜于脾气虚或肺气虚的病证。

气虚证主要见于肺气虚和脾气虚。肺主气,肺气虚则少气懒言、动则气喘、易出虚汗。脾主运化,为后天之本,气血生化之源。脾气虚则神疲乏力、食欲不振、脘腹胀满、大便溏泄,甚则浮肿脱肛等。凡具以上症状者均可选用补气药治疗。

又因气能生血、气能摄血,故血虚或因脾不统血而出现的大出血,也当配补气药。因大吐、大泻、大失血、大病所致的元气极虚、脉微欲绝,或汗出肢冷的亡阳厥脱证,也可配其他回阳救逆药来补气固脱,以资急救。

补气药性多壅滞,易致中满,用时常辅理气药。

## 人　参

【来源】　五加科植物人参的干燥根。

【性味归经】　甘、微苦,微温。归心、肺、脾经。

【性能特点】　微温而不甚燥热,药力强大,为补气强身之要药。既善大补元气,治气虚欲脱;又善补脾肺之气,治脾肺气虚诸证;还能补气而生津、安神、益智,治津伤口渴、消渴、心神不安、惊悸健忘等。

【功效主治】

1. 大补元气　主治气虚欲脱证。

2. 补脾益肺　主治:①脾气虚弱的食欲不振、呕吐泄泻。②肺气虚弱的气短喘促、脉虚自汗。

3. 生津止渴　主治热病津伤的口渴,消渴证。

4. 安神益智　主治心神不安,失眠多梦,惊悸健忘。

【用法用量】　文火另煎,5～10 g。急重证15～30 g。研末吞服,每次1.5～2 g。

【使用注意】　反藜芦,畏五灵脂,恶皂荚。不宜同时吃萝卜或喝茶,以免影响药力。实证、热证而正气不虚者忌服。

【药理作用】　具有兴奋与抑制中枢神经系统、改善学习记忆、抗休克、强心、抗心肌缺血、抑制血小板聚集、促进纤维蛋白溶解、增强机体抗应激能力、提高机体免疫功能、延缓衰老、调节糖代谢、促进蛋白质合成、降血脂、抗动脉粥样硬化、抗肿瘤以及使促性腺激素释放增加等作用。

# 党　参

【来源】　为桔梗科植物党参、素花党参或川党参的干燥根。

【性味归经】　甘,平。归脾、肺经。

【性能特点】　甘补而平,不燥不腻,入脾、肺经。补气之力逊于人参,多用于脾肺气虚之轻症。又兼生津、养血,可治津亏、血虚等证。

【功效主治】

1. 补中益气　主治:①脾气亏虚的食欲不振、呕吐泄泻。②肺气亏虚的气短喘促、脉虚自汗。

2. 生津　主治气津两伤的气短口渴。

3. 养血　主治血虚萎黄,头晕心慌。

【用法用量】　煎服,10～30 g。

【使用注意】　本品虽性平,但甘补,故实热证不宜服。

【药理作用】　具有调节胃肠功能、保护胃黏膜、促进胃溃疡的愈合、增强机体免疫功能、提高机体抗应激能力、增加红细胞、白细胞数和血红蛋白含量、抑制血小板聚集、强心、调节血压、抗心肌缺血、改善学习记忆、抗菌等作用。

# 黄　芪

【来源】　豆科植物蒙古黄芪或膜荚黄芪的干燥根。

【性味归经】　甘,微温。归脾、肺经。

【性能特点】　甘温升补,入脾、肺经,主以扶正气,兼能除水邪。既善补中气、升举清阳,又善补肺气、益卫固表,还能托疮毒、利水消肿。此外,通过补气又能生血、摄血、生津、行滞,治血虚萎黄、气不摄血之崩漏便血、气津两伤之消渴、气虚血滞之痹痛麻木和半身不遂等。

【功效主治】

1. 补气升阳　主治脾胃气虚,脾肺气虚,中气下陷,气不摄血,气虚发热。

2. 益卫固表　主治自汗,盗汗。

3. 托毒生肌　主治气血不足所致疮痈不溃或溃久不敛。

4. 利水消肿　主治气虚水肿,小便不利。

5. 益气生血　主治气血双亏,血虚萎黄,血痹肢麻,半身不遂,消渴。

【用法用量】　煎服,10～15 g;大剂量可用30～60 g。补气升阳宜蜜炙用,余皆宜生用。

【使用注意】　本品甘温升补止汗,易于助火敛邪,故表实邪盛、气滞湿阻、食积内停、阴虚阳亢、疮痈毒盛者,均不宜服。

【药理作用】　有增强免疫功能,延缓衰老,强心,扩张外周血管、冠状血管及肾血管,改善微循环,抑制血小板聚集,降血压,促进骨髓造血,调节糖代谢,抗病毒,抗菌,保肝等作用。

# 白 术

【来源】 菊科植物白术的干燥根茎。

【性味归经】 苦、甘,温。归脾、胃经。

【性能特点】 甘温苦燥,入脾、胃经,主以温补扶正,兼能祛除水湿。善补气健脾、燥湿利水、止汗、安胎,治脾胃气虚、脾虚水肿、痰饮、表虚自汗及胎动不安。

【功效主治】

1.补气健脾 主治脾胃气虚的食少便溏、倦怠乏力。

2.燥湿利水 主治脾虚水肿,痰饮。

3.止汗 主治表虚自汗。

4.安胎 主治脾虚气弱的胎动不安。

【用法用量】 煎服,10～15 g。燥湿利水生用,补气健脾炒用,健脾止泻炒焦用。

【使用注意】 苦燥伤阴,故津亏燥渴、阴虚内热者不宜服。

# 山 药

【来源】 薯蓣科植物薯蓣的干燥根茎。

【性味归经】 甘,平。归脾、肺、肾经。

【性能特点】 甘平补虚,虽药力平和,但兼涩敛之性。既平补气阴,为治气虚或气阴两虚之佳品。又滋阴益气而生津,为治肾阴虚及消渴所常用。还固精止带,为治肾虚不固之要药。

【功效主治】

1.益气养阴 主治脾虚气弱之食少便溏或泄泻。

2.补脾肺肾 主治肺虚或肺肾两虚的喘咳。

3.固精止带 主治:①肾阴虚证,消渴证。②肾虚遗精、尿频、带下。

【用法用量】 煎服,10～30 g;大量60～250 g。研末吞服,每次6～10 g。养阴生用,健脾止泻、收涩止带炒用。

【使用注意】 湿盛中满而有积滞者忌服。

# 甘 草

【来源】 豆科植物甘草的干燥根及根茎。

【性味归经】 甘,平。归脾、胃、肺、心经。

【性能特点】 味甘性平,既益气补中,又缓急止痛、缓和药性,还祛痰止咳、解毒。蜜炙平而偏温,补气缓急力强;生用平而偏凉,能泻火解毒。

【功效主治】

1.益气补中 主治:①心气虚的心动悸、脉结代。②脾虚乏力,食少便溏。

2.祛痰止咳 主治咳嗽气喘。

3.解毒 主治疮痈肿毒,食物或药物中毒。

4.缓急止痛 主治脘腹或四肢挛急疼痛。

5.缓和药性 主治调和诸药。

【用法用量】 内服:煎服,2～10 g;或入丸散。泻火解毒宜生用,补气缓急宜炙用。

【使用注意】 本品味甘,易助湿壅气,故湿盛中满者不宜服。反大戟、甘遂、芫花、海藻,均忌同用。大剂量服用甘草,易引起浮肿,故不宜大量久服。

【**药理作用**】　本品能抗心律失常、抗消化性溃疡、解痉、镇咳祛痰、解毒、保肝、抗炎、抗菌、抗病毒、抗变态反应,并有肾上腺皮质激素样作用等。

表2-18-2　其他补气药

| 药名 | 性味 | 归经 | 功效特点 | 主治 | 用法用量、注意事项 |
|---|---|---|---|---|---|
| 西洋参 | 苦、微甘,凉 | 归心、肺、肾经 | 补气养阴清火生津 | ①阴虚火旺之咳嗽痰血<br>②热病气阴两伤之烦倦<br>③津液不足之口干舌燥,内热消渴 | 内服:煎服,3～6 g,另煎,与煎好的药液合对;或入丸散<br>本品性寒,能伤阳助湿,故阳虚内寒及寒湿者慎服 |
| 太子参 | 甘、微苦,平 | 归脾、肺经 | 补气生津 | ①脾虚食少倦怠,气津两伤口渴<br>②肺虚咳嗽<br>③心悸,失眠,多汗 | 内服:煎服,9～30 g;或入丸散<br>味甘补虚,故邪实者慎服 |
| 刺五加 | 甘、辛、微苦,温 | 归脾、肾、心经 | 补气健脾益肾强腰养心安神活血通络 | ① 脾虚乏力,食欲不振,气虚浮肿<br>② 肾虚体弱,腰膝酸软,小儿行迟<br>③心悸气短,失眠多梦,健忘<br>④ 胸痹心痛,痹痛日久,跌打肿痛 | 内服:煎服,9～20 g;或浸酒,或入丸散<br>能伤阴助火,故阴虚火旺者慎服 |
| 大枣 | 甘,温 | 归脾、胃经 | 补中益气养血安神缓和药性 | ①脾虚乏力,食少便溏<br>②血虚萎黄,血虚脏躁<br>③缓和峻烈药的药性 | 内服:煎服,6～15 g;或入丸散入丸剂当去皮、核,捣烂<br>易助湿生热,令人中满,故湿盛中满、食积、虫积、龋齿作痛及痰热咳嗽者忌服 |
| 白扁豆 | 甘,微温 | 归脾、胃经 | 补中缓急润肺止咳滑肠通便解毒 | ①脾虚夹湿之食少便溏或泄泻,妇女带下<br>②暑湿吐泻<br>③食物中毒 | 内服:煎服,9～15 g;或入丸散健脾化湿宜炒用,消暑解毒宜生用 |
| 蜂蜜 | 甘,平 | 归脾、肺、大肠经 | 补中缓急润肺止咳滑肠通便解毒 | ①脾胃虚弱之食少倦怠、脘腹疼痛<br>②燥咳少痰,肺虚久咳<br>③肠燥便秘<br>④疮疡,烫伤 | 内服:15～30 g 冲服;或入丸剂、膏剂外用:适量,局部外涂内服宜用熟蜜,外涂宜用新鲜生蜜<br>甘润滑腻,易助湿滞气,令人中满,故湿盛中满、痰多咳嗽及大便稀溏者忌服 |

续表 2-18-2

| 药名 | 性味 | 归经 | 功效特点 | 主治 | 用法用量、注意事项 |
|---|---|---|---|---|---|
| 饴糖 | 甘,温 | 归脾、胃、肺经 | 补脾益气<br>缓急止痛<br>润肺止咳 | ①劳倦伤脾,气短乏力<br>②虚寒腹痛<br>③肺虚咳嗽,干咳无痰 | 内服:入汤剂,30~60 g,分次烊化冲服;或入丸散<br>本品甘温,易助热生湿,故湿阻中满、湿热内蕴及痰湿甚者忌服 |
| 红景天 | 甘、苦,平 | 归肺、心经 | 益气<br>平喘<br>活血通脉 | ①气虚体倦<br>②久咳虚喘<br>③气虚血瘀之胸痹心痛、中风偏瘫 | 内服:煎服,3~6 g;或入丸散 |
| 绞股蓝 | 甘、苦,寒 | 归脾、肺、肾经 | 健脾益气<br>祛痰止咳<br>清热解毒 | ①气虚乏力,气津两虚<br>②痰热咳喘,燥痰劳嗽<br>③热毒疮痈,癌肿 | 内服:煎服,15~30 g;研末吞,3~6 g;亦可沸水浸泡代茶饮<br>少数患者服药后有恶心、呕吐、腹胀、腹泻或便秘、头晕等不良反应,应加以注意 |

## 讨论探究

表 2-18-3　学习讨论

| 议题 | 结论 |
|---|---|
| 人参、党参、太子参、西洋参功效的异同点? | |
| 人参、党参、黄芪、甘草的主要药理作用? | |
| 人参的用量、蜂蜜的使用注意? | |
| 刺五加、绞股蓝、红景天的功效? | |

# 活动二　病例解析

王二小,男,16 岁,学生。三日前与同学游龙亭公园失足落水,经救上岸则一身衣服尽湿。当晚体温达 39.2 ℃,恶寒甚重,虽覆盖棉被,仍身冷发抖,周身肢节酸痛沉重,头项强痛前额尤甚,无汗,鼻塞流清涕而咳嗽不止。自服双黄连口服液不效。感觉没食欲、腹胀欲呕;观其舌苔薄白,脉浮紧有力。

**讨论探究**

表2-18-4 学习讨论

| 议题 | 结论 |
|------|------|
| 病例中患者使用双黄连为何无效？ | |
| 诊断患者为何种病证？ | |
| 针对病情,你认为该用那些中药？<br>解释用药机理 | |

## 活动三 学会相似药物的比较和重点药物的配伍

（一）相似药物的比较

白术与苍术的相同点:均具有健脾燥湿之功,常相须为用,治疗脾虚湿困之证。不同点:白术味甘而性缓,善补气健脾而助阳,脾胃阳虚而水湿内盛者多用;且能补气健脾而固表止汗,利水消肿。而苍术则辛散苦燥性烈,燥湿运脾作用强,寒湿阻滞中焦者多用,尚能发汗解表、祛风湿、明目。

（二）重点药物的配伍

1.人参配附子　益气回阳,以治亡阳气脱。

2.人参配蛤蚧　补肺益肾而定喘嗽,以治肺肾两虚喘咳。

3.人参配麦冬、五味子　益气养阴,生津止咳,以治气阴两虚的口渴以及消渴。

4.黄芪配升麻、柴胡　补气升阳举陷,治中气下陷、脏器下垂等。

5.甘草配白芍　二药均为缓急止痛,合用协同增效,以治脘腹或四肢拘挛性疼痛。

**讨论探究**

表2-18-5 学习讨论

| 议题 | 结论 |
|------|------|
| 白术与苍术的功效异同点？ | |
| 解释人参配麦冬、五味子、人参配麦冬、五味子治<br>疗口渴、消渴的机制 | |
| 甘草配白芍的配伍意义？ | |

# 任务三　补阳药

### 学习任务书

| 序号 | 学习任务 | 完成情况 |
|---|---|---|
| 1 | 辨识药材标本并写出五种补阳药的功效特点 | |
| 2 | 说明鹿茸、益智仁、蛤蚧、紫河车、海马的特殊用法 | |
| 3 | 说明鹿茸、淫羊藿的药理作用 | |

完成学习任务并填写学习任务书后,以小组为单位及时交送老师

## 活动一　学习补阳药的常用药物

凡有补阳作用,以治疗阳虚证为主的药物,称补阳药。补阳药味多甘、咸或辛,性皆温热,多归肾经,主要用于肾阳虚之畏寒肢冷、腰膝酸软、阳痿早泄、宫冷不孕、尿频遗尿、白带清稀、苔白脉迟等。亦可用于脾肾阳衰之腹泻及肺肾两虚的虚喘。

### 鹿　茸

【来源】　鹿科动物梅花鹿或马鹿的雄鹿未骨化而带茸毛的幼角。

【性味归经】　甘、咸,温。归肝、肾经。

【性能特点】　甘咸性温,入肝、肾经,药力峻猛,为血肉有情之品。既峻补元阳、大补精血,又强筋健骨、调理冲任,还能通过温补而托疮毒。

【功效主治】

1. 壮肾阳,益精血　主治肾阳不足之阳痿滑精,官冷不孕。

2. 强筋骨　主治精血虚亏之筋骨无力,小儿发育不良之骨软行迟、囟门不合。

3. 调冲任　主治妇女冲任虚寒、带脉不固之崩漏、带下过多。

4. 托疮毒　主治阴疽内陷,疮疡久溃不敛。

【用法用量】　研细末,1~3 g,一日三次分服。如入丸散,随方配制。

【使用注意】　本品温热峻烈,故阴虚阳亢、实热、痰火内盛、血热出血及外感热病者忌服。宜从小剂量开始,逐渐加量,以免伤阴动血。

【药理作用】　本品有促进生长发育、促进蛋白质和核酸合成、增强骨髓造血功能、增强免疫功能、抗疲劳、延缓衰老等作用。

### 肉苁蓉

【来源】　列当科植物肉苁蓉或管花肉苁蓉的干燥带鳞叶的肉质茎。

【性味归经】　甘、咸,温。归肾、大肠经。

【性能特点】　本品甘咸而温,质地柔润,药力较缓,不甚燥热。入肾经,能补肾阳、益精血;入大肠经,能润肠燥、缓通便。

【功效主治】

1.补肾阳　主治肾虚阳痿、不孕。

2.益精血　主治精血亏虚之腰膝痿弱、筋骨无力。

3.润肠通便　主治肠燥便秘。

【用法用量】　煎服,10～15 g,单用可至30 g。

【使用注意】　本品助阳滑肠,故阴虚火旺、大便溏薄或实热便秘者忌服。

# 淫羊藿

【来源】　小檗科植物淫羊藿、箭叶淫羊藿、柔毛淫羊藿或朝鲜淫羊藿的干燥叶。又名仙灵脾。

【性味归经】　辛、甘,温。归肝、肾经。

【性能特点】　本品辛甘温燥,入肝、肾经,作用较强。既补肾阳而强筋骨,又祛风湿而蠲痹痛。

【功效主治】

1.补肾阳　主治肾虚阳痿、不孕、尿频、筋骨痿软。

2.强筋骨,祛风湿　主治风寒湿痹或肢体麻木。

3.退虚热　主治阴虚火旺之骨蒸潮热、遗精盗汗。

【用法用量】　煎服,10～15 g。亦可浸酒、熬膏或入丸散。

【使用注意】　本品辛甘温燥,伤阴助火,故阴虚火旺及湿热痹痛者忌服。

【药理作用】　本品有增强免疫功能、提高性腺功能、抗心肌缺血、降血压、降血糖、提高骨髓细胞的增殖率、延缓衰老、抗炎、抗过敏等作用。

# 杜　仲

【来源】　杜仲科植物杜仲的干燥树皮。

【性味归经】　甘,温。归肝、肾经。

【性能特点】　甘温而补,入肝、肾经,药力颇强。善温补肝肾而强筋健骨、安胎,兼降血压。既为治肾虚腰膝酸痛或筋骨无力之要药,又为治肝肾亏虚胎漏或胎动之佳品。

【功效主治】

1.补肝肾,强筋骨　主治:①肝肾虚寒之阳痿、尿频。②肝肾虚寒之阳痿、尿频。

2.安胎　主治胎动不安,胎漏下血。

3.降血压　主治高血压属肝肾亏虚者。

【用法用量】　煎服,6～10 g;或入丸散。炒用疗效较生用为佳。

【使用注意】　本品性温,故阴虚火旺者慎服

# 续　断

【来源】　川续断科植物川续断的干燥根。

【性味归经】　苦、甘、辛,微温。归肝、肾经。

【性能特点】　本品甘温能补,苦辛行散,补中有行,补而不滞。入肝、肾经,既补肝肾,又行血脉,还续筋骨,为内科补肝肾、妇科止崩漏、伤科疗折伤之要药。

【功效主治】

1. 补肝肾　主治肝肾不足的腰痛脚弱、遗精。

2. 行血脉　主治肝肾亏虚的崩漏经多,胎漏下血,胎动欲坠。

3. 续筋骨　主治跌仆损伤,金疮,痈疽肿痛。

【用法用量】　内服:煎服,9～20 g;或入丸散。外用:适量,研末敷。补肝肾宜盐水炒,行血脉、续筋骨宜酒炒。

【使用注意】　本品苦燥微温,故风湿热痹者忌服。

## 补骨脂

【来源】　豆科植物补骨脂的干燥成熟果实。

【性味归经】　辛、苦,温。归肾、脾经。

【性能特点】　苦辛温燥,温补涩纳,入肾、脾经。既补肾壮阳、固精缩尿、纳气平喘,又温脾止泻。名破故纸者,是其正名谐音之所为。

【功效主治】

1. 补肾壮阳　主治肾阳不足的阳痿、腰膝冷痛。

2. 固精缩尿　主治肾虚不固的滑精、遗尿、尿频。

3. 温脾止泻　主治脾肾阳虚的泄泻。

4. 纳气平喘　主治肾虚作喘。

此外,还可外治白癜风。

【用法用量】　内服:煎服,6～10 g;或入丸散。外用:适量,可制成2070～30%酊剂涂患处。

【使用注意】　本品温燥,易伤阴助火,故阴虚内热及大便秘结者忌服。

【药理作用】　本品有增强免疫功能、提高性腺功能、抗心肌缺血、降血压、降血糖、提高骨髓细胞的增殖率、延缓衰老、抗炎、抗过敏等作用。

## 益智仁

【来源】　姜科植物益智的干燥成熟果实。

【性味归经】　辛,温。归脾、肾经。

【性能特点】　辛温香燥,温补固涩,入脾、肾经。既暖肾固精缩尿,治肾虚遗精滑泄;又温脾开胃摄唾,治脾寒泄泻腹痛或多涎唾。

【功效主治】

1. 暖肾固精缩尿　主治肾气虚寒的遗精滑精、遗尿、夜尿频多。

2. 温脾开胃摄唾　主治脾寒泄泻,腹中冷痛,脾虚口多涎唾。

【用法用量】　煎服,3～10 g;或入丸散。

【使用注意】　本品温燥而易伤阴,故阴虚火旺及有湿热者忌服。

## 蛤　蚧

【来源】　壁虎科动物蛤蚧除去内脏的干燥体。

【性味归经】　咸,平。归肺、肾经。

【性能特点】　味咸性平,药力平和,入肺、肾经。既补肺益肾,治肺虚咳嗽与肾虚作喘;又补肾阳、益精血,治肾阳不足及精血亏虚。

【功效主治】

1. 补肺气,定喘嗽　主治肺虚咳嗽,肾虚喘促。

2. 助肾阳,益精血　主治肾虚阳痿,精血亏虚。

【用法用量】　研末服,每次 1～2 g,日服 3 次。亦可浸酒服,或入丸散剂。

【使用注意】　本品滋补助阳,故风寒、实热及痰湿喘咳者忌服。

# 菟丝子

【来源】　旋花科植物菟丝子或大菟丝子的干燥成熟种子。

【性味归经】　辛、甘,平。归肾、肝、脾经。

【性能特点】　辛甘而平,质润涩敛,平补阴阳,并兼固涩。入肾经,善补阳益阴、固精缩尿;入肝脾经,善养肝明目、补脾止泻。此外,通过补益肝肾还能安固胎元,通过调补阴阳还能生津止渴。

【功效主治】

1. 补阳益阴　主治肾虚腰膝酸痛、阳痿、滑精、尿频、白带过多。

2. 固精缩尿　主治肝肾不足的目暗不明。

3. 明目止泻　主治脾虚便溏或泄泻。

4. 安胎　主治肾虚胎漏、胎动不安。

5. 生津　主治阴阳两虚的消渴。

【用法用量】　煎服,6～12 g;或入丸散。

【使用注意】　虽平补阴阳,但仍偏补阳,且带涩性,故阴虚火旺而见大便燥结、小便短赤者忌服。

表 2-18-6　其他补阳药

| 药名 | 性味 | 归经 | 功效特点 | 主治 | 用法用量、注意事项 |
|---|---|---|---|---|---|
| 巴戟天 | 甘、辛,微温 | 归肝、肾经 | 补肾阳,强筋骨,祛风湿 | ①肾虚阳痿、不孕、尿频 ②肾虚兼风湿的腰膝疼痛或软弱无力 | 煎服,3～10 g;或入丸散 本品辛甘微温助火,故阴虚火旺或有湿热者忌服 |
| 锁阳 | 甘,温 | 归肝、肾、大肠经 | 补肾阳 益精血 润肠通便 | ①肾虚阳痿、不孕 ②精血亏虚之腰膝痿弱、筋骨无力 ③肠燥便秘 | 煎服,5～10 g;或入丸散。甘温助火滑肠,故阴虚火旺、实热便秘及肠滑泄泻者忌服 |
| 骨碎补 | 苦,温 | 归肝、肾经 | 补肾 活血 续伤 | ①肾虚之腰痛、脚弱、耳鸣、耳聋、牙痛、久泻 ②跌仆闪挫,筋伤骨折 | 煎服,3～9 g;或入丸散。外用:适量,研末敷或浸酒外涂 本品苦温燥散助火,故阴虚内热及无瘀血者忌服 |
| 冬虫夏草 | 甘,平 | 归肾、肺经 | 益肾补肺 止血化痰 | ①肾虚阳痿、腰膝酸痛 ②肺肾两虚的久咳虚喘,肺阴不足的劳嗽痰血 | 煎服,3～9 g,或与鸡、鸭、猪肉等炖服;或入丸散 甘平补虚,故表邪未尽者慎服 |

续表 2-18-6

| 药名 | 性味 | 归经 | 功效特点 | 主治 | 用法用量、注意事项 |
|------|------|------|----------|------|---------------------|
| 核桃仁 | 甘,温 | 归肾、肺、大肠经 | 补肾温肺润肠 | ①肾虚腰痛脚弱<br>②肺肾两虚咳喘<br>③肠燥便秘 | 煎服,6~9 g;或入丸散。定喘止咳宜连皮用,润肠通便宜去皮用<br>性温滑润,故阴虚火旺、痰热咳喘及大便稀溏者慎服 |
| 紫河车 | 归肺、肝、肾经 | 归肺、肝、肾经 | 温肾补精养血益气 | ①肾虚精亏的不孕、阳痿、遗精、腰酸<br>②气血两亏的面色萎黄、消瘦乏力、产后少乳<br>③肺肾两虚的气喘咳嗽<br>④癫痫久发气血亏虚 | 研末,2~3 g;或装入胶囊;或入丸散。如用鲜品,每次半个至~个,水煮食<br>本品温热,故阴虚火旺者不宜单独应用 |
| 沙苑子 | 甘,温 | 归肝、肾经 | 补肾固精养肝明目 | ①肾虚腰痛,阳痿遗精,遗尿尿频,白带过多<br>②肝肾虚亏的目暗不明、头昏眼花 | 煎服,9~15 g;或入丸散<br>本品温补固涩,故阴虚火旺及小便不利者忌服 |
| 仙茅 | 辛、热,有毒 | 归肾、肝、脾经 | 补肾壮阳强筋健骨祛寒除湿 | ①肾虚阳痿精冷<br>②肾虚筋骨冷痛,寒湿久痹<br>③阳虚冷泻 | 煎服,3~10 g;或入丸散<br>本品燥热而易伤阴,故阴虚火旺者忌服 |
| 狗脊 | 苦、甘,温 | 归肝、肾经 | 补肝肾强腰膝祛风湿 | ①肾虚腰痛脊强,足膝痿软<br>②小便不禁,白带过多<br>③风湿痹痛 | 煎服,6~12 g;或入丸散<br>本品温补固摄,故肾虚有热、小便不利或短涩黄少、口苦舌干者忌服 |
| 海马 | 甘、咸,温 | 归肾、肝经 | 补肾助阳活血散结消肿止痛 | ①肾阳虚亏阳痿精少,尿频遗尿<br>②癥瘕积聚,跌打损伤 | 煎服,3~9 g;研末,每次1~1.5 g。外用:适量,研末敷<br>本品甘咸温补行散,故孕妇及阴虚阳亢者忌服 |

## 讨论探究

表 2-18-7　学习讨论

| 议题 | 结论 |
|------|------|
| 既补肾阳,又强筋骨的药物有哪些? | |
| 兼能固涩的补肾阳的药物有哪些? | |
| 鹿茸、蛤蚧、冬虫夏草、紫河车功效的相同点是什么? | |

## 活动二　学会相似药物的比较

1. 鹿茸与紫河车　相同点:同为血肉有情之品,均性温而能补肾、益精血,治肾虚及精血亏虚诸证。不同点:鹿茸补力最强,既善峻补元阳、益精填髓,为治肾阳虚衰、精血亏虚的要药;又善强筋健骨、调和冲任,治小儿肾虚行迟、齿迟、囟门不合,以及妇女经带诸病证。紫河车则平补气血阴阳,长于温肾益精、养血益气,尤善补肺益肾而定喘嗽,治肺肾两虚的咳喘,以及气血不足的萎黄消瘦、产后乳少等.

2. 肉苁蓉与锁阳　相同点:均能补肾助阳、润肠通便,治肾虚阳痿、不孕、腰膝痿软、肠燥便秘等证。不同点:唯肉苁蓉润肠通便力强,而锁阳较弱。

3. 淫羊藿与巴戟天　相同点:均能补肾阳、强筋骨、祛风湿,治肾虚阳痿、宫冷不孕、遗尿尿频,以及风湿痹痛兼阳虚者。不同点:淫羊藿性温而燥,药力较强;巴戟天性微温而柔润,药力较缓,并益精血。

4. 补骨脂与益智仁　相同点:同为温补固涩之品,既能补肾助阳、固精缩尿,治肾阳虚衰的阳痿、不孕,以及下元不固的遗精、遗尿、尿频等证;又能温脾止泻,治脾肾两虚的泄泻。不同点:补骨脂以补肾阳为主,又能纳气平喘,治肾虚作喘;益智仁以温脾散寒为主,又善开胃摄唾,治口多涎唾等。

5. 菟丝子与沙苑子　相同点:均善补肾助阳、固精缩尿、养肝明目,治肾阳虚衰、下元不固的腰痛、阳痿、遗精、尿频、带下,以及肝肾不足的目暗不明等证。不同点:菟丝子辛甘而平,兼补肾阴,不腻不燥,为平补阴阳之品;又善补脾止泻,治脾虚泄泻。沙苑子甘温不燥,固涩力较强,唯善温补固涩。

### 讨论探究

表2-18-8　学习讨论

| 议题 | 结论 |
| --- | --- |
| 鹿茸与紫河车的效用异同点? | |
| 菟丝子与沙苑子的功效异同点? | |

# 任务四    补血药

🌱 **学习任务书**

| 序号 | 学习任务 | 完成情况 |
|---|---|---|
| 1 | 辨识药材标本并写出五种补血药的功效特点 | |
| 2 | 当归、何首乌、白芍的主要药理作用 | |
| 3 | 当归配黄芪的意义 | |

完成学习任务并填写学习任务书后,以小组为单位及时交送老师

## 活动一    学习补血药的常用药物

凡有补血作用,以治疗血虚证为主的药物,称补血药。心主血,肝藏血,血虚多为心肝血虚。补血药味甘性温或平,多归心肝二经,能补养心肝,滋生血液,主要用于心肝血虚所致面色萎黄、头晕眼花、心悸怔忡、唇舌爪甲淡白或月经后期、量少色淡,甚则闭经等。血虚往往导致阴虚。血虚兼阴虚者,当与补阴药同用,或选用兼补阴作用的补血药。因气能生血,故补血药又常与补气药同用,可以增强疗效。又脾为气血生化之源,故在使用补血药时,可适当配伍健脾助运药。补血药多滋腻碍胃,凡湿浊中阻,脘腹胀满,食少便溏者慎用。

## 当    归

【来源】    伞形科植物当归的干燥根

【性味归经】    甘、辛,温。归肝、心、脾经。

【性能特点】    甘温补润,辛温行散,主入肝、心,兼入脾经。善补血活血、调经止痛、润肠通便,并能散寒,凡血虚血瘀有寒之证均宜,兼肠燥便秘者尤佳,既为妇科调经之要药,又为内科补血之佳品,还为外、伤科消肿疗伤所常用。

【功效主治】

1. 补血活血    主治血虚萎黄、眩晕心悸。

2. 调经止痛    主治:①月经不调,经闭,痛经。②虚寒腹痛,瘀血作痛,跌打损伤,痹痛麻木。③痈疽疮疡。

3. 润肠通便    主治血虚肠燥便秘。

【用法用量】    煎服,5~15 g;或入丸散。当归身补血,当归尾破血,全当归和血。一般宜生用,活血通经宜酒炒。

【使用注意】    本品甘温补润,故湿盛中满、大便泄泻者忌服。

【药理作用】 本品有抗贫血、促进免疫功能、抑制血小板聚集、抗血栓、抗心肌缺血缺氧、扩张外周血管、降血压、兴奋或抑制子宫平滑肌、松弛支气管平滑肌、降血脂、抗炎及保肝等作用。

# 熟地黄

【来源】 玄参科植物生地黄的加工炮制品。

【性味归经】 甘,微温。归肝、肾经。

【性能特点】 味甘微温,质地黏润,滋补力强,入肝、肾经。善养血滋阴、补精益髓,为治血虚精亏或阴液不足之要药。唯能腻膈碍胃,脾胃不健者服之宜慎。

【功效主治】

1.养血滋阴 主治:①血虚萎黄、眩晕、心悸、月经不调、崩漏。②肾阴不足的潮热、盗汗、遗精、消渴。

2.补精益髓 主治精血亏虚的腰酸脚软、头晕眼花、耳聋耳鸣、须发早白。

【用法用量】 煎服,9~15 g;或入丸散。宜与健脾胃药如砂仁、陈皮等同用。

【使用注意】 质黏滋腻,易碍消化,故脾胃气滞、痰湿内阻的脘腹胀满、食少便溏者忌服。

# 何首乌

【来源】 蓼科植物何首乌的干燥块根。

【性味归经】 苦、甘、涩,微温。归肝、肾经。

【性能特点】 制用微温,甘补兼涩,不腻不燥,善补肝肾、益精血、乌须发,为滋补良药。生用性平偏凉,苦多甘少,善行泄而补虚力弱,能解毒、截疟、润肠燥。

【功效主治】

1.补益精血 主治精血不足的头晕眼花、须发早白、腰酸脚软、遗精、崩漏、带下。

2.解毒 主治疮肿,瘰疬。

3.截疟 主治体虚久疟。

4.润肠通便 主治肠燥便秘。

【用法用量】 煎服,10~30 g。补益精血用制首乌,截疟、解毒、润肠通便用生首乌。

【使用注意】 生用能滑肠,故脾虚便溏者慎服。

【药理作用】 本品有促进造血功能、增强免疫功能、降血脂、抗动脉粥样硬化、增加冠脉血流量、抗心肌缺血、抗衰老、保肝及抗菌等作用。

# 白 芍

【来源】 毛茛科植物芍药的干燥根。

【性味归经】 苦、酸,微寒。归肝、脾经。

【性能特点】 苦酸微寒,入肝、脾经。既养血调经、柔肝止痛,又敛阴止汗、平抑肝阳,主治阴血亏虚、肝急、阳亢诸证,兼治体虚多汗等证。

【功效主治】

1.养血调经 主治血虚萎黄,月经不调,痛经,崩漏。

2.敛阴止汗 主治阴虚盗汗,表虚自汗。

3.柔肝止痛 主治肝气不和之胸胁脘腹疼痛,或四肢拘急作痛。

4.平抑肝阳 主治肝阳上亢之头痛眩晕。

【用法用量】 煎服,5~9 g;或入丸散。养血调经多炒用,平肝敛阴多生用。

【使用注意】 反藜芦。

【药理作用】 本品有调节免疫功能、镇静、镇痛、解痉、抑制血小板聚集、扩张冠状动脉、降血压、抗炎及保肝等作用。

# 阿 胶

【来源】 马科动物驴的干燥皮或鲜皮经煎煮、浓缩制成的固体胶。

【性味归经】 甘,平。归肺、肝、肾经。

【性能特点】 质黏滋润,甘补而平,入肺、肝、肾经,为血肉有情之品。既善补血止血,又善滋阴润燥。为治血虚、阴虚诸证之要药。

【功效主治】

1. 补血止血　主治:①血虚眩晕、心悸。②吐血、衄血、便血、崩漏,妊娠胎漏。

2. 滋阴润燥　主治:①阴虚燥咳或虚劳喘咳。②阴虚心烦、失眠。

【用法用量】 内服:3～9 g,用开水或黄酒化开;入汤剂应烊化后再与煎好的药液合对;或入丸散。止血宜蒲黄炒,润肺宜蛤粉炒。

【使用注意】 滋腻黏滞,故脾胃不健、纳食不佳、消化不良及大便溏泄者忌服。

表2-18-9　其他补血药

| 药名 | 性味 | 归经 | 功效特点 | 主治 | 用法用量、注意事项 |
|---|---|---|---|---|---|
| 龙眼肉 | 甘,温 | 归心、脾经 | 补心脾<br>益气血<br>安心神 | ①心脾两虚之心悸怔忡、失眠健忘<br>②气血不足证 | 内服:煎服,干品9～15 g,鲜品酌加;或入丸散。虽甘温无毒,但易助热生火,故内有实火、痰热、湿热者忌服 |

## 讨论探究

表2-18-10　学习讨论

| 议题 | 结论 |
|---|---|
| 当归、熟地黄的使用注意事项? | |
| 阿胶的特殊用法? | |

# 活动二　学会相似药物的比较和重点药物的配伍

(一)相似药物的比较

1. 当归与熟地黄　相同点:均味甘而善补血,治血虚面色萎黄、头晕眼花、心悸失眠等证。不同点：当归性温而少滋腻，又善活血调经止痛，治妇女月经不调、经闭痛经诸证，以及跌打瘀痛、虚寒腹痛、血痹痛麻、疮痈等；并能润肠燥，治肠燥便秘。熟地黄性微温而滋腻，又善滋阴补精益髓，治肾阴不足的腰膝酸软、潮热盗汗及精血亏虚的头晕眼花、须发早白等。

2.当归与白芍　相同点：均能补血调经，治血虚证及月经不调。不同点：当归性温，血虚有寒者宜之；白芍微寒，血虚有热者为宜。此外，当归又善活血止痛，治血虚夹瘀或血瘀作痛诸证；并能润肠通便，治肠燥便秘。白芍又善酸收敛阴、柔肝止痛、平抑肝阳，治阴虚盗汗、表虚自汗、脘腹或四肢挛急疼痛及肝阳上亢之眩晕等证。

3.鲜地黄、干地黄、熟地黄　相同点：均能滋阴生津，同治阴血津液亏虚诸证。不同点：鲜地黄苦甘寒甚，滋阴力稍逊而长于清热凉血，且滋腻性小，血热或阴亏热盛者每用，尤宜热病伤阴、舌绛烦渴、斑疹及血热妄行之吐衄下血诸证。鲜地黄烘干即干地黄，又名干生地，其甘苦性寒质润，长于滋阴而清热凉血力较鲜地黄为逊，滋腻性稍强，凡血热津伤或精血阴液亏虚有热者宜用，既善治热病舌绛伤阴之重者，又善治阴虚发热、内热消渴、津伤口渴，以及血热妄行之吐衄下血、发斑发疹等；还能润肠，治阴虚肠燥便秘。干地黄再蒸晒即为熟地黄，其味甘性微温，功善养血滋阴、填精生髓，凡血虚兼寒或阴虚热不甚者皆宜，既善治肝血亏虚之萎黄、目眩、心悸、月经不调及崩漏等，又善治肾阴不足之腰膝酸软、遗精盗汗、耳鸣耳聋，还能治精血亏虚之头晕眼花、须发早白等。其滋腻性强，每与少量开胃之砂仁或陈皮同用，以保胃气，促进药力吸收。

4.赤芍与白芍　古时通用，宋元始分，虽药性相似而功效却异。赤芍清热行散，功能清热凉血、活血止痛，血热或血瘀疼痛者宜之，善治热入营血、血热斑疹吐衄，以及瘀血经闭、痛经、跌打损伤等证。白芍补敛平肝，功能补血敛阴、柔肝止痛、平抑肝阳，善治血虚萎黄、月经不调、阴虚盗汗、表虚自汗、脘腹或四肢挛急作痛及肝阳上亢之眩晕等证。

（二）重要药物配伍

当归配黄芪：当归补血，黄芪益气，根据气能生血的关系，二药合用，益气生血作用增强，治血虚及气血两虚。

**讨论探究**

表2-18-11　学习讨论

| 议题 | 结论 |
|---|---|
| 当归与熟地黄的效用异同点？ | |
| 当归与白芍的效用异同点？ | |
| 当归配黄芪合用的配伍意义？ | |

# 任务五　补阴药

## 学习任务书

| 序号 | 学习任务 | 完成情况 |
| --- | --- | --- |
| 1 | 辨识药材标本并写出五种补阴药的功效特点 | |
| 2 | 南沙参、北沙参的来源 | |
| 3 | 枸杞子的主要药理作用 | |

完成学习任务并填写学习任务书后,以小组为单位及时交送老师

## 活动一　学习补阴药的常用药物

凡有补阴作用,以治疗阴虚证为主的药物,称补阴药。补阴药多甘寒或甘凉,归肺、胃或肝、肾经,能滋养阴液、生津润燥,历代医家常以"甘寒养阴"概括其性用。补阴药各有专长,应随证选用,并作相应配伍。如热病阴液已伤而邪热未尽者,当配伍清热药;阴虚阳亢者,当配伍平肝潜阳药;阴虚风动者,当配伍息风止痉药;阴虚内热者,当配伍清虚热药;阴血俱虚者,当配伍补血药。而据阴阳互根之理,对肾阴虚证,可适当辅以补阳药,于阳中求阴,使阴得阳升而源泉不竭。

### 南沙参

【来源】　桔梗科植物轮叶沙参或沙参的新鲜或干燥根。新鲜者名鲜沙参。

【性味归经】　甘,微寒。归肺、胃经。

【性能特点】　味甘能补,微寒清凉,入肺、胃经,为凉补之品。主以清肺养阴、益胃生津,兼以益气、祛痰,善治肺胃阴虚有热诸证,兼气虚或夹痰者尤宜。

【功效主治】

1.清肺养阴,祛痰　主治肺热燥咳有痰,阴虚劳嗽咯血。

2.益气　主治气阴两伤的舌干口渴。

【用法用量】　煎服,干品 9～15 g,鲜品 15～30 g;或入丸散。鲜用清热养阴生津力较好。

【使用注意】　甘寒,故虚寒证忌服。反藜芦。

### 北沙参

【来源】　伞形科植物珊瑚菜的干燥根。

【性味归经】　甘,微寒,归肺、胃经。

【性能特点】　甘能补虚,微寒清凉,入肺、胃经,为凉补之品。善养阴清肺、益胃生津,治肺胃阴虚

有热诸证。

【功效主治】

1. 养阴清肺　主治肺热燥咳,阴虚劳嗽咯血。

2. 益胃生津　主治阴伤津亏的舌干口渴。

【用法用量】　煎服,5~12 g;或入丸散。

【使用注意】　本品甘寒,故虚寒证忌服。

# 麦　冬

【来源】　百合科植物麦冬的干燥块根。

【性味归经】　甘、微苦,微寒。归肺、心、胃经。

【性能特点】　甘润苦泄,微寒清热,入肺、心、胃经,为滋养清润之品。既养阴生津而润肺益胃,又清养心神而除烦安神,还滋润肠燥而通便。

【功效主治】

1. 润肺养阴　主治肺热燥咳痰黏,阴虚劳嗽咯血。

2. 益胃生津　主治津伤口渴,内热消渴。

3. 清心除烦　主治心阴虚、心火旺的心烦失眠。

4. 润肠通便　主治肠燥便秘。

【用法用量】　煎服,6~12 g;或入丸散。清养肺胃之阴多去心用,滋阴清心多连心用。

【使用注意】　本品性凉滋润,故风寒或痰饮咳嗽、脾虚便溏者忌服。

# 石　斛

【来源】　兰科植物金钗石斛、鼓槌石斛或流苏石斛的栽培品及其同属植物近似种的新鲜或干燥茎。

【性味归经】　甘,微寒。归胃、肾经。

【性能特点】　甘能滋养,微寒清凉,以清滋为用。入胃经,能养胃阴、生津液;入肾经,能滋肾阴、清虚热。此外,通过滋阴清热,还能明目、强腰。鲜用药力较强。

【功效主治】

1. 养胃生津　主治热病伤津或胃阴不足的舌干口燥,内热消渴。

2. 滋阴除热　主治阴虚虚热不退。

3. 明目、强腰　主治肾虚视物不清、腰膝软弱。

【用法用量】　煎服,干品 6~12 g,鲜品 15~30 g;或入丸散。干品入汤剂宜先下。

【使用注意】　本品甘补恋邪,故温热病不宜早用。又能助湿,故湿温尚未化燥者忌服。

# 黄　精

【来源】　百合科植物滇黄精、黄精或多花黄精的干燥根茎。

【性味归经】　甘,平。归脾、肺、肾经。

【性能特点】　甘平质润,作用缓和,入脾、肺、肾经,为平补气阴之品。既滋阴润肺,又补肾益精,还补脾益气,为滋补良药。

【功效主治】

1. 滋阴润肺　主治:①肺虚燥咳,劳嗽久咳。②肾虚精亏的腰膝酸软、须发早白、头晕乏力。

2. 补脾益气　主治:①气虚倦怠乏力,阴虚口干便燥。②气阴两虚,内热消渴。

【用法用量】 煎服,9~15 g;或入丸散。

【使用注意】 易助湿邪,故脾虚有湿、咳嗽痰多及中寒便溏者忌服。

# 枸杞子

【来源】 茄科植物宁夏枸杞的干燥成熟果实。

【性味归经】 甘,平。归肝、肾、肺经。

【性能特点】 甘平质润,归肝、肾、肺经。善滋补肝肾而明目,治肝肾阴虚、视力减退;能滋润肺阴而止咳,治阴虚咳嗽。

【功效主治】

1.滋补肝肾,明目 主治:①肝肾阴虚的头晕目眩、视力减退、腰膝酸软、遗精。②消渴。

2.润肺 主治阴虚咳嗽。

【用法用量】 煎服,6~12 g;或入丸散。

【使用注意】 滋阴润燥,故大便溏薄者慎服。

【药理作用】 本品有增强和调节免疫功能、促进造血功能、延缓衰老、抗肿瘤、降血脂、护肝、降血糖及提高耐缺氧能力等作用。

# 龟 甲

【来源】 龟科动物乌龟的背甲及腹甲。

【性味归经】 甘、咸,寒。归肝、肾、心经。

【性能特点】 甘寒质重,标本兼治,入肝、肾、心经,为滋清镇潜止血之品。既滋肾阴、清虚热,又补肝肾、潜肝阳,还益肾健骨、养血补心、凉血止血。

【功效主治】

1.滋阴潜阳 主治:①阴虚阳亢之头晕目眩,热病伤阴之虚风内动。②阴虚发热。

2.益肾健骨 主治肾虚腰膝痿弱、筋骨不健、小儿囟门不合。

3.养血补心 主治心血不足之心悸、失眠、健忘。

4.凉血止血 主治血热崩漏、月经过多。

【用法用量】 煎服,9~30 g,打碎先下;或入丸散。

【使用注意】 本品甘寒,故脾胃虚寒者忌服。又据古籍记载,能软坚祛瘀治难产,故孕妇慎服。

# 鳖 甲

【来源】 鳖科动物鳖的背甲。

【性味归经】 咸,寒。归肝、肾经。

【性能特点】 咸寒质重,入肝、肾经,为滋阴镇潜兼软坚之品。既滋肾阴、退热除蒸,又镇潜肝阳、软坚散结,主治阴虚阳亢、虚风内动、阴虚发热、久疟等。

【功效主治】

1.滋阴潜阳 主治阴虚阳亢之头晕目眩,热病伤阴之虚风内动。

2.退热除蒸 主治阴虚发热。

3.软坚散结 主治久疟疟母、癥瘕。

【用法用量】 煎服,9~30 g,打碎先下;或入丸散。滋阴潜阳宜生用,软坚散结宜醋炙用。

【使用注意】 本品性寒质重,故脾胃虚寒之食少便溏及孕妇慎服。

表 2-18-12 其他补阴药

| 药名 | 性味 | 归经 | 功效特点 | 主治 | 用法用量、注意事项 |
|---|---|---|---|---|---|
| 天冬 | 甘、苦,寒 | 归肺、肾经 | 滋阴降火 清肺润燥 润肠通便 | ①肺热燥咳,劳嗽咯血 ②津伤口渴,阴虚消渴 ③肠燥便秘 | 煎服,6~12 g;或入丸散 大寒滋润,故脾胃虚寒、食少便溏者慎服 |
| 玉竹 | 甘,平 | 归肺、胃经 | 滋阴润肺,生津养胃 | ①肺燥咳嗽,阴虚劳嗽,阴虚外感 ②胃阴耗伤的舌干口燥,消渴 | 煎服,6~12 g;或入丸散 柔润多液,故脾虚有痰湿者忌服 |
| 百合 | 甘,微寒 | 归肺、心经 | 养阴润肺,清心安神 | ①肺虚久咳,劳嗽咯血 ②虚烦惊悸,失眠多梦,精神恍惚 | 煎服,6~12 g;或入丸散 寒润,故风寒咳嗽或中寒便溏者忌服 |
| 墨旱莲 | 甘、酸,寒 | 归肝、肾经 | 滋阴益肾,凉血止血 | ①肝肾阴虚的头晕目眩、须发早白 ②阴虚血热的吐血、衄血、尿血、便血、崩漏 | 煎服,6~12 g;或入丸散 性寒,故虚寒腹泻者忌服 |
| 女贞子 | 甘、苦,凉 | 归肝、肾经 | 滋肾补肝,清虚热,明目乌发 | ①肝肾阴虚的头晕目眩、腰膝酸软、须发早白 ②阴虚发热 ③肝肾虚亏的目暗不明,视力减退 | 煎服,6~12 g;或入丸散 虽补而不腻,但性凉,故脾胃虚寒泄泻及肾阳虚者忌服 |
| 桑椹 | 甘,寒 | 归心、肝、肾经 | 滋阴补血,生津,润肠 | ①阴虚血亏的眩晕、目睹、耳鸣、失眠、须发早白 ②津伤口渴,消渴 ③肠燥便秘 | 煎服,9~15 g,鲜品加倍;或入膏滋剂性寒润滑,故脾胃虚寒溏泄者忌服 |
| 蛤蟆油 | 甘、咸,平 | 归肺、肾经 | 补肾益精,养阴润肺 | ①病后体弱,神疲乏力,盗汗 ②痨嗽咳血 | 内服:5~15 g,炖服;或作丸剂 甘咸滋腻,故外有表邪、内有痰湿者慎服 |
| 楮实子 | 甘,寒 | 归肝、肾经 | 滋阴益肾,清肝明耳,利尿 | ①肝肾不足,腰膝酸软,虚劳骨蒸 ②头晕目昏,目生翳膜 ③水肿胀满 | 内服:煎服,6~12 g;或入丸散 甘寒滋腻,故脾胃虚寒、大便溏泄者慎服 |

**讨论探究**

表2-18-13　学习讨论

| 议题 | 结论 |
| --- | --- |
| 蛤蟆油与蛤蚧的功效特点? | |
| 女贞子与墨旱莲共有的主治病证有哪些? | |

# 活动二　学会相似药物的比较和重点药物的配伍

1. 南沙参与北沙参　相同点:均味甘性微寒,入肺、胃经,功能养阴清肺、益胃生津,治肺热燥咳、阴虚劳,以及阴虚津伤的口干舌燥等证。

不同点:南沙参源于桔梗科植物,兼能益气祛痰,善治肺热燥咳或阴虚劳嗽有痰,以及阴伤兼气虚之口干舌燥等证;北沙参源于伞形科植物,长于滋阴,善治燥咳或阴虚劳嗽无痰及阴伤重症者。

2. 麦冬与天冬　相同点:同入肝肾经而善补肝肾、明目,治肝肾亏虚的头晕目眩、须发早白、腰膝酸软、目暗不明等。不同点:麦冬性微寒,滋阴清热润燥之力较弱;又入心、胃经,善益胃生津、清心而除烦安神,治胃阴虚之口渴、心阴虚或心火旺之心烦不眠。天冬性寒,滋阴清热润燥力强,又入肾经滋阴降火,治肾阴亏虚之潮热盗汗、阴虚消渴等证。

3. 枸杞子与女贞子　相同点:均味甘性微寒,入肺、胃经,功能养阴清肺、益胃生津,治肺热燥咳、阴虚劳,以及阴虚津伤的口干舌燥等证。

不同点:枸杞子性平而兼润肺,又治虚劳咳嗽;女贞子性凉而能清退虚热,又治阴虚发热。

4. 龟甲与鳖甲　相同点:均味咸寒,入肝、肾经,皆善滋阴潜阳、清虚热,治阴虚阳亢、虚风内动及阴虚内热等证。不同点:龟甲滋阴力佳,善治阴虚阳亢之证;鳖甲长于清虚热,善治热病伤阴、夜热早凉。此外,龟甲又能益肾健骨、养血补心、止血,治肾虚骨弱,心血虚之心悸失眠、阴虚崩漏及月经过多;鳖甲又能软坚散结,治久疟、癥瘕。

5. 女贞子配墨旱莲(二至丸)　二药合用滋补肝肾之力更增,主治肝肾阴虚之证。

**讨论探究**

表2-18-14　学习讨论

| 议题 | 结论 |
| --- | --- |
| 南沙参与北沙参的效用异同点? | |
| 麦冬与天冬的共治病证是什么? | |

**项目简介**

　　本项目主要围绕认知收涩药基本特征、补气药、补阳药、补血药和补阴药五个方面的学习任务展开,通过分组讨论、案例解析、互动交流、自主学习,教师指导等活动使学习者掌握收涩药的分类、性能特点、功效适应范围以及使用方法和注意事项,具备中药调剂、指导用药及制剂养护等岗位的职业技能。

# 任务一　认知收涩药的基本特征

**学习任务书**

| 序号 | 学习任务 | 完成情况 |
|---|---|---|
| 1 | 收涩药的概念及性能特点 | |
| 2 | 收涩药的分类 | |
| 3 | 收涩药的配伍应用 | |
| 4 | 收涩药的使用注意 | |

完成学习任务并填写学习任务书后,以小组为单位及时交送老师

　　1.收涩药概念　　凡以收敛固涩为主要作用的药物,称为收涩药。亦称收敛药或固涩药。

　　2.性能特点　　收涩药多为酸涩之品,主入肺、脾、肾、大肠经。

　　3.效用　　有敛肺、敛汗、止泻、固精、缩尿、止带、止血等作用,适用于体虚正气不固所致的之久咳虚喘、久泻久痢、自汗盗汗、遗精滑精、遗尿尿频及崩带不止等滑脱不禁的

证候。

4.使用注意 收涩药有敛邪之弊,凡表邪未解,内有湿滞以及郁热未清,均不宜用,以免"闭门留寇"。

## 讨论探究

表 2-19-1 学习讨论

| 议题 | 结论 |
| --- | --- |
| 结合生活经历,谈~下自己对收涩药的认识 | |
| 收涩药的概念和性能功效 | |
| 收涩药的适应范围 | |
| 使用收涩药的注意事项 | |

# 任务二 收涩药

## 学习任务书

| 序号 | 学习任务 | 完成情况 |
| --- | --- | --- |
| 1 | 辨识药材标本并写出五种以上收涩药的功效特点 | |
| 2 | 乌梅、诃子、肉豆蔻的用法;罂粟壳的用量 | |
| 3 | 五味子、山茱萸的主要药理作用 | |
| 4 | 五味子与五倍子、五味子与乌梅的效用异同点 | |

完成学习任务并填写学习任务书后,以小组为单位及时交送老师

## 活动一 学习收涩药的常用药物

### 五味子

【来源】 木兰科植物五味子的干燥成熟果实,习称北五味子。

【性味归经】 酸,温。归肺、肾、心经。

【性能特点】 味酸收涩,性温质润,敛、补兼备,入肺、肾、心经。上能敛肺止咳平喘,下能滋肾涩精止泻,内能生津宁心安神,外能固表收敛止汗。

【功效主治】

1.敛肺滋肾 主治肺虚久咳或肺肾不足的咳喘。

2.生津敛汗 主治:①津伤口渴,消渴。②表虚自汗,阴虚盗汗。

3.涩精止泻 主治:①肾虚遗精,滑精。②脾肾两虚的五更泄泻。

4.宁心安神 主治虚烦心悸,失眠多梦。

【用法用量】 煎汤,2~6 g;或入丸散。

【使用注意】 本品酸温涩敛,故表邪未解、内有实热、咳嗽初起及麻疹初发慎服。

【药理作用】 本品有镇咳、祛痰、镇静、保肝、扩张血管、调节心肌细胞能量代谢、调节免疫功能、抗溃疡、抗衰老等作用。

# 乌 梅

【来源】 蔷薇科植物梅的干燥近成熟果实。

【性味归经】 酸,平。归肝、脾、肺、大肠经。

【性能特点】 本品味酸涩敛,性平不偏,既入肝、脾经,又入肺与大肠经。上能敛肺气以止咳,下能涩大肠以止泻,并能收敛以止血。又因酸味独重,还善安蛔、生津。

【功效主治】

1.敛肺 主治肺虚久咳。

2.涩肠 主治久泻久痢。

3.生津 主治虚热消渴。

4.安蛔 主治蛔厥腹痛。

5.止血 主治崩漏,便血。

【用法用量】 煎汤,3~9 g;或入丸散。外用:适量。止泻止血宜炒炭,生津安蛔当生用。

【使用注意】 本品酸涩收敛,故表邪未解及实热积滞者慎服。

# 椿 皮

【来源】 苦木科植物臭椿的干燥根皮或干皮。

【性味归经】 苦、涩,寒。归大肠、胃、肝经。

【性能特点】 苦寒燥泄,味涩收敛,既入大肠经,又入胃、肝经,为燥泄与涩敛兼能之品。善清热燥湿、涩肠而止泻、止带,能凉血收敛而止血,并兼杀虫。

【功效主治】

1.清热燥湿,涩肠,止血 主治久泻久痢,湿热泻痢,便血。

2.止带 主治崩漏,赤白带下。

3.杀虫 主治蛔虫病,疮癣作痒。

【用法用量】 煎汤,6~9 g;或入丸散。外用:适量,煎汤洗,或熬膏涂。

【使用注意】 本品味苦性寒,故脾胃虚寒者慎服。

# 赤石脂

【来源】 硅酸盐类矿物多水高岭石族多水高岭石,主含四水硅酸铝。

【性味归经】 甘、酸、涩,温。归大肠、胃经。

【性能特点】 酸涩质重,主入大肠经,功专收敛,最善固涩下焦滑脱。内服能涩肠止泻、止血止带,外用能收湿敛疮、生肌。

【功效主治】

1. 涩肠止泻,止血　主治泻痢不止,便血脱肛。

2. 止带　主治崩漏,赤白带下。

3. 外用收湿敛疮生肌　主治湿疮流水,溃疡不敛,外伤出血。

【用法用量】 煎汤,9～12 g,打碎先下;或入丸散。外用:适量,研末调敷。

【使用注意】 《别录》有治"难产胞衣不出"的记载,故孕妇慎服。

# 莲　子

【来源】 睡莲科植物莲的去胚的干燥成熟种子。

【性味归经】 甘、涩,平。归脾、肾、心经。

【性能特点】 甘涩而平,入脾、肾、心经,补虚与固涩兼具,为药食两用之品。既善补心脾肾之虚,又能涩肠、固精、止带及安神。

【功效主治】

1. 补脾止泻　主治脾虚久泻、食欲不振。

2. 益肾固精　主治肾虚遗精、滑精。

3. 养心安神　主治心肾不交的虚烦、惊悸失眠。

【用法用量】 煎服,6～15 g;或入丸散。

【使用注意】 甘涩,故大便秘结者慎服。

# 山茱萸

【来源】 山茱萸科植物山茱萸的干燥成熟果肉。

【性味归经】 酸,微温。归肝、肾经。

【性能特点】 酸涩微温,入肝、肾经。既温补肝肾,又收敛固涩,为温补固涩之品。或云其既补肾阳,又补肾精,为阴阳并补之品。主治肝肾亏虚、肾虚、虚汗不止及崩漏经多诸证。

【功效主治】

1. 补益肝肾　主治肝肾亏虚的头晕目眩、腰膝酸软、阳痿。

2. 收敛固涩　主治:①肾虚遗精滑精,小便不禁,虚汗不止。口舌生疮、血热出血、疮疡肿毒。②妇女崩漏及月经过多。

【用法用量】 煎汤,6～12 g;或入丸散。

【使用注意】 本品温补固涩,故命门火炽,素有湿热及小便不利者慎服。

【药理作用】 有调节免疫功能、降血糖、升高白细胞、抗菌等作用。

# 桑螵蛸

【来源】 螳螂科昆虫大刀螂和小刀螂或巨斧螳螂的干燥卵鞘。

【性味归经】 甘、咸,平。归肝、肾经。

【性能特点】 本品甘咸性平,入肝、肾经,善补肾助阳、固涩下焦,为治肾阳亏虚、精滑不固之要药。

【功效主治】

1. 固精缩尿　主治肾阳亏虚的遗精滑精,遗尿尿频,小便白浊,带下。

2. 补肾助阳　主治阳痿不育。

【用法用量】　煎汤,5~10 g;或入丸散。

【使用注意】　本品助阳固涩,故阴虚火旺之遗精及湿热尿频者忌服。

# 海螵蛸

【来源】　乌贼科动物曼氏无针乌贼或金乌贼的干燥内壳。又名乌贼骨。

【性味归经】　咸、涩,微温。归肝、脾、肾经。

【性能特点】　咸入血,涩固脱,性微温,入肝、脾、肾经。功长收涩,尤善止血止带,治崩漏带下效佳,堪称妇科之良药。此外,内服又善制酸止痛,外用又能收湿敛疮。

【功效主治】

1. 收敛止血　主治崩漏下血,肺胃出血,创伤出血。

2. 固精止带　主治肾虚遗精,赤白带下。

3. 制酸止痛　主治胃痛吞酸。

4. 收湿敛疮　主治湿疮湿疹,溃疡多脓。

【用法用量】　煎汤,5~10 g;研末,每次 1.5~3 g。外用:适量,研末敷。

【使用注意】　本品能伤阴助热,故阴虚多热者忌服,大便秘结者慎服。

表 2-19-2　其他清热泻火药

| 药名 | 性味 | 归经 | 功效特点 | 主治 | 用法用量、注意事项 |
|---|---|---|---|---|---|
| 诃子 | 酸、涩、苦,平 | 归肺、大肠经 | 涩肠<br>敛肺<br>下气<br>利咽 | ①久泻,久痢,便血脱肛<br>②肺虚久咳,咽痛,失音 | 煎服,3~10 g;或入丸散。敛肺清火开音宜生用,涩肠止泻宜煨用。收涩,故外有表邪、内有湿热积滞者忌服 |
| 肉豆蔻 | 辛,温 | 归脾、胃、大肠经 | 涩肠止泻<br>温中行气 | ①久泻不止<br>②虚寒气滞的脘腹胀痛、食少呕吐 | 煎服,3~10 g;入丸散,每次 1.5~3 g;温中止泻宜煨用。温中固涩,故湿热泻痢者忌服 |
| 芡实 | 甘、涩,平 | 归脾、肾经。 | 益肾固精<br>补脾祛湿 | ①肾虚遗精,小便不禁,白带过多<br>②脾虚久泻不止 | 内服:煎服,9~15 g;或入丸散 |
| 覆盆子 | 甘、酸,微温 | 归肝、肾、膀胱经 | 益肾<br>固精<br>缩尿<br>明目 | ①肾虚不固的遗精滑精、遗尿尿频<br>②肾虚阳痿<br>③肝肾不足的目暗不明 | 煎服,6~12 g;或入丸散。性温固涩,故肾虚有火之小便短涩者忌服 |
| 浮小麦 | 甘,凉 | 归心经 | 益气<br>除热止汗 | ①气虚自汗,阴虚盗汗<br>②骨蒸劳热 | 内服:煎服,15~30 g;或入丸散 |
| 金樱子 | 酸、涩,平 | 归肾、膀胱、大肠经 | 固精缩尿<br>涩肠止泻<br>固崩止带 | ①遗精滑精,尿频遗尿<br>②久泻久痢<br>③崩漏带下 | 煎服,6~12 g;或入丸散;功专收敛,凡有实火、实邪者忌服 |

续表 2-19-2

| 药名 | 性味 | 归经 | 功效特点 | 主治 | 用法用量、注意事项 |
|---|---|---|---|---|---|
| 五倍子 | 酸、涩,寒 | 归肺、大肠、肾经 | 敛肺降火 涩肠固精 敛汗止血 收湿敛疮 | ①肺虚久咳 ②久泻久痢,遗精滑精 ③自汗盗汗,崩漏,便血痔血,外伤出血 ④疮肿,湿疮 | 煎服,3～6 g;或入丸散。外用:适量,煎汤熏洗,或研末敷;酸涩收敛,故外感咳嗽、湿热泻痢者忌服 |
| 麻黄根 | 甘、涩,平 | 归肺经 | 收敛止汗 | 自汗,盗汗 | 煎服,3～9 g;或入丸散。外用:适量,研末撒扑。功专收敛,故表邪未尽者忌服 |
| 糯稻根 | 甘,平 | 归肺、胃、肾经 | 止汗退热 益胃生津 | ①自汗、盗汗 ②虚热不退,骨蒸潮热 | 煎服,15～30 g |
| 罂粟壳 | 酸、涩,平有毒 | 归肺、大肠、肾经 | 敛肺 涩肠 止痛 | ①肺虚久咳 ②久泻久痢 ③心腹筋骨诸痛 | 内服:煎服,3～6 g;或入丸散。止咳宜蜜炙用,止泻、止痛宜醋炒用 酸涩收敛,故咳嗽与泻痢初起者忌服。有毒并易成瘾,不宜大量或久服。孕妇及儿童禁用。运动员慎服 |
| 石榴皮 | 酸、涩,温 | 归胃、大肠经 | 涩肠止泻 止血 杀虫 | ①久泻久痢 ②便血,崩漏 ③虫积腹痛 | 内服:煎服,3～9 g;或入丸散。外用:适量,煎水熏洗,或研末敷。收涩,所含石榴皮碱有毒,故用量不宜过大,泻痢初期者忌服 |

**讨论探究**

表 2-19-3　学习讨论

| 议题 | 结论 |
|---|---|
| 乌梅的用法有什么特点? | |
| 诃子、肉豆蔻、覆盆子、金樱子有哪些用药禁忌? | |
| 金樱子、覆盆子、桑螵蛸共有的主治病证? | |

## 活动二　病例解析

刘向明,男,16岁,学生。独自在外求学,不注意生饮食卫生,胃脘嘈杂,甚或不思饮食,脐周腹痛,时作时止,便虫,面黄肌瘦,鼻孔作痒,睡中齿介齿流涎。

**讨论探究**

表2-19-4　学习讨论

| 议题 | 结论 |
| --- | --- |
| 诊断患者为何种病证? | |
| 针对病情,你认为该用那些中药? 解释用药机理 | |

## 活动三　学会相似药物的比较和重点药物的配伍

（一）相似药物的比较

1. 五味子与乌梅　相同点:均味酸收涩,功能敛肺、涩肠、生津,治肺虚久咳、久泻久痢以及津伤口渴。不同点:五味子酸温滋润而补敛,除敛肺外,又能滋肾、涩精,治肺肾两虚之咳喘及正虚滑脱诸证;还善宁心安神,治阴血虚亏之心悸失眠等证。乌梅酸收性平,虽无补虚之功,但善生津止渴,且能安蛔,为治虚热消渴、蛔厥腹痛之要药;炒炭又善止血,治妇女崩漏下血等。

2. 五味子与五倍子　相同点:均能敛肺涩肠、涩精敛汗,治久咳虚喘、久泻久痢、遗精滑精、虚汗不止。不同点:五味子性温,收敛补虚兼备,且能滋肾,尤善治正虚滑脱之证;又善宁心安神,治阴血亏虚之心悸失眠;并能生津,治津伤口渴、消渴等。五倍子性寒,酸收降火并举,无滋补之力,凡久咳或滑脱不禁兼热者宜之;又能止血,治崩漏下血、痔血、便血、外伤出血等证。

3. 桑螵蛸与海螵蛸　相同点均味咸归肝、肾经,功能固精止带,治肾虚遗精、滑精、带下。不同点:桑螵蛸药用昆虫卵鞘,其性平,补敛并举;又能补肾助阳,治肾虚阳痿;还能缩尿,治遗尿、尿频。海螵蛸药用乌贼的内贝壳,其性微温,功专收涩而力强,且无补力;又能收敛止血、制酸止痛,治崩漏下血、肺胃出血、创伤出血及胃痛吐酸;外用还能收湿敛疮,治湿疮、湿疹及溃疡多脓。

（二）重点药物的配伍

桑螵蛸配鹿茸、肉苁蓉、菟丝子:四药同用,增强补肾固精之效,适用于肾虚遗精、滑精者。

## 讨论探究

表2-19-5　学习讨论

| 议题 | 结论 |
|---|---|
| 五味子与乌梅的功效异同点? | |
| 五味子与五倍子的功效异同点? | |
| 桑螵蛸与海螵蛸的功效的不同点? | |

## 项目简介

本项目主要围绕认知涌吐药、杀虫燥湿止痒药、拔毒消肿敛疮药三个方面的学习任务展开,通过分组讨论、案例解析、互动交流、自主学习,教师指导等活动使学习者掌握涌吐药、杀虫燥湿止痒药、拔毒消肿敛疮药的性能特点、功效适应范围以及使用方法和注意事项,具备中药调剂、指导用药及制剂养护等岗位的职业技能。

# 任务一　涌吐药

🌱 **学习任务书**

| 序号 | 学习任务 | 完成情况 |
|---|---|---|
| 1 | 辨识药材标本并写出三种以上涌吐药的功效特点 | |
| 2 | 常山、瓜蒂、藜芦的效用异同点 | |

完成学习任务并填写学习任务书后,以小组为单位及时交送老师

## 活动一　学习涌吐药的常用药物

凡以促使呕吐为主要作用的药物,称涌吐药,又叫催吐药。本类药物味苦性寒,药势升浮上涌,功能涌吐毒物、宿食及痰涎。用于中风、癫狂、喉痹之痰涎壅塞,宿食停滞胃脘,毒物尚留胃中,以及干霍乱吐泻不得等,属病情急迫而急需吐出之证。作用强烈,且系有毒之物,只宜用于正气未衰而邪盛者,老人、妇女胎前产后、体质虚弱者均当忌用;严格用法用量,一般宜从小量渐增,防其中毒或涌吐太过;服药后宜多饮开水以助药力,或用鸡翎等物探喉助吐;涌吐药只可暂投,中病即止,不可连服、久服。若呕吐不止,当及时解救;吐后不宜马上进食,待胃气恢复后,再进流质或易消化的食物,以养胃气。

## 常　山

【来源】　虎耳草科植物常山的干燥根。

【性味归经】　苦、辛，寒。有毒。归肺、心、肝经。

【性能特点】　苦泄辛开，寒凉有毒，入肺、心、肝经，升散涌泄峻猛。既涌吐痰饮，为治胸中痰饮所常用。又攻毒行痰而截疟，为治疟疾寒热之要药。

【功效主治】

1. 涌吐痰饮　主治胸中痰饮。

2. 截疟　主治疟疾。

【用法用量】　煎汤，5~9 g；或入丸散。涌吐宜生用，截疟宜酒炒用。

【使用注意】　本品有毒而涌吐，易损伤正气，故用量不宜过大，孕妇及体虚者忌服。

## 瓜　蒂

【来源】　葫芦科植物甜瓜的干燥果蒂。

【性味归经】　苦，寒。有毒。归胃经。

【性能特点】　苦泄寒清，力猛有毒，唯入胃经。内服可涌吐热痰宿食，外用吹鼻能引去湿热。

【功效主治】

1. 涌吐痰湿　主治热痰，宿食。

2. 祛湿退黄　主治湿热黄疸，湿家头痛。

【用法用量】　煎汤，2~5 g；入丸散，0.3~1 g。服后含咽砂糖能增药力。外用：小量，研末吹鼻，待鼻中流出黄水即停药。

【使用注意】　本品作用强烈，易损伤正气，故孕妇、体虚、失血及上部无实邪者忌服。若呕吐不止，用麝香0.01~0.015 g，开水冲服可解。

## 藜　芦

【来源】　百合科植物黑藜芦的干燥根及根茎。

【性味归经】　辛、苦，寒。有毒。归肺、胃、肝经。

【性能特点】　辛散苦泄，性寒毒大，药力峻猛，入肺、胃、肝经。既涌吐风痰，善治风痰所致的癫痫、中风、喉痹；又杀虫疗癣，外用治疥癣秃疮。

【功效主治】

1. 涌吐风痰　主治中风，癫痫，喉痹。

2. 杀虫疗疮　主治疥癣秃疮。

【用法用量】　内服：入丸散，0.3~0.9 g。外用：适量，研末油调敷内服：入丸散，0.3~0.9 g。外用：适量，研末油调敷。

【使用注意】　本品有毒，内服宜慎。孕妇及体弱者忌服。不宜与细辛、赤芍、白芍、人参、丹参、玄参、沙参、苦参同用。

## 讨论探究

表 2-20-1 学习讨论

| 议题 | 结论 |
|---|---|
| 常山、瓜蒌、藜芦的功效特点？ | |
| 藜芦有哪些用药禁忌？ | |

## 活动二 学会相似药物的比较

1. 常山与瓜蒂 相同点：均性寒有毒而善涌吐。不同点：常山善涌吐胸中痰饮，治胸中痰饮积聚；瓜蒂善涌吐痰热、宿食，治痰热郁于胸中之癫痫发狂、宿食停滞之胃脘胀痛嗳腐等。此外，常山还能截疟，治疟疾寒热；瓜蒂还能外用吹鼻，引去湿热而退黄，治湿热黄疸等。

2. 藜芦与瓜蒂 相同点：均苦寒有毒，功善涌吐。不同点：藜芦善涌吐风痰，还能杀虫疗疮。瓜蒂善涌吐热痰、宿食，外用吹鼻，可引去湿热。

## 讨论探究

表 2-20-2 学习讨论

| 议题 | 结论 |
|---|---|
| 常山与瓜蒂的功效异同点？ | |
| 藜芦与瓜蒂的功效异同点？ | |

# 任务二 杀虫燥湿止痒药

## 学习任务书

| 序号 | 学习任务 | 完成情况 |
|---|---|---|
| 1 | 辨识药材标本并写出五种杀虫燥湿止痒药的功效特点 | |
| 2 | 说明雄黄、硫黄、轻粉、白矾的用法用量 | |
| 3 | 说明雄黄、轻粉、铅丹的注意事项 | |

完成学习任务并填写学习任务书后，以小组为单位及时交送老师

# 活动一　学习杀虫燥湿止痒药的常用药物

杀凡以攻毒杀虫、燥湿止痒为主要功效的药物,称为杀虫燥湿止痒药。本类药寒温不一,大多有毒,以外用为主,兼可内服。具有攻毒杀虫、燥湿止痒等作用,部分药物兼有截疟、壮阳等作用。本类药适用于疥癣、湿疹、痈肿疮毒、麻风、梅毒及毒蛇咬伤等,部分药物兼治疟疾、肾阳虚弱等证。本类药有毒者居多,其中毒性剧烈者,外用时尤当慎重,既不能过量,也不能大面积涂敷,还不宜在头面及五官使用,以防吸收中毒;同时,还应严格遵守炮制、控制剂量、使用方法与宜忌,以避免因局部过强刺激而引起严重反应。可内服的有毒之品,更应严格遵守炮制、控制剂量、注意使用方法与宜忌,并宜制成丸剂,以缓解其毒性;同时,还应避免持续服用,以防蓄积中毒。

## 雄　黄

【来源】　硫化物类矿物雄黄族雄黄,主含二硫化二砷。

【性味归经】　辛、苦,温。有毒。归心、肝、大肠、胃经。

【性能特点】　辛苦温燥,以毒攻毒,多作外用,少作内服。能解毒杀虫、燥湿祛痰、截疟定惊,既滔疮肿、疥癣、蛇伤及虫积,又治哮喘、疟疾及惊痫。

【功效主治】

1.解毒　主治痈疽疔疮,疥癣,虫蛇咬伤。

2.杀虫　主治虫积腹痛。

3.截疟定惊　主治哮喘,疟疾,惊痫。

【用法用量】　外用:适量,研末敷,或调涂。内服:入丸散,0.05～0.1 g。

【使用注意】　本品有毒,故外用不可大面积或长期涂敷;内服宜慎,不可久用,孕妇忌服。煅后'生成三氧化二砷而使其毒性剧增,故入药忌火煅。

## 硫　黄

【来源】　自然元素类矿物硫族自然硫,采挖后,加热溶化,除去杂质;或用含硫矿物经加工制得。

【性味归经】　酸,温。有毒。归肾、大肠经。

【性能特点】　酸温有毒,入肾与大肠经。外用善杀虫止痒,治疥癣湿疹瘙痒;内服能壮阳通便,治肾阳不足诸证。

【功效主治】

1.外用杀虫止痒　主治疥癣,湿疹,皮肤瘙痒。

2.内服壮阳通便　主治:①肾阳不足的阳痿、小便频数,肾虚喘促。②虚冷便秘。

【用法用量】　内服:炮制后入丸散,1～3 g。外用:适量,涂搽,或烧烟熏。

【使用注意】　本品性温有毒,故孕妇及阴虚火旺者忌服。不宜与芒硝、玄明粉同用。

## 轻　粉

【来源】　水银、明矾、食盐等经升华法制成的氯化亚汞结晶性粉末。

【性味归经】　辛,寒。有毒。归肾、大肠经。

【性能特点】　辛寒燥烈有毒,入肾与大肠经。外用善攻毒杀虫,治疥癣梅毒、疮疡溃烂;内服能通利二便,治水肿鼓胀。

【功效主治】

1. 外用攻毒　杀虫主治疥癣,梅毒,疮疡溃烂。

2. 内服利水通便　主治水肿鼓胀兼二便不利。

【用法用量】　外用:适量,研末掺敷患处。内服:入丸剂或装胶囊,每次 0.1~0.2 g,每日 1~2 次。

【使用注意】　品有毒,外用不可大面积或长久涂敷;内服不可过量或久服,孕妇及肝肾功能不全者忌服;服后要及时漱口,以免口腔糜烂。

# 白　矾

【来源】　硫酸盐类矿石明矾石的加工提炼品,主含含水硫酸铝钾。煅后名枯矾。

【性味归经】　酸,寒。归肺、肝、脾、大肠经。

【性能特点】　本品酸涩收敛,性寒清泄,药力较强,应用广泛。外用解毒杀虫、燥湿止痒,内服止血止泻、清热消痰。此外,还能祛湿热而退黄疸。

【功效主治】

1. 解毒杀虫,燥湿止痒(外用)　主治疮疡,疥癣,湿疹瘙痒,阴痒带下。

2. 止血止泻(内服)　主治吐衄下血,泻痢不止。

3. 清热消痰(内服)　主治:①风痰痫病,痰热癫狂。②湿热黄疸。

【用法用量】　内服:入丸散,0.6~1 g。外用:适量,研末敷,或化水洗患处。

【使用注意】　本品酸寒收敛性强,故体虚胃弱及无湿热痰火者忌服。

表 2-20-3　其他杀虫燥湿止痒药

| 药名 | 性味 | 归经 | 功效特点 | 主治 | 用法用量、注意事项 |
|---|---|---|---|---|---|
| 蛇床子 | 辛、苦,温,有小毒 | 归肾经 | 燥湿祛风,杀虫止痒,温肾壮阳 | ①阴部湿痒,湿疹,湿疮,疥癣<br>②寒湿带下,湿痹腰痛<br>③肾虚阳痿,宫冷不孕 | 内服:煎汤,3~10 g;或入丸散<br>外用:15~30 g,煎汤熏洗,或研末敷<br>性温,故阴虚火旺及下焦湿热者忌服 |
| 露蜂房 | 咸甘,平,有毒 | 归胃、肝经 | 攻毒杀虫,祛风止痛 | ①疮疡肿毒,乳痈,瘰疬<br>②顽癣,鹅掌风<br>③牙痛,风湿痹痛 | 内服:煎汤,3~5 g;或入丸散。<br>外用:适量,研末调敷,或煎水漱口或洗患处<br>有毒而无补虚之功,故气血虚弱者忌服 |
| 铅丹 | 辛,微寒。有毒 | 归心、肝经 | 外用拔毒止痒,敛疮生肌;内服坠痰镇惊,攻毒截疟 | ①疮疡溃烂,黄水湿疮<br>②惊痫癫狂<br>③疟疾 | 外用:适量,研枣撒敷或调敷。<br>内服:入丸散,每次 0.3~0.6 g。<br>有毒,故外用不宜炎面积或长飙涂敷,内服宜慎,不可过量或持续内服,以防蓄积中毒。孕妇忌服 |

续表 2-20-3

| 药名 | 性味 | 归经 | 功效特点 | 主治 | 用法用量、注意事项 |
|------|------|------|----------|------|-------------------|
| 土荆皮 | 辛，温。有毒 | 归肺、脾经 | 杀虫疗癣止痒 | 体癣，手足癣，头癣 | 外用适量醋或酒浸涂擦，或研末涂擦患处。有毒，一般不作内服 |

## 讨论探究

表 2-20-4　学习讨论

| 议题 | 结论 |
|------|------|
| 举例说明本类药物的应该怎样注意安全应用的问题？ | |

# 活动二　学会相似药物的比较

1.硫黄与雄黄　相同点：均性温有毒，外用均能杀虫而治疥癣。不同点：硫黄毒性较小，擅长杀虫止痒，为治疥癣瘙痒之要药；雄黄毒性较强，攻毒力强，善治痈疽疮疖、虫蛇咬伤。另，硫黄内服又能温肾壮阳通便，治肾虚阳痿、尿频、喘促及虚冷便秘；雄黄内服又能燥湿祛痰、截疟定惊，治哮喘、疟疾、惊痫。

2.轻粉与明矾　相同点：均性寒，外用能解毒杀虫，治疮疡。不同点：轻粉味辛有毒，能以毒攻毒，善治疮疡溃烂；明矾酸涩无毒，燥湿止痒力强，善治湿疹瘙痒。此外，轻粉内服又能利水通便，治水肿鼓胀、二便不利；明矾内服又能止血止泻、清热消痰，治吐衄下血、泻痢不止及风痰痫病、痰热癫狂及湿热黄疸。

## 讨论探究

表 2-20-5　学习讨论

| 议题 | 结论 |
|------|------|
| 硫黄与雄黄的效用异同点？ | |
| 轻粉与明矾的效用异同点？ | |

# 任务三　拔毒消肿敛疮药

## 学习任务书

| 序号 | 学习任务 | 完成情况 |
|---|---|---|
| 1 | 辨识药材标本并写出五种拔毒消肿敛疮药的功效特点 | |
| 2 | 蟾酥、马钱子的主要药理作用 | |
| 3 | 升药的使用注意以及砒石、硼砂的用法用量 | |

完成学习任务并填写学习任务书后,以小组为单位及时交送老师

## 活动一　学习拔毒消肿敛疮药的常用药物

凡以拔毒化腐、消肿敛疮为主要功效的药物,称为拔毒消肿敛疮药。本类药寒温不一,大多有毒,以外用为主,兼可内服。主要具有拔毒化腐、消肿敛疮等作用,部分药物兼有止痛、开窍、破血等作用。适用丁痈疽疮疖肿痛或脓成不溃、腐肉不尽或久溃不敛等证。部分药物兼治各种疼痛、痧胀吐泻昏厥、经闭、癥瘕、痹痛拘挛等。本类药有毒者居多,其中毒性剧烈者,外用时尤当慎重,既不能过量,也不能大面积涂敷,还不宜在头面及五官使用,以防吸收中毒;同时,还应严格遵守炮制、控制剂量、使用方法与宜忌,以避免因局部过强刺激而引起严重反应。可内服的有毒之品,更应严格遵守炮制、控制剂量、注意使用方法与宜忌,并宜制成丸剂,以缓解其毒性;同时,还应避免持续服用,以防蓄积中毒。

### 斑　蝥

【来源】　芫青科昆虫南方大斑蝥或黄黑小斑蝥的干燥体。

【性味归经】　辛,热。有大毒。归肝、胃、肾经。

【性能特点】　辛热散泄,毒剧力猛,入肝、胃、肾经。外用攻毒发泡蚀疮,治痈疽、顽癣、瘰疬。内服除攻毒外,又破血逐瘀、散结消癥,可治经闭、癥瘕。

【功效主治】

1.攻毒蚀疮　主治痈疽不溃,恶疮死肌,顽癣,瘰疬。

2.破血逐瘀 散结消癥　主治血瘀经闭,癥瘕。

【用法用量】　外用:适量,研末,或浸酒、醋,或制油膏涂敷患处。内服:炮制后入丸散,0.03~0.06 g。

【使用注意】　本品外涂皮肤,即能发赤起泡,对皮肤有较强的刺激性,故只宜小面积暂用。又有大毒,内服宜慎,孕妇及体弱者忌服。

# 蟾　酥

【来源】　蟾蜍科动物中华大蟾蜍或黑眶蟾蜍的干燥分泌物。

【性味归经】　辛,温。有毒。归心经。

【性能特点】　辛散温通,辛香走窜,毒大力强,专入心经。外用解毒消肿、止痛;内服除止痛外,又辟秽开窍而醒神。

【功效主治】

1.解毒消肿,止痛　主治痈疽疔疮,咽喉肿痛,龋齿作痛。

2.开窍醒神　主治痧胀腹痛吐泻,昏厥。

【用法用量】　外用:适量,研末调敷或入膏药。内服:入丸散,0.015 ~ 0.03 g。

【使用注意】　本品毒大,发泡腐蚀性强,故外用不可入目。孕妇忌用。

【药理作用】　本品有抗炎、增强免疫功能、镇痛、强心、升压、中枢性呼吸兴奋、抗肿瘤、促进造血功能等作用。

# 马钱子

【来源】　马钱科植物马钱的干燥成熟种子。

【性味归经】　苦,温。有大毒。归肝、脾经。

【性能特点】　苦泄性温,毒大力强,入肝、脾经。善散结消肿、通络止痛,治痈肿、跌打、顽痹、拘挛,外用内服均可。

【功效主治】

1.通络止痛　主治痈疽肿痛,跌打伤痛。

2.散结消肿　主治风湿痹痛,拘挛麻木。

【用法用量】　内服:炮制后入丸散,0.3 ~ 0.6 g。外用:适量,研末调敷。

【使用注意】　本品有毒,服用过量可致肢体颤动、惊厥、呼吸困难,甚则昏迷,有毒成分还能经皮肤吸收,故内服应严格炮制,不能生用及多服久服,外用不宜大面积或长期涂敷。孕妇禁用,运动员慎用。

【药理作用】　本品有抑菌、兴奋中枢神经、祛痰、镇咳等作用。

【用法用量】　煎服,6 ~ 12 g。或入丸散。

【使用注意】　血虚有寒无瘀之经闭、痛经及孕妇等均不宜用。反藜芦。

表 2-20-6　其他拔毒消肿敛疮药

| 药名 | 性味 | 归经 | 功效特点 | 主治 | 用法用量、注意事项 |
|---|---|---|---|---|---|
| 升药 | 辛,热有大毒 | 归肺、脾经 | 拔毒去腐 | ①痈疽溃后,脓出不畅<br>②痈疽溃烂,腐肉不去,新肉难生 | 外用:适量,研末干掺。多与煅石膏研末同用,不用纯品。本品不作内服。其拔毒去腐力强,故不宜长期或大面积涂敷,腐肉已去或脓水已净者忌用 |
| 炉甘石 | 甘,平 | 归肝、脾经 | 明目去翳收湿生肌 | ①目赤翳障,烂弦风眼<br>②疮疡溃烂不敛,湿疹湿疮 | 外用:适量,研末撒或调敷,水飞点眼 |

续表 2-20-6

| 药名 | 性味 | 归经 | 功效特点 | 主治 | 用法用量、注意事项 |
|---|---|---|---|---|---|
| 儿茶 | 苦、涩,微寒 | 归肺、心经 | 收湿敛疮<br>生肌止血<br>清肺化痰<br>生津止泻 | ①湿疮流水,溃疡不敛,牙疳口疮,下疳<br>②多种出血<br>③肺热咳嗽<br>④暑热伤津口渴,湿热泻痢 | 内服:煎汤,1~3 g,布包;或入丸散。外用:适量,研末撒或调敷 |
| 砒石 | 辛,大热有大毒 | 归肺、肝经 | 外用蚀疮去腐<br>内服劫痰平喘,截疟 | ①疮疡腐肉不脱,疥癣,瘰疬,牙疳<br>②寒痰哮喘<br>③疟疾 | 外用:适量,研末撒或调敷、入膏药。内服:入丸散,每次0.002~0.004 g。本品有大毒,故外用不宜过量或长时间大面积涂敷,疮疡腐肉已净者忌用,头面及疮疡见血者忌用。内服不能浸酒,不可超量或持续使用。孕妇忌用 |
| 硼砂 | 甘、咸,凉 | 归肺、胃经 | 外用清热解毒<br>内服清肺化痰 | ①咽喉肿痛,口舌生疮,目赤翳障<br>②肺热痰咳 | 外用:适量,研极细末,干撒或调涂;或沸水溶解,待温,冲洗创面。内服:入丸散,每次1~3 g。本品多作外用,内服宜慎 |
| 大蒜 | 辛,温 | 归脾、胃、肺经 | 解毒<br>消肿<br>杀虫<br>止痢 | ①痈痛,疔癣<br>②肺痨,顿咳<br>③痢疾,泄泻<br>④钩虫病,蛲虫病<br>此外,还可用于食鱼蟹中毒、防治流感等 | 内服:生食、煮食、煎汤,6~15 g。外用:适量,捣烂外敷,或切片擦、隔蒜灸。本品外敷能引赤发泡,故不可久敷。又性温辛辣,故阴虚火旺及有目、口齿、喉舌诸疾者不宜服用。孕妇不宜以其汁灌肠 |
| 猫爪草 | 甘、辛,温 | 归肝、肺经 | 化痰散结<br>解毒消肿 | ①瘰疬结核<br>②疔疮肿毒,蛇虫咬伤 | 内服:煎汤,15~30 g;或入丸散。外用:适量,研末调敷<br>外用能刺激皮肤黏膜,引赤发泡,外敷时间不宜过长,皮肤过敏者慎用 |
| 毛茛 | 辛,温。有毒 | | 发泡止痛<br>攻毒杀虫 | ①风湿痹痛,外伤疼痛,头痛,胃脘痛<br>②痈肿疮毒,瘰疬<br>③疟疾,喘咳<br>④癣癞 | 外用:适量,鲜品捣敷,煎水洗,或晒干研末调敷<br>本品有毒,一般只作外用。外敷皮肤有刺激性,不宜久敷,皮肤过敏者禁用。孕妇、小儿及体弱者不宜用 |

# 活动二　相似药物的比较

1. 斑蝥与砒石　相同点：均有大毒，善攻毒蚀疮，治疮疡肿毒、瘰疬及顽癣等。不同点：斑蝥性寒，内服又善破血散结，治血瘀经闭、癥瘕及狂犬咬伤；砒石性大热，外用又善去腐、杀虫，内服又能劫痰平喘、截疟，治疮疡腐肉不去、癌肿、寒哮痰多及疟疾等。

2. 蟾酥与马钱子　相同点：均有毒，能消肿止痛，治疮痈肿痛。常治热入营血，斑疹吐衄；血滞经闭，痛经癥瘕，跌打损伤，痈肿疮毒等证。不同点：蟾酥性温，又善解毒、止痛，治咽喉肿痛、龋齿疼痛；马钱子性寒，又善通络散结、止痛，治跌打肿痛及风湿痹痛。此外，蟾酥芳香开窍，还治夏月痧胀吐泻，甚则昏厥等。

## 讨论探究

表2-20-7　学习讨论

| 议题 | 结论 |
| --- | --- |
| 斑蝥与砒石的效用异同点？ | |
| 蟾酥与马钱子的共治病证是什么？ | |